モーズレイ摂食障害
支援マニュアル

当事者と家族をささえるコラボレーション・ケア

ジャネット・トレジャー＋ウルリケ・シュミット＋パム・マクドナルド＝編
中里道子＋友竹正人＝訳

The Clinician's Guide to Collaborative Caring in Eating Disorders : The New Maudsley Method
Edited by Janet Treasure, Ulrike Schmidt and Pam Macdonald

金剛出版

The Clinician's Guide to Collaborative Caring in Eating Disorders : The New Maudsley Method

Edited by

Janet Treasure, Ulrike Schmidt and Pam Macdonald

Copyright ©2010 Selection and editorial matter, Janet Treasure,
Ulrike Schmidt and Pam Macdonald ;
individual chapters, the contributors.
All Rights Reserved.

Authorized translation from English language edition published
by Routledge, a member of TAYLOR & FRANCIS GROUP.
Japanese translation rights arranged with TAYLOR & FRANCIS GROUP
through Japan UNI Agency, Inc., Tokyo.

まえがき

　摂食障害を患う愛するわが子を援助することは，容易な仕事ではない。援助する家族は，しばしば，どのように対処すればよいか分からず，それが摂食障害の症状が長引くことにつながる。本書は，摂食障害患者の支援に携わる専門家と，専門家ではない家族がお互いに積極的に協力し合って，患者や全ての家族の生活の質が向上することを目指している。

　本書は，家族や患者と共同作業を行う臨床家にとって，分かりやすい手引書となるだろう。摂食障害の症状を長引かせる対人関係要因を減らし，病気に対する個人的な反応を家族が管理し，変化のために役立つ実践的で情緒的な支持的環境を家族が提供するためのスキルと知識を教示している。本書の付録資料である「家族のためのツールキット」は，家族それぞれに特有の援助スタイルを発見するのに役立つワークシートである。

　本書は，摂食障害の援助に携わる全ての臨床家にとって，読み応えのある内容となっている。入院治療や外来治療，地域支援やデイケアなどを含めた，あらゆる種類の援助に携わる現場に関連している。

ジャネット・トレジャーは，モーズレイ病院の精神科医で，キングスカレッジ・ロンドンの教授である。

ウルリケ・シュミットは，モーズレイ病院のコンサルタント精神科医で，キングスカレッジ・ロンドン精神医学研究所の教授である。

パム・マクドナルドは，キングスカレッジ・ロンドン精神医学研究所で，博士課程に在学している。

執筆者一覧
List of Contributors

エマ・バルドックは，ウェルカム・トラストの助成金を得て，医学倫理学の博士号を取得している。学位取得に際して，キングスカレッジ・ロンドンの摂食障害リサーチ・ユニット，医療法および医療倫理センターを基盤に活動していた。現在は，ロンドン大学精神医学研究所に，臨床心理士として従事している。

リズ・ゴダードは，キングスカレッジ・ロンドン摂食障害リサーチ・ユニットの研究員，博士課程の学生である。イギリスの摂食障害入院病棟の専門家が関わる国立多施設援助者プロジェクトのプロジェクト・コーディネーターである。

ミリアム・グローヴァーは，認知行動療法の上級セラピストである。看護師として務めた後，ロンドン大学精神医学研究所の博士課程の学生となった。摂食障害の患者や家族の治療のための新しい技術の効果と認容性をテーマに研究に取り組んでいる。

ヴェロニカ・カマーリングは，摂食障害を患う2人の娘の母親であり，1人は拒食症，もう1人は過食症と気晴らし食い症候群を患っていた。彼女は現在，摂食障害の患者の援助をするロンドン家族会を運営しており，主に家族支援に従事している。

オリビア・キリアコフは，1999年から，アメリカ，イギリスで摂食障害のリサーチ心理士として働いていた。摂食障害患者の父親の役割と家族に関する研究に従事し，2008年にキングスカレッジ・ロンドンの摂食障害リサーチ・ユニットで博士課程を修了した。

カロリーナ・ロペスは，臨床心理士で，1999年から思春期患者と摂食障害患者を対象とする仕事に従事してきた。チリ大学医学部のアカデミック・メンバーであり，2008年にキングスカレッジ・ロンドンの摂食障害リサーチ・ユニットで博士課程を修了した。

パム・マクドナルドは，ロンドン大学精神医学研究所で，DVDを用いたスキル・トレーニングのプロジェクトに従事している。彼女は，動機付け面接の原理を用いて，家族のコーチングを行っている。彼女自身が患者家族として支援に携わり，家族に対してコーチ役を担うためのトレーニングに従事している。

ナディア・ミカーリは，摂食障害専門の児童思春期精神科医であり，NIHR (National Institute for Health Research) の臨床科学者である。キングスカレッジ・ロンドンの児童思春期精神医学部門と摂食障害リサーチ・ユニットに所属している。子どもの発達に対して母親の摂食障害が及ぼす影響と摂食障害のリスク因子に関する研究に従事している。

ファブリス・モネイロンは，パリのモンスリ共済研究所モーリス・コーコス摂食障害部門の児童思春期精神科医である。現在，キングスカレッジ・ロンドンの摂食障害リサーチ・ユニットで，摂食障害の既往のある母親と娘の二者関係についての博士研究に従事している。

サイモン・レンカーは，キングスカレッジ・ロンドンの摂食障害リサーチ・ユニットの研究員である。彼女は，イギリスの摂食障害入院施設の専門家と家族を含めた全国多施設援助者プロジェクトのコーディネーターである。博士研究では，摂食障害における父親の役割について研究した。

ウルリケ・シュミットは，ロンドン大学精神医学研究所摂食障害ユニットの教授，南ロンドン・モーズレイNHS (National Health Service) 財団トラストの名誉コンサルタント精神科医である。摂食障害の全ての領域の研究，特に，心理的治療の評価に関心を持っている。

アナ・ロサ・セプルベダは，ロンドン大学精神医学研究所のポスドク研究員であり，家族のスキルトレーニング・プロジェクトのコーディネーターである。マドリード自治大学心理学コースの修士課程，博士課程の学生の教育に

2003 年から従事している。現在は，マドリードのサンタ・クリスティーナ摂食障害デイユニットの臨床心理士として仕事をしている。

グレイン・スミスは，元小学校長，『モーズレイ・モデルによる家族のための摂食障害こころのケア』の共著者，『家族と専門家のための建設的な会話を築く —— 拒食症と過食症の家族，援助者と専門家』の著者である。スコットランドで摂食障害患者家族のためのヘルプライン NEEDS（North East Eating Disorders Support）を運営している元患者家族である。

ジル・トッドは，モーズレイ病院で 22 年間にわたって摂食障害の領域において，最初はジェラルド・ラッセル教授と共にスタッフ看護師として，後にはジャネット・トレジャー教授と共に臨床看護師長として従事してきた。全国家族会議（National Carers' Conference）や，王立摂食障害看護専門部会（Royal College of Nursing Special Interest Group in Eating Disorders）を設立した。

ジャネット・トレジャーは，25 年以上にわたり，摂食障害の診療の専門家として活躍してきた精神科医である。主にロンドンのモーズレイ病院で，摂食障害の分野における臨床マネジメントとトレーニングに従事し，研究の分野でも 150 以上の原著論文を執筆し，精力的に研究活動に従事している。

ウェンディ・ウィテカーは，上級ソーシャル・ワーカーであり，南ロンドン・モーズレイ NHS 財団トラストのジャネット・トレジャー教授が率いる摂食障害チームに従事してきた。家族，援助者のスキルトレーニングの領域のエキスパートであり，この領域のトレーニングの運営と，摂食障害や家族援助に関する多数の書物を執筆してきた。

ジェナ・ホイットニーは，現在臨床心理士としてトレーニング中である。ロンドン大学精神医学研究所で 2009 年 10 月にコースを修了する予定である。2006 年に，摂食障害の家族の体験に関する調査で，ロンドン大学精神医学研究所の精神医学の博士号を取得した。

クリストファー・ウィリアムズは，グラスゴー大学精神医学の認定臨床家，上級講師であり，NHS 大グラスゴー・クライドのグラスゴー・ガートナベル王立病院精神医学部門の名誉コンサルタント精神科医である。

序文と謝辞
Preface and acknowledgements

　本書は，ヘルスケアの専門家と，拒食症，過食症，その他の摂食障害を含めた摂食障害の患者をケアする非専門家（家族，パートナー，友人）との共同的ケアについて述べている（この本のいくつかのセクションで，私たちは援助者について幅広く論じ，また他の箇所では，家族と親のことについて述べている。私たちは，これらの用語を相互に置き換え可能なものとして使用している）。このやり方は，摂食障害の患者と家族，モーズレイ病院およびキングスカレッジ・ロンドンの臨床・研究チーム，そのチームがコンサルトしたさまざまな関係当局との間の継続的なやりとりのなかから発展したものである。本書のアイデアは臨床上のニーズから生じたものである。私たちは，患者の家族を積極的に治療に関与させることが重要であることが分かっていた。なぜなら，普通は，家族がケアの重荷を背負うことになるからである。私たちの研究から，家族はケアの役割を負っていることにストレスを感じており，自分たちや家族である摂食障害患者がコンタクトを取ったヘルスケアの専門家や施設によってかなえられていない多くのニーズがあることが示された。そこで私たちは，摂食障害患者をケアする際にどのようにストレスが生じるのかということと，そのストレスを和らげるために何が必要かということを理解するために，研究を開始した。

　拒食症のひとつの大きなジレンマは，周囲にはっきりと病気のサインが分かることと，患者が問題を否認することから引き起こされる緊迫した状況である。私たちは動機付け面接が人を変化に向かわせるのに有用だということを知り，スティーブ・ロールニック博士を病棟に招き，チームスタッフに動機付け面接のスキルを教えてもらった（Miller & Rollnick, 1991 ; Rollnick et al., 1999 ; Miller & Rollnick, 2002）。私たちは動機付け面接のテクニックとともに，変化のステージに関する超理論的モデルといった健康行動変容のモデルが，摂食障害患者の

治療をするうえで，貴重なものであることが分かった。後に，私たちのチームのメンバーは，動機付け面接の本拠地であるニューメキシコ州のアルバカーキを訪れ，ビル・ミラー博士と会った。ロバート・メイヤーズ博士は，家族向けのコミュニティ強化トレーニング（community reinforcement training）の原理を説明してくれた（Meyers et al., 1998）。このアプローチは，動機付けの低い患者を家族に持つ，動機付けの高い家族との共同作業である。これは明らかに摂食障害患者に適用できるため，相当な興奮を覚えたものだ。そして，私たちはこのテクニックのいくつかを家族との共同作業に取り入れた。ガイズ病院のジョン・ワインマン教授は，私たちに，健康行動変容と病気の説明モデルを紹介してくれた。クリス・ウィリアムズ博士は，私たちの資料を自分の認知行動療法ユーザー・フレンドリー・モデルに組み込むために，一緒に仕事をした。彼のモデルは，問題維持に関わる悪循環を同定するものである。最終的に，私たちは，家族のためのワークショップの主要なスキルのなかの核となる要素のひとつは，共感的態度であることを見出した。その後，精神病理の社会的側面を記述したポール・ギルバートの仕事を知り，それをいかに治療に組み込むかということが，私たちの仕事の新たな興味深い領域になった（Gilbert & Irons, 2005）。

いったん実証的なモデルと治療戦略と介入テクニックの概要ができあがると，私たちはそれを実施する必要があった。私たちのサービスの看護師のリーダーであるジル・トッドは，「やればできる」という考えの持ち主であり，家族との共同作業に特に興味を持った。私たちはすぐにこの計画を支持し，そのサービスをサポートするために時間と場所を確保した。私たちのサービスでソーシャル・ワーカーとして働くケイ・ギャバンがいてくれたことは幸運であった。ケイは，賢明な女性の見本のような人であった。彼女は家族の感情表出を減少させるための介入について多くの専門知識を持っており，ジュリアン・レフ教授と一緒に仕事をしたことがあった。彼女は，動機付け面接の治療者になるのに完璧な気質を備えていた。あまり叱ったりせず，褒めるのに長けており，ビル・ミラーが人を変化に向かわせるために重要だと述べている愛の精神，つまり「アガペー（非打算的な愛）」を備えていた。このことは，家族が問題や困難について話すことが容易になることを意味しており，家族は優しい微笑みで迎えられた。ケイは，現在アイルランドで第三の人生を歩みはじめており，私たちは，彼女の人生の英知と経験を要約しようと懸命に作業を行っている。

ジェナ・ホイットニーは，本書で述べられている介入の理論的基盤のいくつかを作り上げる手助けをしてくれた。彼女の研究を通じて，私たちは，摂食障害患者をケアするプロセスを理解するためのモデルを作り上げることができた。そのことは，私たちの介入に活気を与えることとなった。また，ジェナは，ニーナ・ジャクソン研究奨学金の支援を受けた自分自身の博士研究の一部として，拒食症患者の家族と一緒に行うデイサービスの内容を評価した。詳細な面接が家族に実施され，家族のメンバーは，家族介入の役に立った部分とそれほど役に立たなかった部分について質問された。この研究からのいくつかの実例が，本書のなかで，介入の諸側面について説明するために用いられている。家族からのこのようなフィードバックは，私たちが何をどのように行うかを決めるのに役立った。教育的な目的と他者の利益のために，この本に自分たちのフィードバックやコメントを掲載することを許可してくれた，全てのご家族の皆さんに心から感謝している。

　私たちは，過食症の思春期患者の治療に関する別のモデルの研究のために，健康財団（Health Foundation）から支援を受けた。サラ・パーキンスとスザンナ・ウィンは，家族がどのようにこの問題に対処したかを研究し，彼らのニーズや困難を同定した。さらに最近，スペイン出身のポスドク研究員であるアナ・ロサ・セプルベーダとチリ出身の博士課程の学生であるカロリーナ・ロペスは，家族のためのワークショップの評価を始めた。ウェンディ・ウィテカとジル・トッドは，彼女たちの研究を支援した。私たちは，現在，最初のワークショップを卒業し，「援助のエキスパート（expert carers）」になるためのより高度なトレーニングに特に関心を持っている。パット・サックスとベロニカ・カマーリングは現在，新たな内容のワークショップを手伝っている。ナタリー・ローダーもワークショップ指導者の一員になった。彼女は拒食症から自分で回復した人の心理に理解をもたらし，自分のきょうだいのために援助者として関わった。パム・マクドナルドは，仕事を巧みに処理するもう1人の同僚である。彼女は援助者であったが，今はより詳細に関与するプロセスを理解するために，博士課程で研究を始めている。彼女は，DVDがトレーニング・ワークショップの重要な要素となっている遠隔学習形式のサポートを受けている家族に対して，電話でのコーチングを行ってきた。

　サウスロンドンNHS財団トラストの研究開発基金（South London NHS Foundation Trust's Research and Development Fund）の支援によって，私たちは，前述した原理やモデル，テクニックに基づいた，摂食障害を持つ援助者のためのウェブベースのプログラムを開発することができた。私たちは運良く，開発チームにおいて以下の専門家から専門知識を得ることができた。その専門家は，援助者であり，同時に作家と素晴らしい詩人でもあるグレイン・スミス，元患者のキャサリン・マックロスキー，思春期の拒食症患者のためのモーズレイ・モデルの家族療法の開発者であるイワン・アイスラー博士，そして，クリス・ウィリアムズ博士である。このプログラムは，サービス開発部門でロンドン・イノベーション賞（London Innovation Award for Service Development）を受賞し，現在は，博士課程の大学院生と外来部門のチームリーダーであるミリアム・グローバーによって評価が行われている。

　エマ・バルドックは医学倫理の専門家である。彼女はウェルカム・トラストの生命倫理・博士研究奨学金（Wellcome Trust Bioethics PhD fellowship）の支援を受けて，博士の学位を取得した。彼女は自分が担当した章で，しばしば家族にとって問題となる，守秘義務と情報共有の問題を論じている。

　私たちは，これらの仕事の全てを，beat（beating eating disorders）とサウスロンドン・モーズレイNHS財団トラストによって運営されている全国援助者会議（National Carers' Conference）に参加している家族に対して提示してきた。私たちは，質問をしてくれたり，アイデアやフィードバックを提供してくれることで，私たちの仕事を手助けしてくれた全ての家族に感謝したいと思っている。このようなパートナーシップはとても生産的であり，将来，家族にとって有益なものとなるだろう。

　最後になるが，この仕事は，ARIADNE（Applied Research into Anorexia Nervosa and Not Otherwise Specified Eating Disorders）プログラムの一部として行われた。このプログラムは，保健省（Department of Health）の応用研究であるNIHR（National Institute for Health Research）プログラム助成金の支援を受けている。この支援を受けているのは以下の者である――U・シュミット，J・トレジャー，K・チャントゥリア，H・スタートアップ，S・リングウッド，S・ランドー，M・グローバー，I・アイスラー，I・キャンベル，J・ベッカム，M・アレン，G・ウルフ。ただし，ここで示されている考えは，必ずしも保健省やNIHRの考えではない。

この仕事はまた，NIHRのメンタルヘルス生命医学研究センター，モーズレイNHS財団トラスト，キングスカレッジ・ロンドン精神医学研究所からの助成金の支援も受けている。

文献

Gilbert, P. & Irons, C. (2005). Focused therapies and compassionate mind training for shame and self-attacking. In P. Gilbert (ed.) *Compassion: Conseptualisations, Research and Use in Psychotherapy*. London: Routledge.

Meyers, R.J., Miller, W.R., Hill, D.E. & Tonigan, J.S. (1998). Community reinforcement and family training (CRAFT): Engaging unmotivated drug users in treatment. *Journal of Substance Abuse* 10: 291-308.

Miller, W. & Rollnick, S. (1991). *Motivational Interviewing: Preparing People to Change Addictive Behaviour*. New York: Guilford.

Miller, W. & Rollnick, S. (2002). *Motivational Interviewing*, 2nd edn. New York: Guilford.

Rollnick, S., Mason, P. & Butler, C. (1999). *Health Behaviour Change*. Edinburgh: Churchill Livingstone.

目次
Contents

まえがき ─────────────────────────────── iii
執筆者一覧 ────────────────────────────── v
序文と謝辞 ───────────────────────────── ix

第I部
はじめに
摂食障害を患う人の家族と専門家の支援の協力について

第1章　はじめに ───────────────────────── 005
　　　　ジャネット・トレジャー

第2章　摂食障害，そして家族と共に支援に取り組むということ ───── 011
　　　　ジャネット・トレジャー＋ウルリケ・シュミット

第3章　家族の見方 ─────────────────────── 027
　　　　ヴェロニカ・カマーリング＋グレイン・スミス

第4章　摂食障害における家族との共同作業の倫理的・法的裏付け ─── 039
　　　　エマ・バルドック

第II部
理論的土台への導入

第5章　家族が摂食障害になったとき，人はどのように向き合うか ──── 057
　　　　ジャネット・トレジャー

第6章　摂食障害の維持因子としての家族のプロセス ─────── 077
　　　　ジャネット・トレジャー＋クリストファー・ウィリアムズ＋ウルリケ・シュミット

第 7 章　健康行動モデルと変化を促進するために用いられるプロセスを理解する ─── 107
　　　　　　　　　　　　　　　　　　　　　　　　　　　ジャネット・トレジャー

第 8 章　家族の行動を変える ─── 133
　　　　　　　　　　　　　　　　　　　　　　　　　　　ジャネット・トレジャー

第III部
さまざまな介入法

第 9 章　外来治療において家族と共同する ─── 159
　　　　　家族のアセスメント
　　　　　　　　　　　　　　　　　　　　　　　　　　　ジャネット・トレジャー

第10章　書くこと ─── 191
　　　　　考える能力と情動プロセスを発達させる方法
　　　　　　　　　　　　　　　　　　　　　　　ジャネット・トレジャー＋ジェナ・ホイットニー

第11章　家族のためのワークショップ ─── 215
　　　　　　　　　　　　　ジャネット・トレジャー＋アナ・ロサ・セプルベダ＋ウェンディ・ウィテカー＋
　　　　　　　　　　　　　ジル・トッド＋カロリーナ・ロペス

第12章　入院から外来治療へ移行するために ─── 225
　　　　　家族のための3日間集中プログラム
　　　　　　　　　　　　　　　　　ウェンディ・ウィテカー＋ジャネット・トレジャー＋ジル・トッド

第13章　家族のためのスキル・トレーニング ─── 253
　　　　　　　　　　　　　　　　　　　　　　　　パム・マクドナルド＋ミリアム・グローヴァー

第Ⅳ部
特別なケース

第14章 摂食障害患者の妊娠・出産・育児 ———————— 285
　　　　ジャネット・トレジャー＋ナディア・ミカーリ＋ファブリス・モネイロン

第15章 摂食障害のケアと治療における親の影響と重要性 ———— 309
　　　　オリビア・キリアコフ＋ジャネット・トレジャー＋サイモン・レンカー

第Ⅴ部
結論と補遺

第16章 患者の思い ———————————————————— 323
　　　　家族の介入について患者がどう思っているかを検討する
　　　　ジャネット・トレジャー＋パム・マクドナルド＋リズ・ゴダード

第17章 専門家の見方 ——————————————————— 337
　　　　ジル・トッド＋ウェンディ・ウィテカー＋パム・マクドナルド

付録資料1 家族のためのツールキット 摂食障害に対するケアの役割 —— 341
付録資料2 摂食障害症状インパクトスケール ———————————— 353
付録資料3 摂食障害アコモデーション・イネイブリング・スケール —— 355
訳者あとがき ———————————————————————— 359
索引 ————————————————————————————— 363
訳者略歴 —————————————————————————— 367

モーズレイ摂食障害支援マニュアル

当事者と家族をささえるコラボレーション・ケア

第Ⅰ部
はじめに
摂食障害を患う人の家族と専門家の支援の協力について
Introduction to collaborative care between carers of people with eating disorders and professional services

　第1章では，本書の目的と対象となる読者について概要を記すこととする。はじめに，どのように，いつ，どのような方法で，援助者が，専門家や他の支援に携わる人たち，摂食障害を患う患者と話し合い，協力しながら，治療に取り組んでいくかについて述べている。本書は，家族と協力し，支援に取り組むさまざまなやり方を明確に示した，またとない優れた手引書となることを目的としており，本章ではその概要が記されている。

　摂食障害の原因となる過程を詳しく分析することは，本書の目的の範囲を超えているが，第2章では，摂食障害の基本的な臨床像と原因となる過程について詳しく提示した。私たちは，家族を，治療の転帰の調停役であるととらえており，本書はエビデンスに基づくガイドラインに関して豊富な例を引用しているため，関心の高い読者がさらなる研究を進めることに役立つだろう。

　第3章は，摂食障害からすでに回復した娘のいる2人の援助者の話から構成されており，彼らは家族の支援に関する取り組みを推進するために弛まぬ仕事を続けている。本章では，彼ら自身の多大なる経験からだけでなく，過去数年間に及び，共に仕事をしてきた数え切れないほどの他の家族の経験も踏まえて，援助者の体験や必要性について記した。

　第1部では，摂食障害の家族と共に支援の仕事をする際の倫理的・法的な面を最後に記している。

第1章
はじめに
Introduction

ジャネット・トレジャー
Janet Treasure

　思春期の摂食障害患者の家族が治療に参加することは必要不可欠な要素である，ということは広く知られている。ただ，成人の摂食障害の家族を治療に関与させる必要性に関しては，明らかではない。成人の外来治療において，家族やパートナーをどの程度治療に巻き込んでいくかは，以下のような，さまざまな要因に基づいて判断される。

- 患者や家族，親しい人の関心の高さ
- 患者が，家族や親しい人と同居しているか，親密に連絡を取っているかといった，具体的な配慮がされるべきである
- 治療の進み具合
- リスクの程度

　つまり，多くの患者は，個人療法のみで回復する可能性がある。しかし，患者が重症であるほどリスクは高く，患者が自ら栄養を必要に応じて摂る意思が乏しいほど，家族が治療に携わり支援する必要性がある。

本書について

　本書は，年齢や診断を超えて，家族と共にどのように協力していくかについて述べた手引書である。こうした介入の仕方は，軽症から重症までのあらゆる患者に対して，セルフガイド，遠隔地からの支援，家族のためのグループワーク，デイケア，外来，入院治療を含むさまざまなセッティングやサービスにおいて適用される。したがって，本書は，こうしたあらゆる治療セッティングで働く専門家にとっても非常に有用であろう。

　こうしたアプローチの仕方は，摂食障害の患者を取り巻く家族と共に発展した。本書のなかでは，介入の方法に関連する倫理や理論についても述べている。最後に，さまざまな介入の仕方の適応法について記した。

　初回のアセスメントでは，家族の同席が可能であれば，それが役に立つ。アセスメントの過程のなかで，家族のニーズも吟味することになる。必要であれば，家族に対するさらなる援助が提供される。最低限，疾患に関する知識や，対処法について，直接または電話やEメールで伝える。

　さらに集中的な介入は，ワークショップ形式で，拒食症や過食症，特定不能の摂食障害の家族や親しい人たちを対象とした，12名までのグループで行うことができる。ワークショップは，1回2時間のセッションで，計12時間のトレーニングを行う。ワークショップ形式で介入を行うことの利点として，スキルの習得に時間をかけて焦点付けできることや，お互いにサポートし合い，学ぶ機会を得られることが挙げられる。

　さらに集中的な介入として，入院治療から，地域のサポート機関への橋渡しを推進し，半数以上の患者に見られる再発の危険性を緩和するために発展した，2家族から3家族合同の3日間のワークショップがある。より重症度の高い患者に対しては，患者が地域で利用するかもしれないサービス機関と家族との橋渡しの仕事を計画し，総括的なアプローチを用いることが大切である。重症患者では，問題は多面的であるため，マネジメントと治療においては，その問題に関与している複数のリスク因子に取り組む必要がある。それらのリスク因子の一部は，地域のネットワークに内在している。同定された問題についての緻密で生態学的な機能分析に基づくマルチ・システムのアプローチが，有用となるだろう。そのようなアプローチは，さまざまな形態のアウトリーチの仕事を

必要とする。こうしたアプローチは，重度の感情障害を患う思春期の患者にとっても有効であった（Henggeler et al., 2002）。

この本は誰のために書かれたか？

　本書は主に，入院治療，外来治療，地域やデイケアを含むあらゆるサービス機関において摂食障害の治療に携わる，全ての専門家に向けて書かれている。私たちが進めてきた治療モデルは，摂食障害治療の専門家と家族が互いに積極的に協力し合って，全ての家族の生活の質を最大限に高めることに役立つ。基本的な目的は，家族に対して知識とスキルを提供することであり，それらは，病気に対する自分自身の反応を管理するのに役立つだけでなく，変化につながるような（情緒的かつ実際的な）環境を提供する手助けにもなる。

　すでに述べたように，患者の家族に必要とされる摂食障害に取り組むための知識とスキルは，専門家に必要とされる内容と相違はない。家族間に起こりうる回復の妨げとなるような交流のパターンは，摂食障害の専門治療のチーム内に生ずるパターンに似ている。こうした反応は，入院，デイケア，外来など摂食障害のあらゆる治療場面において病気の症状に喚起される，複雑な強い感情の結果である。したがって，本書は，家族の援助の専門でなくとも，摂食障害に携わるあらゆる専門家にとって役に立つと思われる。

　家族もまた，本書を読むことが，病気に関する理解を深めることに役立つことに気づくはずである。家族は，子どもが病気を患ったときには，支援するのに役立つ信頼に足る情報を切実に求めるものだ。家族の献身ぶりやエネルギー，臨機応変な対処には驚くものがある。しかし，専門家であるか否かにかかわらず，私たちは皆，支援の試みがにっちもさっちもいかなくなりそうな場合は，すぐにやる気をなくしてしまう恐れがある。

家族はどのようにして，いつ，どんなやり方で治療に関われるのだろうか？

　家族はしばしば，子どもが病気にかかると，最初は治療に訪れることを勧める。さらに，病気の経過を通して回復に向かうまで，一貫して傍に居続けるだろ

う。何年にも及ぶことになるかもしれない経過の間，彼らは，さまざまなサービスと治療の移り変わりに対応しながら，援助を続ける負担を背負うことになる。

　支援に必要な情報やスキルの形式や内容は，さまざまである。私たちは，『モーズレイ・モデルによる家族のための摂食障害こころのケア』(*Skills-Based Learning for Caring for a Loved One with an Eating Disorder : The New Maudsley Method*) のなかで，家族のために必要な情報を記述した (Treasure et al., 2007)。その本のなかでは，家族（両親や摂食障害の専門家を含む）が日々どのように対処すべきかといったことを含めた，実践的なガイドを分かりやすく提示した。本書は，家族の対処法に関するカリキュラムにおける基本スキルを伝えることにも役立つものである。

治療の専門家，家族，患者のつながり

　家族はしばしば，偏見にさらされ，あたかも家族のせいで病気になったかのように受け取られることがある。患者の両親は，子どもの援助に関しては，むしろ「専門家」であるにもかかわらず，治療のサービス機関で援助から締め出されてしまうことがある。家族はしばしば，治療の専門家のチームの慣習に直面し，困惑することがある。治療の場では，家族は多大な役割を担うことが期待される。たとえば，児童思春期の治療チームでは，個人療法は最小限かもしれないが，18歳を越えて成人の治療チームに移行すると，状況は突如として一変する。

　児童思春期のサービスから成人のサービスへの移行期間の治療の実際とマネジメントの問題はさておき，さまざまなサービス機関によって，治療法や治療の特性は多種多様である。児童思春期のサービス機関では，家族への介入は治療の焦点となることが多いだろう。成人を対象としたサービス機関では，個人療法に重点が置かれており，家族は治療に参加させてもらえないかもしれない。治療の焦点が家族から個人に移行することに，患者も家族も戸惑うことがあるだろう。本書は，これらのサービス機関において必要とされる，家族と個人に対する介入の橋渡しとなる。本書には，家族が，子どもの健康な生活のために，発達上の視点からどのような方法で支援に参加できるかが記されている。

本書の目的について

- 本書の主な目的は，家族が問題の一部というよりもむしろ，家族自身が問題解決に向けて参加するという視点から，専門家が摂食障害の患者やその家族と共に治療に取り組む手助けをすることである。
- 家族が治療を担う役割に，どのように取り組んでいくかを理論的に述べること。
- 摂食障害が長引く要因のひとつとして，病気に対する家族の反応の過程を分析し，記述すること。
- 家族に治療上の役割を促すために，家族と共に広く情報やスキルを共有する方法について述べること。
- 家族が拒食症の維持に関与している対人関係の過程から，一歩引いた視点に立つことが可能となるように，情報やスキルを提供すること。
- 最も大切な目的は，摂食障害の症状が維持される対人関係の要因を減らすために，家族と共に取り組むさまざまな援助の内容と形式が記されたガイドブックとなりうることである。本書は，明確な治療モデルの形式で，質の高い治療のエビデンスの足がかりを提供できるだろう。摂食障害の患者はさまざまなので，本書で記されている治療技法がいつ，どのようなやり方で，どの程度，個々の症例に適切に活用されうるかについては，柔軟に判断される必要がある。したがって，症状維持に関与する対人関係の様式が，個々の症例にとって最適であるかどうかは，臨床的なアセスメントが必要とされる。

文献

Henggeler, S.W., Schoenwald, S.K., Rowland, M.D. & Cunningham, P.B. (2002). *Serious Emotional Disturbance in Children and Adolescents: Multisystemic Therapy*. New York: Guilford.

Treasure, J., Smith, G. & Crane, A. (2007). *Skills-based Learning for Caring for a Loved One with an Eating Disorder : The New Maudsley Method*. London: Routledge.（友竹正人・中里道子・吉岡美佐緒＝訳（2008）モーズレイ・モデルによる家族のための摂食障害こころのケア．新水社）

第2章
摂食障害,そして家族と共に支援に取り組むということ
Eating disorders and the concept of working with families and other carers

ジャネット・トレジャー＋ウルリケ・シュミット
Janet Treasure and Ulrike Schmidt

はじめに

　摂食障害の患者と共に生きることは，家族の心身の健康状態に多大な影響を与える。家族はしばしば，大切な患者を支援するためのスキルや資源が足りないと訴える。そこで，本章では，摂食障害の家族と共に支援に取り組むための，基本となる考え方について述べることとする。本章では，摂食障害の臨床像と病因の背景や成因について，基礎的な内容を詳しく述べるが，より詳細な議論は本章の範疇を超えている。本章では，家族と協力した取り組みに関するエビデンスに基づくガイドライン，無作為割付試験の結果に基づいた情報について記した。さらに，自然経過に関する研究や，摂食障害の遷延化に関連する家族の要因に関する，広範なエビデンスについても議論した。最後に，家族を基本にした介入の歴史と発展に関して述べた。

摂食障害の臨床像

　拒食症は，典型的には，思春期から成人早期の間の，比較的短い時期に発症する疾患である。最も一般的な発症年齢は，15歳前後である。発症の契機は，思春期後半の時期に関連することが多く，25歳以降に発症することは通常は多くはない。成人してから発症したと思われる症例でもほとんどの場合は，思春

期に，病気の軽微な症状が認められる。拒食症には，2つのサブタイプがある。拒食症制限型では，カロリーを摂取することを避け続ける行動が見られ，むちゃ食い排出型では，周期的な食事制限と，過食と拒食の時期が交互に現れる。拒食症のむちゃ食い排出型は，過食症と非常に似通った臨床像を呈す。

過食症の発症年齢は，通常は，拒食症に比べてやや遅い。しかし，約3分の1の症例では，過食症状が出現する前に，拒食症の時期が先行している。拒食症と異なり，過食症は，症状が一見分かりにくいために，しばしば未治療のまま数年間経過することがある。むちゃ食い障害など，過食症に類する他の形式では，発症年齢はより一層広範囲にわたっている。

したがって，摂食障害の臨床像は，非常に多岐にわたっている。多くの症例では，診断の区別に関係なく，1つの下位診断から別の下位診断に移行することがある（Fairburn & Harrison, 2003 ; Anderluh et al., 2008）。

臨床的には，拒食症は，下記のように広範に分類される［▶1］。

- 最近発症した拒食症のタイプ —— 発症後，1〜2年の経過の若年患者で，通常，児童思春期のサービス機関を受診する。こうした患者の多くは，非常に予後が良く，なかには完全に回復することもある。過食に移行することも多い。
- 拒食症の典型的なタイプ —— かなり多くの患者は，成人の摂食障害サービス機関（また，児童思春期のサービス機関）に通院し，重大な臨床症状が遷延していることも多い。治療反応性は一般に，罹病期間が短い症例に比べ思わしくない。
- 治療抵抗性の拒食症のタイプ —— 稀に重症で慢性的な経過をたどり，一般的な介入への治療反応性は乏しく，生命を脅かすような合併症を来たすこともある。

過食症の患者の場合も同様である。罹病期間が比較的短く，拒食症に移行する稀な例や，治療抵抗性の複雑な例を除外すると，過食症は生命に危険を及ぼすことは比較的少なく，入院治療はあまり行われない。

拒食症は，時には数カ月間の一過性の症状として経過するが，それとは正反対に，慢性的な経過をたどり，成人期を通して持続することもある。通院患者の4割は，4年後も同様の状態であるが（Deter & Herzog, 1994），一方で，未治療患者と通院患者を含めた疫学調査では，3分の2は5年間で完全に回復し

ている（Keski-Rahkonen et al., 2007）。拒食症の経過は不安定である。半分以上の患者が過食の症状を呈するようになる（Anderluh et al., 2008）。結果として，低体重が持続したり，時折過食により体重が回復したり，過食症に移行することがある。過食期は，単に一過性の場合もあるが，過食の問題が長引くこともある。したがって，過食症状を管理することは，拒食症の症状を管理することに加えて考慮されなければならない。過食症から拒食症に移行することは比較的稀であるが，経過が長引くこともある。

原因となる過程

　遺伝的，環境的なさまざまな要因が，摂食障害が進行する危険因子として関与している。しかし，そうしたさまざまな要因がどのようにして摂食障害のさまざまなタイプに関与するかについては，未だに明らかではない。Jacobi et al.（2004）は，摂食障害の全ての危険因子となりうる要因をエビデンスの強さに基づいて分類し，系統的レビューで摂食障害の特異性に関して，他の精神疾患と比較を行った（Jacobi et al, 2004）。拒食症と過食症では，異なった危険因子が認められた。拒食症の危険因子として，潜在的に高い２つの因子は，女性であること，発症前に運動（エクササイズ）することであった。幼少時の摂食に関する問題，偏食，胃腸障害，睡眠障害，過干渉で不安な子育て，小児期の完全主義，強迫性パーソナリティ障害，否定的な自己評価が，中等度の危険因子として認められた。早産，出産時の外傷，周産期の合併症が，拒食症と同様に，強迫性障害の特異的な危険因子であった。その他の研究によって，さらに明らかにされたのは，たとえば，否定的な自己評価は，しばしば姉妹間などとの関係において，主な感情として嫉妬心を引き起こすということだった（Murphy et al., 2000 ; Karwautz et al., 2001）。他の研究では（Pike et al., 2008），拒食症の女性は，他の精神障害に罹患した女性と比較して，否定的な感情，完全主義，病前の家族間不和，両親の高い期待水準が，非常に高いことが明らかにされた。こうしたことから，異なった発達上の経過をたどって拒食症が発症するというエビデンスが示唆された。第１のタイプは，幼い子どもの頃から子育てにおいて，食事摂取や消化器系の副作用や身体的な健康状態に関して，心配性で世話を焼きすぎることである。このような場合には，子どもは，拒食することで，

親に世話してもらうことができる。第2のタイプは，自分に対して完璧すぎる基準を設定して，頑張って競争する状況で否定的な感情や，低い自己評価に直面することが発症のきっかけとなる。食事摂取量を厳しくコントロールすることは，「競争の勝利」となりうる。

　過食症では，女性であることやダイエットが高い危険因子であり，否定的な自己評価が中等度の危険因子であった（Jacobi et al., 2004）。また，妊娠合併症，両親が肥満，体重や体型に対して批判的であることが，過食症の特異的な危険因子であった。したがって，過食症の原因は，食事やファッションのスリム化などの情報に自由にアクセスできる文化圏に多いようである。もともと肥満体質やぽっちゃり目の体型で，幼い頃，家族から太ることを非難されて低い自己評価が形成され，極端なダイエットが引き金となり，過食症の発症につながる。

　生物学的，文化的な危険因子のバランスは，摂食障害の状態像やタイプによってさまざまである。摂食障害の原因に関する説明は，なぜ思春期の女の子に発症しやすく，何らかの心理的な困難さがどのような形で引き金となるのか，ということに関してなされるべきである。ひとつの可能性として，成熟に関連した生物学的な変化が，特別な遺伝的，パーソナリティの特徴を有した少女において，ストレスに対する否定形的な生物学的反応を引き起こすことが挙げられる（Connan et al., 2003）。あるいは，発達上のこの時期には，ストレスに対して異なる意味や反応が生じるのかもしれない。脳の成熟に関する節目では，思春期の時期に特徴的である前頭葉のシナプスの剪定などが，非常に重要なようである。3つのメカニズムの全てが，相互に複雑に絡み合っている可能性もある。私たちは，疫学的，神経科学的な主な知見からあるモデル（Southgate et al., 2005）を発展させ，さらにそれを，摂食障害の原因，症状維持の要因に基づく治療モデルへと翻訳した（Schmidt & Treasure, 2006 ; Treasure et al., 2006）。

摂食障害のもたらす結果

拒食症

　急性期には，身体，精神，社会生活，感情，認知などと，健康面や生活上の満足感などさまざまな領域において有害な影響をもたらす。さらに，正常な発達過程が妨げられるために，多くの通常の思春期の発達課題や経験が保留され，成熟の過程が深刻に阻害される。後者の合併症は，早期介入に反応しない一群において顕著であり，長期化し，重症な経過をたどる。したがって，成人期に拒食症を扱うことは，より広範囲に障害が認められるために非常に複雑になる。こうしたさまざまな結果が，代わって疾患の症状を維持する役割を担うことにつながる。

過食症

　過食症によって影響される主な領域は，心理的な満足度である。しかし，生活の全ての他の領域も，気分の変化によって間接的な影響を受けるか，あるいは過食症そのものによって直接的な影響を受ける。したがって，治療は，身体面，栄養面に焦点を当てるだけではなく，他の領域に対しても向けられることが大切である。

　重要なことは，摂食障害は全て，対人関係の問題が成因となりうるということである。重要な他者との対人関係での満足度に影響を及ぼす。相補的に，家族の反応は予後に重要な影響を及ぼす。

エビデンスに基づくガイドラインにはどのように記されているのか？

　医学では，どのような治療法がある状況における特定の障害に対して有効であり，ゴールド・スタンダードであるのかに関する，系統的な論文のレビューや，無作為割付試験から得られた複合的なデータ分析臨床ガイドラインにもとづいて，障害のさまざまな状態像に対する臨床的なガイドラインが発展している。NICEガイドラインは，こうしたアプローチを提示している。摂食障害に

関するNICEガイドライン（2003年）では，過食症やむちゃ食い障害に対して，大規模な無作為割付試験の実証的なデータを抽出し，グレードAの治療法を推奨した。グレードAに推奨される治療法は，信頼度が高く，複数の良質な無作為割付試験に基づいている。しかし，NICEガイドラインでは，拒食症に関するエビデンスは乏しく，いくつかの理由により，推奨に値する無作為割付試験は質量ともに限定されている。

- 治療のなかには自明であり，臨床試験に危険を伴うものがある —— たとえば，飢餓状態で衰弱している患者に対して栄養療法を行ったり，脱水状態で腎機能障害が進行している患者に対して輸液を行う，など。
- さまざまな症例の混在 —— 拒食症患者の重症度の範囲は広く，臨床的な必要性の程度もさまざまであり，全ての患者に対して，適切なレベルの治療的介入として，臨床試験をデザインすることは困難である［▶2］。
- 症例の複雑な感情 —— さまざまな異なる治療法の受諾可能性と治療研究からのドロップアウトが大きな問題となる。
- 介入法 —— 治療法の多くは，拒食症以外の治療からの応用であり，拒食症の治療のために特別に開発されたわけではない。

NICEガイドラインと拒食症

拒食症の治療には，グレードAの推奨される治療はない。グレードBに相当する拒食症の唯一の治療は，思春期の拒食症の治療に家族を巻き込むことである［▶3］。

> 児童思春期の拒食症の治療においては，家族への介入が推奨される。
> （National Collaborating Centre for Mental Health, 2004）

思春期の早期介入に家族を巻き込むことが，唯一の肯定的なエビデンスであるからといって，成人の拒食症の治療に家族療法が有益ではないというわけではない。まさに，成人の拒食症治療においては，無作為割付試験において，いかなる有効なエビデンスもほとんど見出せない。一方，家族関係が拒食症の転

帰に多大な影響を及ぼすという，数多くの研究に基づくエビデンスがある（以下を参照）。NICE ガイドラインでは，一般に，拒食症の治療における家族の役割に焦点を当てることが強調されている。

NICEガイドラインと過食症

　過食症の標準的な治療として，グレードAに推奨されるのは，摂食障害に焦点を当てた認知行動療法の特定の形式である。ガイドラインが作成された当時は，思春期の過食症または治療抵抗性の過食症に対して推奨される研究のエビデンスはなかった。したがって，NICEガイドラインでは，エビデンスに基づき推奨される治療法がないために，思春期の過食症に対しては，成人に対して用いられるのと同様の治療法を，発達段階に応じて適切に用いることが推奨された。モーズレイ病院摂食障害ユニットでは，認知行動療法のガイドに基づくセルフヘルプを用いた治療が，思春期の過食症に対して奏功した（Schmidt et al., 2007）。しかし，家族の感情表現のレベルによって治療が奏功しないことが，試験的な研究で明らかにされ（第6章を参照），高い感情表出の家族を持つ摂食障害患者では，ガイドに基づくセルフヘルプ認知行動療法はあまり有効ではなかった（Schmidt et al.［未発表データ］）。したがって，ある特別な状況では，過食症の治療において家族の関与が必要とされる。

コクラン・システマティック・レビュー

　摂食障害の予防と治療に関しては，コクラン・システマティック・レビューにおいても散見される（Bacaltchuk et al., 2000a ; Bacaltchuk et al., 2000b ; Hay & Bacaltchuk, 2000 ; Bacaltchulk & Hay, 2001 ; Bacaltchuk et al., 2001 ; Pratt & Woolfenden, 2002 ; Hay et al., 2003 ; Claudino et al., 2006 ; Fisher et al., 2008 ; Hay et al., 2008）。レビューは定期的に更新されており，関心のある読者は，摂食障害に関するエビデンスの最新の情報を検索することができる。

治療転帰の調整要因としての家族

　すでに述べられたように，成人の拒食症を対象とした無作為割付試験において有効であった治療法に関するエビデンスはほとんどない。一方，拒食症の自然経過をたどるコホート研究の結果は，身近な家族の情緒的反応により影響されるという，良好なエビデンスがある。まさに，オーストラリア，ニュージーランドのガイドラインでは，家族要因は，重要な転帰の予測因子として掲げられている（Beumont et al., 2004）。すなわち──

> 良好な予後は，最小限度の体重減少（BMI>17kg/m^2），身体合併症を伴わない，行動の変化への強い動機付け，行動異常を咎めない，支持的な家族や友人関係と関連している。不良な予後は，衰弱した患者に見られる自己誘発嘔吐や成人期の発症，精神障害やパーソナリティ障害の合併，家族関係の障害，長期化した罹病期間によって示される。（Beumont et al., 2004）

　感情表出が拒食症の治療アドヒアランス，転帰に影響することが，いくつかの文献で述べられている（Szmukler et al., 1985；Russell et al., 1987；van Furth et al., 1996；Eisler et al., 1997；Eisler et al., 2000；Uehara et al., 2001）。感情表出の高い家族関係と，不良な転帰との関連は，エフェクトサイズ0.5で認められ（Butzlaff & Hooley, 1998），統合失調症や気分障害で認められるエフェクトサイズに比べ，高い値である。しかし，この知見は拒食症を対象とした単一研究を基盤とするので，慎重に解釈されなければならない。
　さらに，感情表出は，家族への介入により修正されうるだろう（Eisler et al., 2000；Uehara et al., 2001）。興味深いことに，感情表出のレベルと，家族への介入のタイプには関連性が見出された。つまり，高い感情表出の拒食症の家族では，両親と患者に対して別々に介入する家族療法が，合同家族療法に比べて良い結果になることが明らかにされた（Eisler et al., 2000）。既述したように，思春期の過食症を対象とした私たちの介入研究では，高い感情表出を伴う家族の場合，家族への介入を行うほうが予後は良好であった（Schmidt et al.［未発表データ］）。
　結論として，感情表出に巻き込まれた身近な人との対人交流は，拒食症の症

状維持の要因であることに関して，少ないサンプル数ではあるが一貫した研究のエビデンスがある［▶4］。こうした結果は，おそらく拒食症の患者とその家族との関わりが深い場合に，顕著に現れる。本書では，特に家族の感情表出と病気に対する反応の仕方に焦点が当てられている。

　拒食症に関して私たちが発展させた治療モデルでは，症状維持に関する4つの主な要因のひとつに，対人関係の要因が挙げられている（Schmidt & Treasure, 2006；Treasure et al., 2006）。したがって，家族への介入は，栄養療法や，認知，感情を扱う個人療法を補うものである。本書に記された治療法は，拒食症や過食症に対する個人療法として私たちが用いている，動機付け面接や認知行動療法などと併用して用いることをお勧めする（Treasure, 1997；Treasure & Schmidt, 1997）。

こうしたアプローチの展開

　本書で述べられた介入法は，さまざまな年齢層，診断スペクトラムにわたる摂食障害患者の家族に関してさまざまな面から調査した，モーズレイ病院での一連の臨床研究から展開した。

　モーズレイ病院の最初の臨床研究は，思春期，成人の拒食症の入院治療後の再発予防に関して，家族療法と個人療法を比較した一連の研究である。成人期発症の患者群や罹病期間がより長期にわたる思春期の患者群においては，この2つの治療に有意差は認められなかった。発症して間もない思春期の患者においては，家族療法の転帰は，個人療法と比較して，1年後と5年後においても良好であった（Russell et al., 1987；Eisler et al., 1997）。罹病期間の短い，思春期の患者に対する家族療法のこうした形式は，「モーズレイ・モデル」のマニュアルに記されている（Lock et al., 2001）。

　次の研究では，成人の拒食症の再発予防の治療効果を検証し，成人の発達段階により適合した家族療法が用いられた。こうした家族療法は，特に思春期に発症した拒食症においては，力動的精神療法，支持的精神療法に比較してより効果が高いことが明らかになった（Dare & Eisler, 1995）。成人に対する家族療法の適応に関しては，成人の拒食症の外来治療法の選択肢のひとつとして，後に用いられた（Dare et al., 2001）。成人の拒食症患者を，無作為に3種類の特別

な治療法，家族療法，力動的個人精神療法，認知分析療法と，通常の治療法（摂食障害の特別なコンサルタントによりスーパービジョンを受けた，精神科医の訓練生による治療）とを比較した。1年予後は，通常の治療法に比較し，いずれの3種類の特別な治療法においても，より優れた効果が認められた。通常の治療法を用いた群では，より多くの患者が入院治療を要した。また，この群では，亡くなった人がいた。この研究のパワーサイズは，3種類の特別な治療法の効果を区別するのに十分なものではなかった。3種類の治療法は全て，対人関係に焦点付けられていたが，それぞれの治療のスタイルと形式は異なっていた。したがって，成人に対する家族療法は，他の治療法と同様に，エビデンスを有すると考えられた。拒食症に対して精神療法を用いた多くの研究は，症例数が少なく，比較することが難しい（Hay et al., 2003）。

摂食障害スペクトラムへの取り組み

　発症して間もない思春期の拒食症患者へ取り組み（Lock et al., 2001）と，成人患者と過食症患者の家族との共同治療には，いくつかの重要な違いがある。「モーズレイ方式」の思春期の早期介入モデルの主な目的は，子どもの食事の食べ方を管理する方法についての両親の不安に対する介入法である。

　この方法は，家族の不安や苦しみを軽減することを目的としており，より年齢の高い患者に対して焦点付けられたアプローチ法ではない。家族はしばしば，「そこにいるだけで役に立っている」のである。家族は，何回も入院治療を受けるといった高強度の治療を受けたにもかかわらず，生命を脅かす拒食症が弱まることなく続いているという「生きた経験」を持っている。過食症患者の場合は，家族はしばしば，激しい，破壊的な，社会的に容認されない症状に悩まされ，患者に対して批判的になる。

　拒食症の典型的な発症年齢は，10代前半であり，成人の拒食症患者は，通常罹病期間が長いことを意味する。すでに述べてきたように，これは予後不良のしるしである（Nielsen et al., 1998 ; Steinhausen, 2002）。さまざまな治療を受けていても，しばしば不良な予後は避けられない。したがって，家族は，長年にわたり拒食症と共に生き，これに順応しなければならない。拒食症は治療抵抗性で，遷延するために，思春期に急激に発症した患者では，家族は疾患に順応

することは困難になる。家族の反応は，疾患が維持されるような，頑なな行動パターンに陥りやすくなるかもしれない。家族の疾患に対するアプローチが，経過を長引かせることにつながるかもしれない。したがって，相互的なパターンを機能分析することが大切である。こうしたことは，第6章で詳しく述べられる。

　さらに，発達段階に適応するために，介入の方法と形式は異なる。両親が子どもの生活を管理し，コントロールしようとする方法は，あまり適切ではない。にもかかわらず，時には，両親がより積極的に，実際的，法的，倫理的理由により，食生活に関して管理する必要性が認められるかもしれない。その結果，いつ，どのように両親が管理すべきであるか，そして，いつ，どこで，どの程度，この管理をやめるようにすべきかを，慎重に判断する必要がある。こうしたことは，時間を限定し，専門家によって定期的に繰り返し見直されつつ，慎重に検討されなければならない。成人患者の場合，両親と患者の関係性のバランスは，より対等なものである。両親と子どもの間で，選択や決断は，より対等に共有される。にもかかわらず，拒食症患者の決断能力が障害されていることを指摘する研究がある。例を挙げると，標準的なギャンブリング・タスクにおいて，最適な選択ができないことが挙げられる（Tchanturia et al., 2007；Liao et al., 2009）。こうした問題は，通常，BMIが15［kg/m^2］以下の，重症のハイリスクの患者群に見られる。このことは，拒食症の患者では，近親者がより関与を大きくしなければならないことを示唆している。特に，入院施設から地域での治療への移行をマネジメントするために，専門家と援助者，患者が共同して取り組むことが役に立つ。

　過食症の家族の役割についても検証した。過食症患者は，年齢層にかかわらず，家族が治療に参加することを好まないが，対人関係の問題は，一般に治療のうえで焦点付けられる必要がある。思春期の患者に対して，家族療法的な介入と，家族同席の2セッションを伴うガイドによるセルフヘルプの治療を比較した研究を行った（Schmidt et al., 2007；2008）。家族に対して，疾患に関する情報をリーフレットを用いて提供した。ガイドによるセルフヘルプを用いた患者は，回復がより速やかであったが，1年後の結果から，両方の治療法は同等であった。拒食症から移行した過食症の患者においては，家族の関わりは最も頻繁に認められる。過食症の家族に対するアプローチは，成人の拒食症患者の

家族に対するアプローチに似通っていて，両親は，食行動に関してあまりコントロールしようとしないことが望ましい。本書に記された介入法は，過食症患者の治療に関しても当てはまる。過食症は，パートナーとの関係など，成人の対人関係により影響を及ぼす。

結論

摂食障害は，さまざまな臨床症状を伴い，子どもから成人までさまざまな年齢層に見られる。あらゆるタイプの摂食障害には，対人関係の問題が関与している。患者だけでなく，家族の満足感にも影響を及ぼす。さらに，家族の反応の仕方は，予後に重要な影響を及ぼす。

本書では，互いに協力しながら治療に取り組むことを支持している。次の章では，患者を支える家族としてイギリスの摂食障害慈善団体（beat）と共に取り組み，拒食症，過食症を患う患者を支援した，さまざまな経験のある2人の母親の視点が記されている。

注

▶1. こうしたおおよその予備的分類は，簡略化されすぎており，疾患や予後に影響するパーソナリティやその他の要因は考慮されていない。しかし，それにもかかわらず，臨床的には有用であると考えられる。
▶2. 例を挙げると，Gowers et al.(2007) は，拒食症の思春期患者の外来治療と，短期間の入院治療を比較した。入院治療に割り付けられた多くの若年患者は，治療に乗らなかったために，研究の結果の解釈は難しい。
▶3. グレードBに推奨される治療は，グレードAに推奨される治療に比べて，研究成果の根拠は強くない。
▶4. Stice(2002) は，優れたメタアナリシスで，摂食障害が維持される要因を提唱した。最初は症状のあった人の寛解に対して，症状の持続を予測する要因が，維持要因である。最初は症状のあった人において，ある要因を実験的に増やしたり減らしたりすることで，症状が活発になったり抑えられたりするなら，それが原因となる維持要因と呼べるかもしれない。

文献

Anderluh, M., Tchanturia, K., Rabe-Hesketh, S., Collier, D. & Treasure, J. (2008). Lifetime course of eating disorders: Design and validity testing of a new strategy to define the eating disorders phenotype. *Psychological Medicine* 39 (1): 105-114.

Bacaltchuk, J. & Hay, P. (2001). Antidepressants versus placebo for people with bulimia nervosa. *Cochrane Database of Systematic Reviews*, CD003391.

Bacaltchuk, J., Hay, P. & Mari, J.J. (2000a). Antidepressants versus placebo for the treatment of bulimia nervosa: A systematic review. *Australian and New Zealand Journal of Psychiatry* 34 (2): 310-317.

Bacaltchuk, J., Trefiglio, R.P., Oliveira, I.R., Hay, P., Lima, M.S. & Mari, J.J. (2000b). Combination of antidepressants and psychological treatments for bulimia nervosa: A systematic review. *Acta Psychiatrica Scandinavica* 101 (4): 256-264.

Bacaltchuk, J., Hay, P. & Trefiglio, R. (2001). Antidepressants versus psychological treatments and their combination for bulimia nervosa. *Cochrane Database of Systematic Reviews* CD003385.

Beumont, P., Hay, P., Beumont, D., Birmingham, L., Derham, H., Jordan, A. et al. (2004). Australian and New Zealand clinical practice guidelines for the treatment of anorexia nervosa. *Australian and New Zealand Journal of Psychiatry* 38 (9): 659-670.

Butzlaff, R.L. & Hooley, J.M. (1998). Expressed emotion and psychiatric relapse: A meta-analysis. *Archives of General Psychiatry* 55: 547-552.

Claudino, A., Hay, P., Lima, M., Bacaltchuk, J., Schmidt, U. & Treasure, J. (2006). Antidepressants for anorexia nervosa. *Cochrane Database of Systematic Reviews* CD004365.

Connan, F., Campbell, I.C., Katzman, M., Lightman, S.L. & Treasure, J. (2003). A neurodevelopmental model for anorexia nervosa. *Physiology and Behaviour* 79 (1): 13-24.

Dare, C. & Eisler, I. (1995). Family therapy. In G. Szmukler, C. Dare & J. Treasure (eds) *Handbook of Eating Disorders: Theory, Treatment and Research*, 1st edn. Chichester: Wiley.

Dare, C., Eisler, I., Russell, G., Treasure, J. & Dodge, E. (2001). Psychological therapies for adults with anorexia nervosa: Randomised controlled trial of outpatient tratments. *British Journal of Psychiatry* 178: 216-221.

Deter, H.C. & Herzog, W. (1994). Anorexia nervosa in a long-term perspective: Results of the Heidelberg-Mannheim Study. *Psychosomatic Medicine* 56: 20-27.

Eisler, I., Dare., C., Russell, G., Szmukler, G., Le Grange, D. & Dodge, E. (1997). Family and individual therapy in anorexia nervosa: A 5-year follow-up. *Archives of General Psychiatry* 54: 1025-1030.

Eisler, I., Dare, C., Hodes, M., Russell, G., Dodge, E. & Le Grange, D. (2000). Family therapy for adolescent anorexia nervosa: The results of a controlled comparison of two family interventions. *Journal of Child Psychology and Psychiatry* 41: 727-736.

Fairburn, C.G. & Harrison, P.J. (2003). Eating disorders. *Lancet* 361: 407-416.

Fisher, C.A., Rushford, N. & Hetrick, S.E. (2008). Family therapy for anorexia nervosa. Cochrane Collaboration Depression, Anxiety and Neuroses Controlled Trials Register (CCDANCTR).

Gowers, S.G., Clark, A., Roberts, C., Griffiths, A., Edwards, V., Bryan, C. et al. (2007). Clinical effectiveness of treatments for anorexia nervosa in adolescents. *British Journal of Psychiatry* 191: 427-435.

Hay, P.J. & Bacaltchuk, J. (2000). Psychotherapy for bulimia nervosa and binging (review). *Cochrane Database of Systematic Reviews* CD000562.

Hay, P., Bacaltchuk, J., Claudino, A., Ben-Tovim, D. & Yong, P.Y. (2003). Individual Psychotherapy in the outpatient treatment of adults with anorexia nervosa. *Cochrane Database of Systematic Reviews* CD003909.

Hay, P., Bacaltchuk, J., Byrnes, R.T., Claudino, A.M., Ekmejian, S.S. & Yong, P.Y. (2008). Individual psychotherapy in the outpatient treatment of adults with anorexia nervosa (2nd review). *Cochrane Database of Systematic Reviews* CD003909.

Jacobi, C., Hayward, C., de Zwaan, M., Kraemer, H.C. & Agras, W.S. (2004). Coming to terms with risk factors for eating disorders: Application of risk terminology and suggestions for a general taxonomy. *Psychological Bulletin* 130 (1): 19-65.

Karwautz, A., Rabe-Hesketh, S., Hu, X., Zhao, J., Sham, P., Collier, D.A. et al. (2001). Individual-specific risk factors for anorexia nervosa: A pilot study using al. (2001). Individual-specific risk factors for anorexia nervosa: A pilot study using a discordant sister-pair design. *Psychological Medicine* 31: 317-329.

Keski-Rahkonen, A., Hoek, H.W., Susser, E.S., Linna, M.S., Sihvola, E., Raevuori, A. et al. (2007). Epidemiology and course of anorexia nervosa in the community. *American Journal of Psychiatry* 164: 1259-1265.

Liao, P.C., Uher, R., Lawrence, N., Treasure, J., Schmidt, U., Campbell, I.C. et al. (2009). An examination of decision making in bulimia nervosa. *Journal of Clinical and Experimental Neuropsychology* 31 (4): 455-461.

Lock, J., Le Grange, D., Agras, W.S. & Dare, C. (2001). *Treatment Manual for Anorexia Nervosa: A Family Based Approach.* New York: Guilford.

Murphy, F., Troop, N.A. & Treasure, J.L. (2000). Differential environmental factors in anorexia nervosa: A sibling pair study. *British Journal of Clinical Psychology* 39 (2): 193-203.

National Collaborating Centre for Mental Health (2003). *Eating disorders: Core interventions in the treatment and management of anorexia nervosa, bulimia nervosa, and related eating disorders.* National Institute for Health and Clinical Excellence (NICE). Available at www.nice.org.uk/CG009 (accessed 30 April 2009).

National Collaborating Centre for Mental Health (2004). *National Clinical Practice Guideline-Eating disorders: Core interventions in the treatment and management of anorexia nervosa, bulimia nervosa, and related eating disorders.* National Institute for Health and Clinical Excellence (NICE). Available at www.guideline.gov/summary/summary.aspx?doc_id=5066 (accessed 30 April 2009).

Nielsen, S., Møller-Madsen, S., Isager, T., Jørgensen, J., Pagsberg, K. & Theander, S. (1998). Standardized mortality in eating disorders: A quantitative summary of previously published and new evidence. *Journal of Psychosomatic Research* 44: 413-434.

Pike, K.M., Hilbert, A., Wilfley, D.E., Fairburn, C.G., Dohm, F.A., Walsh, B.T. et al. (2008). Toward an understanding of risk factors for anorexia nervosa: A case-control study. *Psychological Medicine*, 38 (10): 1443-1453.

Pratt, B.M. & Woolfenden, S.R. (2002). Interventions for preventing eating disorders in children and adolescents. *Cochrane Database of Systematic Reviews* CD002891.

Russell, G.F., Szmukler, G.I., Dare, C. & Eisler, I. (1987). An evaluation of family therapy in anorexia nervosa and bulimia nervosa. *Archives of General Psychiatry*, 44: 1047-1056.

Schmidt, U. & Treasure, J. (2006). Anorexia nervosa: valued and visible. A cognitive-interpersonal maintenance model and its implications for research and practice. *British Journal of Clinical Psychology* 45 (3): 343-366.

Schmidt, U., Lee, S., Beecham, J., Perkins, S., Treasure, J., Yi, I. et al. (2007). A randomized controlled trial of family therapy and cognitive behavior therapy guided self-care for adolescents with bulimia nervosa and related disorders. *American Journal of Psychiatry* 164: 591-598.

Schmidt, U., Lee, S., Perkins, S., Eisler, I., Treasure, J., Beecham, J. et al. (2008). Do adolescents with eating disorder not otherwise specified or full-syndrome bulimia nervosa differ in clinical severity, comorbidity, risk factors, treatment outcome or cost? *International Journal of Eating Disorders* 41 (6): 498-504.

Southgate, L., Tchanturia, K. & Treasure, J. (2005). Building a model of aetiology of eating disorders by translating experimental neuroscience into clinical practice. *Journal of Mental Health* 14: 553-566.

Steinhausen, H.C. (2002). The outcome of anorexia nervosa in the 20th century. *American Journal of Psychiatry* 159: 1284-1293.

Stice, E. (2002). Risk and maintenance factors for eating pathology: A meta-analytic review. *Psychological Bulletin* 5: 825-848.

Szmukler, G.I., Eisler, I., Russell, G.F. & Dare, C. (1985). Anorexia nervosa, parental 'expressed emotion' and dropping out of treatment. *British Journal of Psychiatry* 147: 265-271.

Tchanturia, K., Liao, P.C., Uher, R., Lawrence, N., Treasure, J. & Campbell, I.C. (2007). An investigation of decision making in anorexia nervosa using the Iowa Gambling Task and skin conductance measurements. *Journal of the International Neuropsychological Society* 13: 635-641.

Treasure, J. (1997). *Anorexia Nervosa: A Survival Guide for Sufferers and Those Caring for Someone with an Eating Disorder*. Hove: Psychology Press.

Treasure, J. & Schmidt, U. (1997). *A Clinician's Guide to Management of Bulimia Nervosa (Motivational Enhancement Therapy for Bulimia Nervosa)*. Hove: Psychology Press.

Treasure, J., Tchanturia, K. & Schmidt, U. (2006). Developing a model of the treatment for eating disorder: Using neuroscience research to examine the how rather than the what of change. *Counselling and Psychotherapy Research* 5 (3): 187-190.

Uehara, T., Kawashima, Y., Goto, M., Tasaki, S.I. & Someya, T. (2001). Psychoeducation for the families of patients with eating disorders and changes in expressed emotion: A preliminary study. *Comprehensive Psychiatry*, 42: 132-138.

van Furth, E.F., van, S., Martina, L.M., van Son, M.J., Hendrickx, J.J. & van, E.H. (1996). Expressed emotion and the prediction of outcome in adolescent eating disorders. *International Journal of Eating Disorders* 20: 19-31.

第3章
家族の見方
The carers' perspective

ヴェロニカ・カマーリング＋グレイン・スミス
Veronica Kamerling and Gráinne Smith

はじめに

本章では，家族からの見方と，摂食障害患者，支援の専門家との相互作用の例について述べる。私たち家族の個人的経験から一部引用されているが，摂食障害協会（Eating Disorders Association : EDA ; beating eating disorders : beat）[▶1] のつながりで経験を共有した，他の多くの家族の経験も参考にされている。

家族の肯定的・否定的な経験から

慢性疾患を患う患者家族を支援することは，長年にわたって，家族の生活に影響を及ぼす。摂食障害を患う，愛するわが子を支えることは，しばしば，食事，買い物，睡眠，経済状況，余暇，社会生活，仕事，休暇，対人関係など，家庭生活に多大な影響を及ぼす。実際，2000年の英国家族学会でのオーサー・クリスプ教授の話によると，家族は愛するわが子の支援に取り組む間に，情緒的，身体的，経済的に破綻することがしばしば見られる。ここでは，摂食障害を支える家族の肯定的，否定的な局面についてたどっていくこととする[▶2]。

否定的な経験

フラストレーション

　摂食障害という依存行動を克服する大仕事に立ち向かうために一歩踏み出すことは，大きな達成である［▶3］。あいにく，第一歩を踏み出す偉業に続いて，1歩進んで3歩下がる，といったことがしばしば起こる。こうしたパターンは，家族に莫大な葛藤をもたらし，患者に失望と自己嫌悪感という副作用をもたらし，激しいかんしゃくや攻撃性，嫌悪感，自殺の脅威さえもたらすことがある。したがって，家族は，治療の第一歩を踏み出すという偉業を成し遂げ，多少前進したからといって，リラックスすることは難しいだろう。なぜなら，永久的にこうした状況を受け止めることができるわけではないからである。

不安，恐れ，抑うつ

　いつ躓(つまず)くか，予測が立てられないため，来る日も来る日も，めまぐるしく戦闘が繰り広げられるように感じる。死亡率は20％に上り，他のメンタルヘルスの問題のなかで最も高い［▶4］。拒食症を患った子どもを失う可能性は，実際のところ非常に高いのである。

　その結果，拒食症を患う子どもが生命の危険を遠ざけるために，食事を十分に食べることを保障しながら，食事と疲労しやすい状況のきっかけとなるその他の状況に対する最善の対処をつねに決断しなければならない事態に，家族は何度も直面させられる。患者の思考が歪み，現実検討力を失い，全ての問題を否認する状況において，こうしたことがしばしば起こりやすい。数カ月間，数年間にわたって，こうした状況が続く場合 ── 平均的な罹病期間は，数年間にわたる ── ，永遠に続くように思え，家族は疲弊し，しばしば家族自身も健康を害する場合があることは驚くに値しないことである。

罪悪感と無価値感

　家族の多くは，おそらくかつて直面したことがないほど，コントロールの効かない行動にどう対処すればよいかを考えあぐねて，完全な無力感に陥る。強烈で完全に予測不能な敵意，攻撃性，操作性に毎日対処することは，家族に大きな問題をもたらす。病気の経過と普通はどのような行動が見られるかという

こと，役立つ対処行動についての役立つ情報がないために，子どもを病気から守ることができなかったとか，自分たちが病気の原因なのかもしれないという思いから，家族はしばしば罪悪感に苛まれる。

孤独感

家族はしばしば，病気が硬直するにつれて強い孤独感に陥り，その他の活動に時間を割くことが必要であることを否認するようになる。他の家族のニーズにも応えられなくなり，働くことも困難になってくる。興味のあることや活動，友達は二の次にされ，全ての社会的活動は後退してしまう。家族の多くは，仕事や余暇活動を諦め，患者のために努力して時間を割こうとして，疲労困憊と孤立の悪循環に陥る。

情報と守秘義務の欠如

健康の専門家は，しばしば，「守秘義務」を，家族に情報を与えない理由として持ち出す。ある情報は，患者と家族の間でまさに秘密にされているのだが，情報が全く欠如しているのは，家族にとって大きなストレスとなる。家族は，ある状況において，どうすべきであり，何が「正しい」ことか分からないかもしれないし，誤ったことをしてしまうことを恐れて生活しているかもしれない［▶5］。

スティグマ

拒食症は，明らかにそれと分かる身体面，情緒面の特徴を持っているので，家の外では隠すことができない。家族，特に両親は，しばしば，心の健康の問題を生じた子どもに合わせて，判断がなされるように感じている。過食症は，拒食症ほど他者に明白な特徴はないが，反社会的な行動（コントロールできない食習慣を維持するための万引き，自分の行動を隠すために嘘をつくこと，仔細なできごとや避難されることに対して，予測できないほどかっとしてしまうことなど）が生じやすく，家族は悪循環で反応しやすくなってしまう。

肯定的な経験

後から考えてみると，摂食障害の患者を支援することには，長期的に見た場合の良い点がいくつか認められる。

達成感

家族が，こうした多くの否定的な側面があるなかで，摂食障害の子どもを支援することは，最終的に，本当の意味での進歩が認められ，回復が達成された場合には大きな達成感が得られるため，大変素晴らしいことである。こうした感情は，人生の価値の再評価や，家族のコーピング・スキルに対する新たな自信につながるだろう。

親密さ

摂食障害の子どもと共に生き，浮き沈みを乗り越えて，摂食障害と闘うことを通じて，家族と摂食障害を患う子どもは，新たに親密な関係を築くことができる。

新たなスキルと強さ

摂食障害の子どもの支援をする以前には，未知であり，探索されていなかった個人的なリソースは，新たな自信をもたらし，個人的，専門的なレベルで，他者を支援することに役立つかもしれない。長年にわたって愛する子どもの支援に携わってきた家族は，たとえば，電話相談，Eメールや手紙による相談に携わったり，サポートグループを立ち上げたり，専門家や家族によるトレーニングコースや講演会，ワークショップに参加したりしている。

友情

困難な状況において，他者と経験を共有することは，治療的な経験となる。摂食障害の一貫性のない予測不能な経過の一部である気分の高ぶりと極端な落ち込みを経ながらも相互的な絆を維持することは，しばしば新たな永続的な友情につながる。問題となることや進歩が話し合われ，共有されると，関係性が構築され，新たな展望が開けるかもしれない。

家族と専門家の交流

　両親や家族は，大切な子どもが摂食障害を患っていることを知ると，非常にショックを受ける。病気に関して聞いていたり，本や論文をいくつか読んだりしても，患者や家族の実際の生活に与える影響に関しては分からないことがある。両親は，しばしば，誰に援助を求めて支援に取りかかればよいのか，何の情報も得られないままに翻弄されることがある。専門家は，家族が提供しうる，大切な子どもの病気と関係した個々の行動に関する情報を無視してしまうことがあるので，家族は不満に陥りやすい。

　家族は，問題の一部ではなく，解決の手立てとなることを知る必要がある。専門家は，患者自身が明らかにしようとしない，問題行動を十分に評価するために役立つ，病気の背景を理解するための情報を，家族が提供しうることを無視してしまいがちである。このことは，専門家が，非常に有用な情報を，しばしば見逃してしまいがちであることを意味している。家族が，支援のための資源として，「実践的なスキル」を持っていない場合には，病気が長引いて，再発や，さらに悲惨な結果をもたらすかもしれない［▶6］。

何が支援に役立つのか？

はじめの一歩

　患者の急激な体重減少と，食行動や，その他さまざまな状況での行動上の変化のために，家族がかかりつけ医を救急で受診したときには，患者も家族も，すでに非常に狼狽してしまっている。さらに不運なことには，摂食障害の中核的な面として，しばしば病気に対する両価的な感情に悩まされ，全ての問題を否認することがある。こうしたことは，治療あるいは検査を避けるために，患者がその状況を巧みに操作するかもしれないことを意味する。患者は，体重減少やダイエットなどに関する医師の話を聴いて，同意するかもしれないが，行動を変化させようという意図は全くない。こうしたことは，家族にとってはストレスに感じられ，どうすれば専門家に深刻に受け止めてもらえるのか分からず，途方に暮れてしまう。

医療の支援を模索することは，患者が18歳以上になり，法的に成人に達すると，より一層難しくなる。家族は，患者に医師を受診することを勧めるが，両親は，治療場面で「かやの外」のように扱われたり，無視されることがある。両親が治療の枠から外されるのは，患者の守秘義務が主な理由である。しかし，両親の支援に対してバリアを築くことは，病気を長引かせることにつながる。さらに，有意義な目的がないと，不適切に安心感を与えることで，問題を軽んじることにつながってしまう。

思いやり

初回面接は，非常に大切である。専門家と家族が，協力して支援するために，肯定的な場を設定することができるか，あるいは，否定的な場になってしまうかが決まる。開放的な，温かなアプローチで，健康問題の専門家が笑顔で出迎えることは，非常に大切である。家族は，真摯な態度で傾聴してもらっていることを評価する。過剰な不安，過保護からくる要求に取り合わないことは，体重減少が「一時的である」ことを保証するのと同様に，有益ではない。そのような対応は，回復の手助けとなる協力的な関係を構築する可能性を減弱させてしまう。用心深く待ちながら対応するほうが役に立つ［▶7］。定期的に，栄養状態を観察しながら経過を観察する対応法も，こうした働きかけに含まれる。まさしく，こうした対応は効果的な早期介入であり，体重減少が止まれば安心していられる。

早期診断

摂食障害の診断は早期であるほど，効果的な介入をより早く提供でき，回復に向けてより良い変化が可能となる。そのためには，しばしば，専門家の対応を要する。専門家が，摂食障害が鑑別診断のひとつである可能性を受け入れず，悪気なく患者の心配をしりぞけてしまうことで，貴重な時間が失われることになる。効果的な介入を早期に行うことで，長年にわたって慢性的な疾患の経過をたどることが避けられるだけではなく，患者の生命の危険を減らすことにもつながる。

情報

　情報がなければ，家族は途方に暮れてしまう。患者はうっかり，病気を維持し，長引かせる行動のパターンに陥ってしまう（第6章と付録資料1を参照）。それを避けるためにも，以下の領域の情報が必要である。

- 予想される症状
- サービス機関へのアクセス
- 可能な治療の選択肢 ── NHS，民間の医療サービスなど
- 資金面の問題
- サポート機関，電話番号，家族会（beatなど）
- 地域サポートの情報
- たとえば，うつ病のため薬物が処方されている場合，家族は，副作用や予防法，服薬回数や服用量について知っておく必要がある

　地域のサービスや，セルフヘルプの慈善団体は，患者にとって実際的なライフラインになりうる。

誠実さ

　起こりうる問題の評価を誠実に行うことは重要であり，初期の段階から必要とされる。摂食障害は，比較的短期間，たとえば，1，2年間の経過のこともあるが，平均的な罹病期間は，5年から7年である。一定の割合で，不幸にも病気が長年にわたり，慢性化する患者がいる。こうした情報は，家族に対して，深い衝撃を与えることになる。当初から正直にこうした事実を伝えるほうが，疾患の最も難しい側面を次第に知ることになり，全くそれに対して準備ができていないよりも，ずっと良いだろう［▶8］。

コミュニケーションと継続性

　コミュニケーションと継続性がなければ，家族は不利益を被る。良い実践例として，家族が電話で連絡をしたり，困りごとを話し合ったりすることが挙げられる。これは，患者の治療者である必要はない。援助者とのリエゾンの技術を持っているか，ベテランの援助者，たとえば，こうした問題を実際に経験した人か，基本的なコミュニケーション・スキルも持つ人が望ましい。

共感とサポート

　数カ月，場合によっては数年間は家でこの病気と奮闘しなければならないというような厳しい情報を聞いても，容易には受け入れられないだろう。感情反応は，個人によって差がある。それゆえ，家族が情報を取り入れ，折り合いをつけることができるように支援するために，共感とサポートが必要なのである。サポートしてくれる施設の電話番号，たとえばbeatなどの家族会，地域のサービスに関する情報を，家族に提供することは有用である。家族は，病気を患う患者の支援ができるようにするために，自分自身への支援を探るように勧められる。家族が，どのように対処しているか（いつ，どこで支援が求められているか）を査定することは，家族にとっても，患者にとっても大切なことである。家族が燃え尽きてしまい，病気を患ったり，消耗したり，抑うつ状態に陥って，もうこれ以上は対処できなくなったとしたら，一体誰が，家庭で患者の支援をすることになるのだろうか？

専門用語は用いない

　医師やその他の専門家は，通常医学用語で用いられる略語（たとえば，body mass indexの略語であるBMI）が分かるが，専門家ではない家族は，言葉の意味が分からずに，疎外感を感じたり，上から物を言われたように感じたり，無力感や絶望感を感じるだろう。
　治療の目標に関するあらゆる誤解や不一致を避けることは，非常に有用であるので，家族がセッションの最後に時間があるときには，患者，治療者と一緒

に食事や栄養，医学的リスクに関する問題を話し合うことは大切なことである。食事や，間食などに関して，共通の目標を決めることは，有用である。患者の秘密は守られるべきであるが，そうすることで家族は治療のパートナーになりえる。可能であれば，家族と専門家の面接を予約し，起こりうる特別な問題について話し合う必要がある。念を押すと，このことは，患者に関する十分な知識があることで成り立つものである。

ワークショップ

　他の家族とのワークショップは，病気に直面して一般に起こりうる困難に対する洞察を深めるために役立つ。たとえば，「カンガルー・タイプ」の強迫的な養育の仕方や，過剰に直面化する，「サイ・タイプの反応」などである（付録資料1を参照）。こうした罠に陥ることを，どのようにすれば避けられるかを示すために，ロールプレイをすることは，大いに役立つだろう。このようなサポートの利点を以下に示す。

- 同じような体験をした人たちと会うこと
- 自分自身の体験や他の人のよく似た体験が，孤立感を和らげる様子を観察すること
- 個人の問題にどのように対処することが最善であるか洞察すること
- 有益な討論をすること
- 振り返り傾聴するようなやり方を学び，練習すること
- 社会活動を含めた，家族のニーズや問題に焦点を当てること
- 家族は患者を救済することはできないこと —— 摂食障害と闘争することは，究極的には患者自身の責任であることを認識すること

　このように，家族は患者に適切なケアを提供できる有利な立場にいる。日常生活での家族間のコミュニケーションは改善されるのである［▶9］。

家族療法

　家族療法は，進行中の治療の一部分として提供され，患者の体験によって，プラス面とマイナス面の両方を持ちうる。これまでの安定した家族関係が，張り詰めたものとなるかもしれない。一人の家族の行動が急激に変化することのプレッシャーから，家族の関係がより一層増悪してしまう。医療の支援が見出され，患者がそれを受け入れるまでは，家庭内は，生命の危機に直面した状況となる。

　家族はそれぞれの性格のタイプによって，異なったやり方で対処し，家族療法の申し入れに対する受け止め方はさまざまである。適切な支援を提供することが，家族の苦悩にとって役立つことであると歓迎する人もいるが，なかには治療を別の見方でとらえる人たちもいる。どのような種類のものであっても「治療」は，「より良くする」ためのものと認識される。家族療法は，専門家による家族に対する治療とみなされ，家族の全てのメンバーの行動や信念を批判するようなものととらえられる。愛する家族を見捨ててしまったのではないかという恐怖が続くことや，それに関連した罪悪感と無力感によって，より一層悪い方にとらえられることになる。

　柔軟なやり方で，周囲の状況に対して反応することは，成功への鍵となる。個人と家族の何人か，あるいは全員が集まることは，「個人療法のみ」，または「家族療法のみ」にこだわるよりも，役立つだろう。

　治療の転帰に対する治療者の影響は多大である。プラス面を考えると，温かい態度や理解しようとする姿勢で臨めば，情報やサポート，そして，個々の家族の状況に適した有益な対処法やスキルの可能性を提供することは，非常に歓迎されるだろう。治療は，家族が長期にわたるストレスフルな時間を何とかしのぐ手助けをするだけでなく，彼らのコーピング・スキルを向上させるかもしれない。以前は心を開いて話し合わなかった家族同士が，難しい問題に関して話をすることで，信頼関係が深まることがしばしばある。しかし，批判や非難が生じて，すでに難しくなっている関係性をより一層増悪させてしまう場合は，マイナスの結果が生ずることもある。両親は，がっかりするかもしれないし，個々の家族間の信頼関係が非常に侵害されるかもしれない。特に，養育のスキルという観点から，すでに自分たちは敗者だと感じている両親の場合は，特に

ダメージを受けるだろう。セッションが，毎回上手くいかず，いつも発展的ではないと体験されるようであれば，回復の機会を妨げることにつながるかもしれない。有益ではない行動が，さらに強化され，コミュニケーションや関係性がもっと上手くいかなくなる（第8章から第13章で，治療技術に関して論議されている）。

外来患者のケアと退院後について

　家族が継続してケアを続けていくには，暫定的なケアのプランが必要である［▶10］。ガイダンスやサポートに関する情報なしでは，家族は何の気なしに，全く役に立たない行動パターンを続けることになってしまいかねない。

　家族のケアのプランは，以下の内容を含む。

- 食事のプラン。これは家族が何が期待されているか知るためのものである。病気の鍵となる点は，患者が健康を維持するための食事を避けたがることであり，情報やサポートなしでは，食事の時間は，戦いの場となるだろう。家族は，食事の場面で，何が期待されるか教えられなければならない。たとえば，適切な目標設定とは何か，気を付けたほうがよい落とし穴は何か，どのようにサポートすればよいかというガイダンスなど。患者は時々，食事を妨げようとしたり食事量を減らしたりするので，こうした問題への対処法について，家族は準備をしておくべきである。
- 体重増加，体重測定などの観点から予測される事柄に関する情報。この点に関しては，ある程度の妥協によって合意に至ることが有益である。
- 有益ではない家族の行動（カンガルー・タイプのケア，サイ・タイプのケアなど）が症状を長引かせる可能性があるという情報（付録資料1を参照）。
- 患者のフォローアップの予約に関する情報。患者が受診の予約を守るように家族が励ますことができるような情報を提供すること。
- 家族が対処法について吟味するのを支援し，特別な困りごとや心配事を処理するために予約を取ること。
- 困難を速やかに処理できるような，明快なコミュニケーション。
- 家族のためのメモは，とても役に立つ。

注

▶ 1. beat（www.b-eat.co.uk）は，主要な英国の全国規模の慈善団体であり，摂食障害の患者のために，情報や支援，サポートを提供している。
▶ 2. 第3章は，特別な問題に関する議論を含めた家族の見方と，家族の役割についての困難に直面した際に活用されるコーピングについて，包括的に分かりやすく述べている。
▶ 3. ごく最近まで，摂食障害の専門家は，摂食障害について，「嗜癖」という用語を用いることに拒否的であった。しかし，摂食障害の新たな動物モデルでは，特に過食症に関しては，嗜癖の一様式であるという観点が支持されている。
▶ 4. 摂食障害の専門ユニットにおける長期的な患者調査では，拒食症の致死率は20％と言われているが，これは非常に重症の患者についての結果である。その他の長期的な拒食症研究では，致死率はもっと低い。過食症の致死率は，それほど高くはない。
▶ 5. 第4章では，家族と患者の権利の関係について述べている。
▶ 6. 第11章では，実際のスキルに基づくトレーニングについて述べている。こうした情報は，達成感と息子や娘の病気に対する統制力を高めることを期待して，日常生活で家族が患者に対処するスキルを身に付けてもらうためのものである。
▶ 7. 私たちのグループのローラ・カリンの研究では，かかりつけ医の待機患者の観察において，家族や患者が疲弊している場合には，手短で明確な指示を与えることが家族にとって役に立つが，一方で「必要があれば，また受診してください」といった，はっきりしないアプローチは有効ではないということが明らかにされた。
▶ 8. 予後に関する誠実で実際的な議論は，ある程度受け入れがたい事実であるが，医師が患者の予後を予測することはできないこと，家族は患者の速やかな回復のために多くのことができるということを強調する必要がある。
▶ 9. 第11章は，家族のためのワークショップの目的，形式，プロトコルに関する分かりやすいガイドを提供している。
▶10. 第12章では，入院から外来治療に移行する準備のための集中的な家族介入について述べられている。

推薦図書

Smith, G. (2004). *Anorexia and Bulimia in the Family*. Chichester: Wiley.
Smith, G. (2007). *Families, Carers and Professionals: Building Constructive Conversations*. Chichester: Wiley.
www.workingtogethercare.com

第4章
摂食障害における家族との共同作業の倫理的・法的裏付け
An ethico-legal account of working with carers in eating disorders

エマ・バルドック
Emma Baldock

はじめに

なぜ倫理的・法的裏付けが必要なのか？

　本書において明らかにされているように，摂食障害の治療に家族が関与することは，患者と家族にとって相互に大きな恩恵をもたらす。しかし，その恩恵を最大のものとするためには，家族の関わりを現行の医療システムに組み入れるうえで，倫理的・法的裏付けが必要となる。これは，個人の自律性と権利を重視する西洋文化が，家族の関与を阻げる可能性があるためである。専門家には患者の自律性を守るという揺るぎない義務があり，それが，患者に関する情報の伝達（守秘義務）も含めた，治療に関する患者の決断（同意）を尊重することにつながる。より広い意味では，この個人の権利を尊重するという文化はまた，社会的文脈からさまざまな度合いで患者を切り離して扱う傾向につながる。家族の治療への関与に関するイニシアチブは，このような個人主義文化のなかに導入されてきた。

　専門家は現在，患者の自律性を守る義務だけでなく，家族のニーズに取り組み，患者の回復に対して家族がなしうる貢献について検討する義務も有している。ここで課題となっているのは，この一対をなす義務を倫理的・法的に統合することである。

本章の第1の目的は，このような患者および家族に対する義務を，現行の法的な限界のなかで統合できる可能性について，手短に提示することである。第2の目的は，これらを統合しうる可能性について倫理的な観点から提示することである。これは，自律性の尊重がもはや孤立し独立した個人を想定するものではなく，その代わりに，社会的に組み込まれ，相互依存している個人を想定しているような，文化的転換に依っていることを提言している。第3の目的は，この自律性の再定式化が，特に拒食症に関するかぎりは妥当である根拠を示すことである。

本章で強調する点について

　本章では，摂食障害の治療にあたって家族と協力することの倫理的・法的問題について述べる。しかし，拒食症と過食症によって提起される倫理的問題には，注目すべき相違点がいくつかある。まず，拒食症は痩せが目立っていく症状を呈し，したがって，拒食症という診断が正式に告げられなくても，家族は何か悪いことが起きていると分かることがほとんどである。その結果，診断に関して守秘義務に関わる大きな問題は生じないことが多い。過食症ではこのように明らかに症状が目に見えるということがないため，家族は気づいていない可能性がある（ただし，近しい家族はたいてい気づいている）。もし，家族がそれに気づいておらず，患者も知られたくない場合には，家族に教えることはつねに適切であるとは言えない。第2に，拒食症は，過食症より目に見えやすい症状であるとともに，より大きな医学的危険性や障害が伴う。このことは，家族と情報を共有することが特に重要であり，ある種の守秘義務違反が適切である場合が多いことを意味している。第3に，拒食症には高い医学的危険性が伴うため，入院治療になることが過食症の場合より多く見られる。このことは，患者の家族との関わり全般が，外来の場合よりも，より厳しく専門家の管理下に置かれるという結果を招く。たとえば，もし家族が成人入院患者サービスから締め出されれば，患者は一時期，何カ月間も家族に会えないかもしれない。一方，外来患者サービスでは，家族が治療から締め出されたとしても，患者にそれほど手が届かなくなるわけではない。本章の内容は，摂食障害全般における家族の関与に適用することができるが，その大半は，特に拒食症に関連して

いる。最後に，患者および家族に対する義務の統合という課題は，特に，個人主義的で自律性志向の考え方が最も確立されている成人患者において顕著である。したがって，本章は，成人患者を念頭に置いて執筆されている。こうした議論はそれでも，同じ自律性志向の考え方が適用されうるかぎり，未成年の患者にも関連するものであるが，未成年の患者に対して運用されるさまざまな法的枠組みは網羅されていない。

法的限界と，患者および家族に対する義務の統合

家族の関与に関する法的・政策上のガイダンス

　近年，家族は自分たちが提供するケアの直接的な結果を知りたいというニーズを持っている場合が多いことが分かってきた。これらは今日では，治療プログラムの重要な結果であると考えられている（National Collaborating Centre for Mental Health : NCCMH, 2004）。また，家族は安全かつ効果的にケアするためには，たしかな情報 ── 最低でも，病気についての説明や，患者の問題が家族の生活に影響を与えているかぎり，それらにどのように対処するかについてのガイダンスなど ── にアクセスできる必要があるとも考えられている（Bloch et al., 1995）。さらに，摂食障害に関するNICEガイドラインは，家族を基本とした介入を推奨している。現在では法的措置が取られ，家族はそのニーズについて毎年アセスメントを受け，ケアしている患者の健康に関する情報にアクセスできる権利が確立された（Department of Health, 1999, 2000, 2004a）。Carers UKのウェブサイト（www.carersuk.org）には，全ての最新のポリシーと法的文書の要約とリンクが掲載されている。今日，専門家には，家族に対し，そのニーズについてのアセスメントを提供し，適切な情報を伝達し，NICEガイドラインの推奨する治療プログラムに家族を取り込むよう働きかける責任がある。

患者の権利に関する法的・政策上のガイダンス

　このように家族の関与が進められていく一方で，守秘義務と同意は依然として倫理的医療の基本的な原則となっている。患者に関する情報が他者にどのように共有されるかを決定するのは患者の基本的権利であり，この権利は専門家と患者の信頼関係の根幹をなす部分である。それが最高の医療を促進する。また，提案された治療オプションを受け入れるかどうかを決定するのも，患者の基本的権利である。

　守秘義務は，判例法から派生した法的義務であり，懲戒手順に関連する特定用件としてNHS雇用契約に含まれている（Department of Health, 2003）。その適用を司る主な法的分野として，普通法，1998年データ保護法，1998年人権擁護法，行政法の4つがある。NHS実務指針（Department of Health, 2003）には，要件についての詳細な要約が記載されている。同意は，守秘義務と同じく，普通法の原則であり，NHSはその実務関連事項についてさまざまなガイドラインを作成してきた（Department of Health（2001a）を例として参照）。

家族および患者に対する義務の統合

　サービスに好ましい気風を生み出すことが，これら一対の義務の統合を大きく推し進める。患者には最初から，家族の関与と情報の共有が臨床の最善の実践の一部であるということ，そしてそれがチームの「方法」でもあるという考えを紹介することができる。家族の関与と情報共有がいかに行われるかがまさに，患者と家族との最初の，そしてその後続いていく対話の日常的な部分を形作ることになる。患者の意思決定は何もないところでは起きない。むしろ，会話の流れや他者との関係のなかで起きるものである。家族の関与と情報の共有がベストプラクティスの一部であることを考えれば，患者はできるだけ家族の関与を認める意思決定をするよう薦められ，促されなくてはならない。

　家族は患者の権利からは独立した一連の権利を持っている。したがって，この分野における統合には何ら困難はないはずである。家族にはそのニーズについて年次査定を受ける権利があり，診断についての一般的情報と，病気に伴う問題にどのように対処するかについてのアドバイスを得る権利がある（たとえ

ば，本書の他の場所で説明されている家族のためのワークショップから情報を収集するかもしれない）。この種の情報は患者にとって個人的なものではなく，したがって，守秘義務の法律によって規制されるものではない。

したがって，以下のケースにおいては，患者と家族に対する義務は対立しない。

- ベストプラクティスの一部として，家族の関与を促進する
- 家族に，診断についての一般的な情報を提供する
- 家族のニーズのアセスメントを提供する
- ワークショップを行っている場所では，家族が参加できるようにする

ただし，共同的なケアを奨励・促進するようあらゆる努力が払われた後でさえ，患者が個人情報を共有することに同意しなかったり，家族が治療に関与することを望まなかったりすることがある。

患者の同意なく家族の関与を正当化する条件

Szmukler & Bloch（1997）は，統合失調症患者の治療への家族の関与によって引き起こされる問題の倫理的・法的分析を実施し，成人患者が家族の関与を拒否した場合でも，それを無視することを正当化できる条件のリストを作成した。以下は，彼らの作成したリストを摂食障害に適用できるよう修正を加えたものである。

- 自身および他者に対して危害を及ぼすリスクが高い場合 ── 安全に診療を行うために，家族との情報の共有が必要である場合がある。これは，患者の希望を無視するのに必要な条件である。言い換えると，そのようなリスクがないのであれば，患者の希望は無視されてはならない。
- 患者に選択能力がない場合 ── 行為能力の欠如は患者の希望を無視することの十分条件ではない。リスクに基づく行動も必須である。行為能力の欠如は必要条件でもない場合がある。以下の「行為能力についての覚書」を参照。
- 家族の関与が最も拘束のない選択肢である場合（例 それが，個人的な外来治療が上手くいかない患者に対する，強制入院治療の代替となる場合）── これは，

必要でも十分でもない基準であり，むしろ，臨床的決断を助ける原則である。
- 患者がまだ発病していなかったときに，家族とのコミュニケーションがある程度上手く取れていたという証拠がある場合 —— これは，必要でも十分でもない基準であり，むしろ，臨床的決断を助ける原則である。
- 入院患者で，入院前に自立して生活したことがない場合 —— これは，必要でも十分でもない基準であり，むしろ，臨床的決断を助ける原則である。

行為能力についての覚書

　2005年成年後見法によれば，「重要なときに，心または脳の障害または機能不全により，ある物事に関して決断することができない」場合，その人はその物事に関して行為能力が欠如しており，また，(a) その決断に関連する情報を理解できない，(b) その情報を保持できない，(c) 決断プロセスの一部としてその情報を利用すること，またはその重みを計ることができない，(d) その決断を伝達することができない，のいずれかに当てはまる場合，その人は自分のために決断することができない。決断に関する情報には，(a) 何とかして決断する，または (b) 決断できない，ことから合理的に予測される結果についての情報が含まれる (Department for Constitutional Affairs, 2005: 2-3)。一般的には，人は治療を拒否する能力があれば，その意思に反して治療されるべきではない。しかし，この原則には，1983年精神保健法 (Mental Health Act) を改訂した2007年精神保健法 (Mental Health Bill) のもとに，例外が認められている。患者がたとえ治療を拒否する能力を有していても，その意思に反して精神障害に対する治療を行うことができる。しかし，これが認められるためには，十分なリスクがなくてはならない。したがって，十分なリスクがあった場合，患者がたとえ行為能力を持ち合わせていても，家族を治療から除外したいという本人の希望を無視することが必要になるかもしれない (基準1)。

自律性の2つの概念と，患者と家族に対する義務の統合

文化的対立

　患者の自律性と家族の関与を統合する難しさの多くは，西洋社会のヘルスケアにおける個人の自律性の文化から派生するものであると私は考える。その証拠に，専門家が摂食障害患者の家族を締め出すことは珍しいことではない。それは患者自身が家族とのコンタクトを望まないことによる場合もあるが，守秘義務の原則に関する混乱がその理由となっている場合もある。家族に対して行った調査（Scotland, 2000）で，医療スタッフから何も情報を得ていない家族のうち，40％が守秘義務をその理由として告げられていた。家族は背景事情に関する情報をスタッフから求められることもあるが，これは一方通行のコミュニケーションに留まっている。全く情報交換が行われていないケースもある。保健省（2002）はこの問題を特定し，以下のように述べた。

　　守秘義務は家族の話を聞かないことの言い訳として用いられるべきではない。家族は精神衛生サービスから十分な情報を，容易に理解できるように，ケアが効果的に行える助けとなるように与えられなくてはならない。

　家族関与の文化は，保健省が推進してきたものであるが，それは個人の権利重視という広く行き渡った文化と明らかに衝突している。
　こういった困難の主な原因となっているのは，西洋の生命倫理観を支配し続け，医療現場の管理を左右するポリシーと規制に深い影響を及ぼしてきた，個人主義的な自律性の概念であることを，私は提案する。もし真剣に家族を巻き込もうとするならば，自律性とは何かについての解釈を見直すか，あるいは，それを重視していることについて再考する必要がある。したがって，私は，患者および家族に対する義務の統合を促進する，自律性の代替的な概念について論じることとする。

既存の個人主義的な自律性の概念

　英語の「自律性」という単語は，ギリシア語の「自分自身」（αυτος）と「法」（νομος）から派生したもので，文字通り訳せば「自己規制」という意味である。この語源に基づく定義は，少なくとも，西洋のヘルスケアでよく用いられる，より限定的な意味においては，この用語の今日の意味の多くをカバーしている。こうした背景における自律性は，個々の患者が自己規制する権利に言及するものであり，それはつまり，医療現場において，患者がその治療と個人情報の他者への開示について，情報に基づく選択を行う権利を意味している。

　医療における自律性の原則は，たいていの場合は個人の選択が幸福を最大化するメカニズムであるという信念に基づいているが，個人の自律的な選択がその人の幸福を最大化するようには見えない場合であっても尊重されるべきものとして，それ自体が目的だとも考えられている（Grisso & Appelbaum, 1998）。したがって，医療現場では，市民の幸福を促進する原則が自律性または自己決断の原則と衝突する場合には，この後者の原則が通常は優先される。

　自律性は中核的な「権利」として重視されており，それには個人の自立と他者の干渉からの自由という考え方が付随している。事実，自律性は個人主義と同一視される傾向があり，Dan Callahan（2003）によれば，この動きが自律性を非常に強力で人気のある倫理的原則にしたのだという。彼は自律性は「事実上，名誉ある地位を与えられた。なぜなら，個人主義の猛威は，それが平等主義者の左派からのものであれ，市場志向の右派からのものであれ，人々にその生活と価値観を生み出す最大の自由を与えることになるからである」と著した（Callahan, 2003 : 289）。

既存の自律性の概念と家族の関与

　そのような自律性を，家族の関与を医療システムに統合するのが難しかったことの説明とするためには，それが個人の自立と他者の援助の介入からの自由に非常に密接に結びついたものである必要がある。それは，専門家が情報を共有したがらないことや，また，どうしてそれが怠慢として現れることがあるのかについて理解するのに役立つ。それはまた，成人サービスにおける気風の変

化が生じて，もはや家族の関与が受け入れられないかもしれないことを理解するのにも役立つ。

自律性の代替となる概念

　上述された自律性の定義は，人間についての不毛な見解に基づいている。それは人を独立した個人とみなす見解に基づいており，人はお互いの相互関係のネットワークのなかに存在している社会的生物でもあるという事実を無視している。George Agich（1993）は，高齢者人口を対象に働いている専門家であるが，自分の患者に適用できるようにするために，自律性について再考しようと思い立った。彼の担当している高齢者は通常，さまざまな度合いでその親類に依存しているが，それでも尊重されるに値する個人である。このような背景事情において自律性の原則を適用する際には，患者の他者との相互依存関係に関して，個人的な気配りが求められる。

　Agichは，このように自律性について再考することは，長期的に依存的なニーズのある患者のケアにとってのみ重要というわけではないとしている。他者に依存している者は必然的に社会的ネットワークのなかに組み込まれている。しかし，そのことは，大きな選択の幅があるとはいえ，他の者たちも同じである。そこで，Agichは高齢患者のケアのために自律性について再考する過程において，家族や友人，地域社会の集まりなどの社会的な場に適応させるには，自律性をより一般的に再解釈するべきであると提案している。そして，この社会的ネットワークが個人にとって現実であるだけでなく，そもそも，それがまさに自律的な人間存在を可能にするものであると主張して，自身の提案を擁護している。自律的な存在は，他者との個人的な交流のなかに充足を見出すと言ってもよいだろう。

自律性の代替的概念と家族の関与

　このような発想に基づく個人の自律性は ── 相互に情報を提供し合う自立と相互依存の観点から ── 家族の関与の実施と対立する必然性はない。それでも，現実の対立はさまざまなニーズと欲求についての実際的な交渉から起きてくる

だろうが，患者の自律性促進と家族の関与という2つのプロセスは，少なくとも原則的には対立しない。この自律性の概念化が，患者のケアにおける共同モデルを促進し，そのなかで，医療従事者は患者の自律性を無視することを懸念せずに介護者の関与を奨励できるようになることが期待される。もし，自律性の概念を，自立と不干渉という観点から，あまりにも厳しく定義してしまうと，自律的な存在の充足感は，共有された社会的な世界のなかで，他者から隔絶することなく，他者との相互依存のなかで生活を送ることにあるという側面を，無視してしまうことになる。

特に拒食症に関連した，患者および家族に対する義務の統合

自律性の個人主義的概念は，高齢者のような特定の人口においてだけでなく，さまざまな症例において潜在的な問題を抱えている。しかし，ある高齢者にとっては特に問題をはらんでいるかもしれない。私はここで，それが拒食症の成人にとって特に問題でありうる証拠を提示する。

発達の遅延と拒食症

拒食症は対人関係の機能の発達の遅れを伴い，そのため，個人主義的で自律的なアプローチは，この患者グループにとっては特に難しいように思われる。社会的機能の発達の遅れには，複雑に絡み合う社会的，心理的，神経発達的な原因と結果がある。Katzman et al. (1997) は，拒食症に神経発達面での遅延の証拠を発見し，それは，思春期の重要な発達時期に，正常な脳の発達に必要な栄養が十分に摂取されなかったことが原因であるという仮説を立てた。そのような遅延の認知面および行動面での結果は未だ特定されていないが，この病気が，特に対人関係の形成において，心理的発達に甚大な悪影響を及ぼしうることは明らかである。思春期の正常の発達においては，親に対する愛着は薄れ，仲間との新しい絆が生まれるが，思春期の拒食症患者は長期入院のあと「施設に入る」ことになり，親への愛着がメンタルヘルスの専門家への愛着に取って代わられることがある。すると，彼らはその後，個人主義的な自律性の倫理を特徴とする成人サービスにおいて期待されるようなかたちで，自分自身の行動

に対して責任を取ることができなくなる場合がある。愛着形成プロセスの混乱がこのような極端なかたちで起きなかったとしても，患者は，たいていのティーンエイジャーや若者が経験する仲間や家族との社会的交流が豊かに存在する通常の環境を失ってしまうことが多い。

自律性獲得の発達課題と拒食症

　自律性は患者の権利であるが，自律性の程度はまた，健康な人として成長する心理的能力の一部である。私たちの臨床経験からすれば，自律性の発達は，特に摂食障害において問題となる可能性が高い。まず，無力感または自律性欠如の認識を特徴とし，それにはコントロールへの欲求が伴う。第2に，特に拒食症は，非常に依存的であり，もし，過保護な親（親のような存在）が（付録資料1「家族のためのツールキット」の「カンガルー・タイプの親」を参照）その面倒を見ていた場合には，病気の長期化につながる可能性がある。第3に，摂食障害には偽の自律的態度を伴うことがあり，この場合，患者は他者を必要としていないように見えるが，実は大きな心理的・身体的リスクを抱え込んでいるのである。

　自立しようと一生懸命になるのは，正常な成長の一部であり，思春期の成長期の特徴である。摂食障害はこの思春期に発症することが多く，（偽の自律性は別として）非常に依存心の強い，子どものような状態への退行を伴うことがある。こういった状況において，親として守ってあげることと自律性を促すこととのバランスを保つことは非常に難しい。退行し，非常に依存的になることはこの病気の特徴であり，これは年齢と関係なく起きる。本書の第16章では，1つ目の学位を取ってから仕事を経験し，現在は2つ目の学位を取るために勉強中の成人のジュリーから，「私は母にいつも何でも選んでもらっていた感じで，すっかり頼りきっていました」という話が聞かれた。親がこの依存のプロセスを維持するように行動しながらも，子どもにある程度の自立を与えることが，回復に向けての重要なステップとなることがある。ジュリーはこのことについて次のように振り返っている──「私は（以前は）1日中，母と過ごしていたので，母が出かけて自分の用事をしたら，それはつまり……それは私の回復の始まりだったのです」。難しいのは，身体的・心理的な健康リスクが甚大である場

合に，どのようにすれば安全に患者をより自立させられるかという点である。

意思決定と拒食症

　意思決定の困難さは，対人機能および自立機能の発達の困難さに関連している。一般的に，拒食症の患者は，法的能力テストに求められる認知技能は保持しているため (Tan et al., 2003a)，家族は（本人自身が）治療に関与することについて決断する法的能力を大半が持っているだろうと想定するのが妥当である。しかし，人の意思決定には法的能力という認知技能以上のものが関与している。少なくとも 2 つの重要な因子が法的能力テストには含まれていない。それは，意思決定とその人の価値観および感情処理能力との関係である。

　Tan et al. (2003a, 2003b, 2003c) は，法的能力を保持している拒食症の患者は，法的能力を保持してはいても，治療に関して決定する能力には疑わしいものがあると論じた。そして，それは病気と患者の価値体系との関係に原因があるとした。Tan らの研究グループによって行われ記録されたインタビューでは，摂食障害は，以前患者が価値観を見出していたものに取って代わる中核となる価値観として述べられていることが多い。本書のテーマに関連しているのは，患者のなかには病気になると家族を大切に思うことをやめてしまう者がいるという点である。患者の家族関係が以前は良好で，病気になる前は家族のことを大切に思っていたという証拠がある場合に，患者が家族の治療への関与を拒否するならば，その拒否はある意味において病気の一部であるかどうかを考慮するべきであるというのは，説得力のある見解である。

　価値観とアイデンティティが密接な関係にあることを考えれば，人の価値観と摂食障害の絡み合いが，障害とアイデンティティの絡み合いを引き起こすことがよくあるのは驚くべきことではない (Vitousek et al., 1998 ; Tan et al., 2003a)。この現象は，「自我親和性 (egosyntonicity)」と呼ばれ，患者が自分の生活に責任を持ち，物事について自立して成熟した決断を行うことを難しくする。なぜなら，彼らは摂食障害とは別に，自己意識が低下している場合が多いからである。Tan とその研究グループは，アイデンティティの問題は思春期早期に摂食障害を発症した者にとって特に解決しにくいことがあると指摘した。その理由は，このグループは拒食症のアイデンティティに明確に取って代わるものとし

て機能する，発病前の，「前拒食症的な」成熟したアイデンティティを確立したことがない可能性があるからである。

　意思決定には，価値観やアイデンティティにまつわるこれらの問題同様，感情処理の問題も関わってくる。伝統的に，意思決定は感情のない認知機能の領域だと考えられてきており，このスタンスは法的能力の定義に反映されている。しかし，最新の意思決定モデルでは，感情が —— 少なくともある種の決断において —— 果たすべき重要な役割が解明されはじめた（Damasio, 1994）。Damasioと研究グループは，ゆっくり時間をかけてさまざまなリスクと恩恵のバランスを取ることが必要な日常生活における決断の際に，感情が果たす役割に特に興味を持っていた。彼らは，日常生活における意思決定の不確かさと複雑さを反映するようデザインされた実験用ギャンブル・タスクを考案し（Damasio, 1994 ; Bechara et al., 1997），そのタスクが，前頭前皮質の腹内側部に損傷のある神経疾患患者に見られる，日常生活での決断における障害がその結果に現れやすいことを発見した。これらの患者は，就労して日々の生活を営むことに困難を覚えるが，実験室で行われる多くの標準的な認知タスクでは良い成績を挙げることができる。拒食症の患者も同様に，日常生活で困難を感じ，Damasioのギャンブル・タスクでの成績は統制群より良くないが（Cavedini et al., 2004），認知機能において，全般的に障害は見られなかった。また，摂食障害患者において，前頭前皮質の腹内側部における機能異常の証拠が得られている（Uher et al., 2005）。

　第9章のキャロルの症例は，意思決定の感情的な側面におけるこういった難しさを反映しているかもしれない。キャロルの治療者は，彼女の母親に，キャロルに選択肢を与えすぎないようにアドバイスした。なぜなら，キャロルはあまりに多くの選択肢があった場合，どう対処してよいか分からなくなるからである。感情処理が妨げられた状態においては，たとえ法的能力が保持されていても，毎日の意思決定が難しくなる場合がある。

成人サービスへの移行

　摂食障害患者の発達面での成熟と意思決定スキルに関する考察に基づくと，個人主義的な自律性の倫理は，患者に対して適用された場合，特に問題が多くなる可能性が示唆された。このことは，個人主義的倫理が非常に強く確立され

ると思われる成人サービスへの移行において，特に懸念事項となる。さまざまな地域サービスがさまざまな慣習にしたがって行われているが，患者を成人サービスに移すのは年齢制限によって行われることが多い。つまり，成人年齢（英国の場合，通常18歳）に達した患者は，その能力や発達面での成熟度にかかわらず，成人サービスに移される可能性が高い。

摂食障害患者が成人サービスに移されることはよくあることである。なぜなら，この病気は通常，思春期に発症し，平均して約6年間続くからである（Zipfel et al., 2000）。Treasure et al. (2005) は，患者とその家族は実際，そのような移行を困難に感じることが多いことを報告した。その理由は，それを管理するための手続きで混乱が起きるだけでなく，成人サービスでは治療の気風が突然変わることにある。筆者らは次のようにコメントしている──「個人がその行動についてより大きな責任を持つよう成人サービスで期待されることが，その人にとっては辛いことがある。親もまた，ケアについての決定から突然排除されたように感じることがある」(Treasure et al., 2005 : 399)。

拒食症の臨床的な重篤度は，ここで考慮すべき重要な因子である。この病気についての長期研究のなかには，死亡率は20％にも及ぶこともあると提示しているものがある。この数字は医学的合併症や自殺による数字と同じである（Nielsen et al., 1998 ; Zipfel et al., 2000）。この状況において，ストレスの強いサービス移行に伴うリスクは，きわめて高いものとなる可能性がある。摂食障害に関するNICEガイドラインは実際，拒食症において，サービス間の移行は，脆弱性とリスクが特に高まる期間であると指摘している（National Collaborating Centre for Mental Health, 2004）。

もし，拒食症の成人の管理を，彼女たちの心理面，感情面，社会面，神経発達面での発達に関するこれらの結果に照らして考慮するならば，患者の管理に関する家族の関与を長期にわたって行うことが妥当であるような強固なケースがある。患者を家族の間でより安全に管理できるようにするだけでなく，患者にとってより長く最善の利益が得られるようにするためでもある。ここで，論争の最も重要なポイントは，こうした患者は成人年齢であるかもしれないが，病気によってそう定義されているだけで，彼らの全般的な心理・感情面での発達は非常に妨げられており，意思決定するためには他者からのインプットが引き続き必要だという点である。

結論

　Agich (1993) の自律性の再定式化は，拒食症という特別な状況においては，従来になく適切なものである。Agich のメッセージと同じく，本章のメッセージは，この自律性の再定式化は，摂食障害の領域を超え，医療全般にわたって適切なものだということである。私たちは生活し意思決定を行うが，それは他者から隔絶して行われるものではなく，人間関係という相互依存のネットワークのなかで行われるものである。本書で述べられている共同的なケアにはこの事実が反映されており，もし，私たちの医療システムで同じことをするならば，それは全般的にますます良いものになってゆくだろう。

文献

Agich, G.J. (1993). *Autonomy and Long-term Care*. Oxford: Oxford University Press.
Bechara, A., Damasio, H., Tranel, D. & Damasio, A. (1997). Deciding advantageously before knowing the advantageous strategy. *Science* 275: 1293-1295.
Bloch, S., Szmukler, G.I., Herrman, H., Benson, A. & Colussa, S. (1995). Counseling caregivers of relatives with schizophrenia: Themes, interventions, and caveats. *Family Process* 34 (4): 413-425.
Callahan, D., (2003). Principlism and communitarianism. *Journal of Medical Ethics* 29 (5): 287-291.
Cavedini, P., Bassi, T., Ubbiali, A., Casolari, A., Giordani, S., Zorzi, C. et al. (2004). Neuropsychological investigation of decision-making in anorexia nervosa. *Psychiatry Research* 127 (3): 259-266.
Damasio, A.R. (1994). *Descartes' Error. Emotion, Reason, and the Human Brain*. New York: Hayrer Collins.
Department for Constitutional Affairs (2005). *Mental Capacity Act*. London: HMSO.
Department of Health (DH) (1999). *National Service Framework for Mental Health: Modern Standards and Service Models*. London: DH.
Department of Health (2000). *Carers and Disabled Children Act*. London: DH.
Department of Health (2001a). *Consent – What You Have a Right to Expect: A Guide for Relatives and Carers*. London: DH.
Department of Health (2001b). *Consent: A Guide for Children and Young People*. London: DH.
Department of Health (2002). *Developing Services for Carers and Families of People with Mental Illness*. London: DH.
Department of Health (2003). *Confidentiality: NHS Code of Practice*. London: DH.
Department of Health (2004a). *Carers (Equal Opportunities) Act*. London: DH.
Department of Health (2004b). *Draft Mental Health Bill*. London: DH.
Grisso, T. & Appelbaum, P.S. (1998). *MacArthur Competence Assessment Tool for Treatment*. Sara-

sota, FL: Professional Resource Press.

House of Lords & House of Commons (2005). *Joint Committee on the Draft Mental Health Bill*. London.

Katzman, D.K., Zipursky, R.B., Lambe, E.K. & Mikulis, D.J. (1997). A longitudinal magnetic resonance imaging study of brain changes in adolescents with anorexia nervosa. *Archives of Pediatrics and Adolescent Medicine* 151 (8): 793-797.

National Collaborating Centre for Mental Health (NCCMH) (2004). *National Clinical Practice Guideline: Eating Disorders: Core Interventions in the Treatment and Management of Anorexia Nervosa, Bulimia Nervosa, and Related Eating Disorders*. Available www.nice.org.uk

Nielsen, S., Møller-Madsen, S. & Isager, T. (1998). Standardized mortality in eating disorders: A quantitative summary of previously published and new evidence. *Journal of Psychosomatic Research* 44: 413-434.

Richardson, G. (1999). *Review of the Mental Health Act 1983: Report of the Expert Committee*. London: Department of Health.

Scotland, N.F.S. (2000). *'Communication with Carers': The Results of a 1999 Survey into Carers' Experiences*. NFS(Scotland).

Szmukler, G.I. & Bloch, S. (1997). Family involvement in the care of people with psychoses: An ethical argument. *British Journal of Psychiatry* 171: 401-405.

Tan, J., Hope, T., & Stewart, A. (2003a). Competence to refuse treatment in anorexia nervosa. *International Journal of Law and Psychiatry* 26 (6): 697-707.

Tan, J., Hope, T., & Stewart, A. (2003b). Anorexia nervosa and personal identity: The accounts of patients and their parents. *International Journal of Law and psychiatry* 26 (5): 533-548.

Tan, J., Hope, T., Stewart, A. & Fitzpatrick, R. (2003c). Control and compulsory treatment in anorexia nervosa: The views of patients and parents. *International Journal of Law and Psychiatry* 26 (6): 627-645.

Treasure, J., Schmidt, U. & Hugo, P. (2005). Mind the gap: Service transition and interface problems for patients with eating disorders. *British Journal of Psychiatry* 187: 398-400.

Uher, R., Murphy, T., Brammer, M.J., Dalgleish, T., Phillips, M.L., Ng, V.W. et al. (2005). Medical prefrontal cortex activity associated with symptom provocation in eating disorders. *American Journal of Psychiatry* 161: 1238-1246.

Vitousek, K., Watson, S., & Wilson, G.T. (1998). Enhancing motivation for change in treatment-reistant eating disorders. *Clinical Psychology Review* 18: 391-420.

Zipfel, S., Lowe, B. & Herzog, W. (2000). Eating behavior, eating disorders and obesity. *Ther Umsch* 57 (8): 504-510.

第II部
理論的土台への導入
Introduction to the theoretical underpinning

第2部では，家族スキルの練習の背景となる，理論的土台について概観することとする。

はじめに，家族は親族に摂食障害の患者がいる場合に，どのように対処するかを調べる。第5章では，家族の対処法への援助を目的とした介入に伴って直面することになる，ケアの責任と特別な問題について概観する。家族関係に焦点を当てると，摂食障害の渦中の日々の家族機能に関する生きた体験が記されている。親密な他者の反応が，どのように結果に影響するかに関しても，調査している。

このテーマに続き，第6章では，非適応的な家族のパターンを助長するような，症状を維持する要因を同定する。これらの要因は，家族力動の対人関係の鍵となる，症状維持の要因を分類するいくつかの図に記されており，そうした要因が摂食障害とどのように共謀し，結びついているかが示されている。この章では，家族のスキル・トレーニングでこのような定式化をどのように用いるのか，非適応的な家族のパターンを妨げるために企画された技術をどのように用いて，より適応的な症状に対する反応の仕方に置き換えるかについて記されている。

理論に関する話題は，第7章の変化についての超理論モデルに続く。このモデルは，準備性の段階に適合する技術の重要性について述べ，実践に役立つ行動変容の観点から説明されている。この章の残りの部分は，動機付け面接の基本的原理に基づいて，変化への準備があいまいであったり，準備が整っていな

い人と共同作業を行うために，何が「できること」であるかを扱っている。

　第2部では，摂食障害に関連した，家族のメンバーの誤った信念や態度にどのように対処するかについて，認知行動的アプローチが記されている。第8章では，家族が，有益ではなく極端に情緒的な反応に対処する仕方を支援するための，行動上の理論が説明されている。最後に，第2部の終わりでは，家族の行動をいかに修正し，対処様式の資源を改善させるかについての機能分析の最初の一歩の概念が紹介されている。

第5章
家族が摂食障害になったとき，人はどのように向き合うか
How do families cope when a relative has an eating disorder?

ジャネット・トレジャー
Janet Treasure

はじめに

　本章の目的は，家族の一員が摂食障害を発症したとき，人はどのように適応していくのかについて調査・研究することである。本章では，家族がその役割を果たすうえで遭遇する困難から生まれるストレスとその対処法のモデルを展開する。家族がケアの役割を果たす時に影響する困難の各要素に高度な問題があった場合，慢性的なストレスや抑うつ，不安を生み出すことがある。これらには，拒食症患者が病気を認めたがらないことがよくあるのをはじめ，摂食障害に伴うさまざまな症状行動などの患者の因子が含まれる。また，特に拒食症の症状が目につきやすいという特徴や，家族生活の中核的な部分に及ぼす大きな影響のせいで，病気を誰かのせいにしたり，病気のために家族のかたちが変わったりするなど，家族に強烈な反応が生じる。本章は，家族のケア・対処スキルを向上させることをめざす介入の紹介で締めくくられている。

　摂食障害は，患者に対し中心となって支援を提供する家族の対処能力に膨大な要求を押し付ける可能性がある。症状としては，対人関係において非常に困難を覚え，家族生活に著しく混乱が起きることが挙げられる。拒食症に伴い身体が衰弱することは，家族から見ても，家族以外の人の目にも明らかである。こうして，家族は病気との関わりのなかに引きずり込まれていく。'食べない'という問題がはっきりと目に見えていて，'食べる'という一見簡単に見える解

決策があることは,非常に腹立たしいものである。過食症の症状は通常,それほど人目につかず,体重が目に見えて変化するということもない。にもかかわらず,一緒に住んでいる人々に与える影響が著しいことがある。というのも,気分の波や,冷蔵庫や食品棚から食べ物が消えるといった,非社会的で共同生活に悪影響を及ぼすような行動が,病気に伴うことがあるからである。

家族のケアの役割の責任や困難さに関して,「ケアの体験評価尺度(Experience of Caregiving Inventory：ECI)」で困難であると強調されている領域には次のようなものがある。困難な行動(difficult behaviours)(例 摂食障害患者は気分に波があり,イライラしやすい),否定的な症状(negative symptoms)(例 摂食障害患者が引きこもっている),スティグマ(stigma)(家族の精神疾患に関するスティグマの感情),サービスの問題(problems with services)(例 どのようにメンタルヘルスの専門家に対応するか),家族への影響(effect on family)(例 摂食障害患者が家族とどのように上手くやっていくか),支援を提供する必要性(need to provide backup)(例 摂食障害患者をサポートしなくてはならない),依存(dependency)(例 あなたがしたいことができない),損失(loss)(例 患者の失われた機会)。ここでは依存と損失に最も高いスコアがあてがわれている。

過食症の若者の家族のなかの半数以上が,何らかのメンタルヘルスの問題を報告し,そのうち少数(5.4%)の人が深刻な苦悩を経験していた(Perkins et al., 2004；Winn et al., 2004)。一般的なケアの分野の困難さは,その大半が,慢性的な拒食症の入院患者の家族により観察され,精神病を患う患者の家族に見られるものより深刻であった(Treasure et al., 2001)。さらに,依存と損失は,家族のメンタルヘルスの問題との関係が最も強い下位尺度であった。ケアのうえでの好ましくない体験は,家族のメンタルヘルスの状態を予測した。

ケアの責任の問題に家族はどのように向き合うか?

家族がどのようにその役割に取り組むかを予測するために,いくつかのモデルが用いられてきた。その多くはLazarus & Folkmanの認知的ストレス理論に由来するものである(Lazarus & Folkman, 1984)。このモデルによれば,個人が行うケア状況の評価(その状況に対処する能力の評価)は,家族として取り組まねばならない問題と,家族自身の生活の質とを仲介していた。このベーシック

なモデルは，慢性病患者のケアを行うときに特に生じる困難の多くを包含するように拡大されてきた。たとえば，Pearlin et al. (1990) は，アルツハイマー病患者の介護経験について説明する多面的モデルを開発した（Pearlin et al., 1990）。ケアの状況には，患者の病気から生まれる実務面および感情面での熾烈な問題が混在しているが，それは患者と家族の関係の質や，他の役割との対立，他者からのサポートなどの因子によって緩和される（Pearlin et al., 1990）。家族は心理的，身体的に健康を害することがあり，その精神的，身体的，経済的リソースが使い果たされてしまうこともある。

表5.1 摂食障害の家族のケアにおいて問題となる要因のアウトライン

病気そのもの
1　摂食障害の行動と症状の多様性
2　病気を認めたがらないこと

家族の病気に対する反応
1　家族の病気に対する思い込み
2　症状への順応
3　対人関係
4　役割の緊張
　　――さまざまな役割のバランス
5　親の健康
6　接触時間
7　満たされないニーズ

社会的背景
1　人目につく精神疾患に伴うスティグマ
2　サービスの提供
　　――費用とインターフェイス

　私たちは，研究と臨床経験に基づき，摂食障害における家族のストレスのモデルを開発した（kyriacou et al., 2007）。また，多くの問題を抱える可能性のある3つの領域を特定した。それは，第1に病気そのもの，第2に家族の病気に対する反応，そして，第3に社会的背景である。これらは表5.1に示されている。

病気そのもの

摂食障害の行動と症状の多様性

　拒食症の特徴には，家族の仕事の負担を特に大きくするものがある。まず，実際面での困難が数多くある。たとえば，毎回の食事が中断させられ，家族の楽しい団らんのはずが，戦いの場に変わってしまう。食べ物の購入と準備の全てに余計な時間と労力を取られたり，あるいはそれが口論の対象になったりするだろう。一緒に食事をできないことによってさまざまな社会的活動が妨げら

れる。家族は食べ物に関わる全ての状況を避けるようになるので，社会から非常に孤立してしまうことが多い。さらに，この病気の人目につく症状を隠すことは不可能である。

　拒食症に伴う行動もまた，実際的な困難を引き起こす。たとえば，強迫的な行動は他の家族にとって苛立たしくもどかしいことがある。それには，過剰な活動や厳密な計画，キッチンの使用についての不合理な要求，清潔さや整理整頓についての過度な基準などがある。食べ物に関連する行動が異様な場合もある。たとえば，ある若い女性は食べ物の匂いで体重が増えることを恐れ，自分の部屋のドアにマスキングテープを貼りつけていた。

　親たちは，娘が普通の社会的活動に友人たちと参加することを拒否していることに気づくと落胆する。まるで，娘から生命力や人生の喜びが奪われたような気がするからである。娘のほうも「死んだほうがまし」などと，抑うつ的な様子で死を望んでいるようなことを言うことがある。親は娘の落ち込んだ気持ちを改善してあげられないことに無力感を覚えるだろう。家族は娘の気性が変わってしまったことにショックを受ける。病気の発症前はたいてい素直な良い子だった娘が，打って変わって，荒々しく感情を爆発させることもある。家族が，娘の人柄が変わってしまったと報告することは少なくない。摂食障害者は怒りや敵意を抱くことが多い。彼らは自身やその所有物に対するかんしゃくや暴力をコントロールするのが難しいのだ。

　家族は通常，子どもの身体的健康を非常に心配している。子どもの体が非常に冷たく脆弱であるため，学校まで送っていくなどの特別な世話をすることもある。激しい飢餓状態はそれ自体が，暖房を強くする必要性や疲労，筋力の衰え，失神などの問題をもたらす。

特に過食症状に伴う問題

　家族に隠れて過食や排出行動をすることが多いものの，普通は一緒に生活している近しい家族には気づかれてしまう。これが家族の困難を大きくする。はじめに，過食のあいだに大量の食べ物が消費されるという問題がある。これは経済的に高くつくだけでなく，食べ物がなくなってしまうと，不便でとまどうことになる。他の家族や訪問者のための食べ物が残っていないこともあり，買い物と食事の準備に余計な時間が奪われてしまう。また，食べ物にまつわる異

常な行動が見られ，食べ物が秘密の場所に隠されたり，貯め込まれたりすることがある。さらには，排出行動の実際的な側面が，洗面所の使用や機能に問題を引き起こすことがある（例 排水の問題が頻繁に起きる）。摂食障害者は体重や体型にとらわれることから，長々と身づくろいや自分の身のまわりのことをしたり，安心させる言葉を求めたり，あるいは信頼を失ったりする。このように，自分の姿を鏡でチェックし，自分の体型と体重の評価を入念に繰り返して何時間も過ごすのである。盗みや自傷行為，アルコールや薬物の濫用，その他の形態の衝動性などのさらなる行動により問題がさらに上積みされていく場合もある。過食という形態の摂食障害を持つ者は，かんしゃくと深い抑うつという激しい気分の波があり，自分を傷つける危険な試みをすることが多い。

こういった問題は全て，摂食障害者の変わりたい，助けてほしいという気持ちがはっきりしないことから，さらに悪化してしまうのである（Blake et al., 1997）。

病気を認めたがらないこと

摂食障害の患者はいずれも，治療を受けさせることが難しい場合があるが，特に拒食症の患者は，悪いところがあるということを認めたがらない。家族がbeat（摂食障害の家族会）によく尋ねる質問のひとつは，「どうしたら，私のかわいい子に，彼女が問題を抱えていて治療する必要があることを受け入れさせることができますか」というものである。心配した家族は子どもや青年を治療に連れていくことはできても，いったん医療現場に入ると，消極的に抵抗されることがある。一方，学生医療サービスや勤労者医療サービスは，成人の症例に対し治療を受けるよう無理強いすることがある。したがって，たとえ患者が治療の場に出てきても，変わる準備ができていることにはならないのだ。

変化のステージモデルが成人専門医クリニックに通院している摂食障害者に適応された研究では，「行動期」，つまり，変化する心構えがあったのは拒食症患者の半分以下であった（詳細は第7章を参照）。彼らの多くは前熟考期と熟考期にあり，変化すべきかどうか決めかねている状態であった（Blake et al., 1997）。過食症のほうが「行動期」の患者が多かった。後の研究で，「行動期」の過食症患者では，4週間後に，その症状により大きな変化が見られたことが

明らかになった（Treasure et al., 1999）。したがって，健康な行動の変化のプロセスを把握することが，治療への取り組みと積極的に変わろうという気持ちを促すために必要なのである。

　家族が変化を求める気持ちと摂食障害患者のそれとのあいだには大きな食い違いがあることが多い。このギャップは摂食障害だけのものではない。依存症にも共通して見られる。実際，この分野では，家族のために考案された，大きく異なるねらいと目的を持つさまざまな治療介入がある。もし相手が手助けを受け入れる準備がないのであれば，患者の問題に関わらないよう家族に教育する「アラノン家族グループ（Al-Anon groups）」（「アルコール依存症更正会」の指針に基づくもの）や，周囲の人々が患者の問題について本人と対決し，治療に参加するようプレッシャーをかける「ジョンソン治療介入（Johnson intervention）」，さらに，行動の原則に基づき，家族に患者が治療に取り組むよう促すスキルを教える「コミュニティ強化と家族訓練（Community Reinforcement and Family Training：CRAFT）」などである。これらの全く異なるアプローチの有効性が，初発症例を治療に関与させるという観点から，無作為割付試験（RCT）で比較されてきた。初発症例について，治療への関与という点で最も効果的なアプローチは，アルコール乱用（Meyers et al., 1998b；Miller et al., 1999）または薬物乱用（Meyers et al., 2002）のいずれでも CRAFT であった。家族機能の改善という観点からは，いずれのアプローチにも差異はなかった。CRAFT 介入をテストした最初の一般試験では，ほぼ 90 パーセントの家族が治療に関心を示した。合計で 4 分の 3 の家族が自分の大切な娘を治療に関わらせることに成功した。このことは，初発患者におけるアルコール乱用の減少を導き，また，家族の抑うつや不安，怒り，身体的症状の減少へとつながった（Meyers et al., 1998b）。この予備試験に続く大規模で高基準の RCT（130 人の家族が参加し，フォローアップ率 94％）において，アルコール乱用者の治療への参加率は CRAFT が最も高く（64％），ついで「ジョンソン治療介入」（30％）であり，「アラノン促進」は最低であった（13％）。これら 3 つのアプローチには全て，家族機能と対人関係の質の面で同程度の改善が見られた。親がアルコールの問題を抱える子どもを何とか治療に参加させることのほうが，配偶者が上手く治療を促すことよりも多く見られた（Miller et al., 1999）。薬物乱用者の介護者 90 人についてのさらなる試験において，治療への参加率はアフターケアを追加した CRAFT が最も

高く（77%），CRAFTだけの場合がそれに次ぎ（59%），「アラノン」または「ナラノン促進療法（Nar-Anon facilitation therapy）」は最低だった（29%）（Meyers et al., 2002）。さらに，研究手順および治療介入の受け入れは良く，参加者の興味も高く，フォローアップ率は96%であった。セラピストのためのマニュアルは入手可能である（Meyers & Smith, 1995；Meyers et al., 1998a；Meyers & Miller, 2001；Meyers & Wolfe, 2004）。私たちは摂食障害患者を持つ家族に対応するときには，CRAFTの要素を多く用いている。CRAFTの要素には，認知訓練（動機付け面接テクニックを用いた，マイナスの結果と治療参加の利点についての情報），非拒食症的行動を強化し拒食症的行動をなくす随伴性管理訓練，ポジティブな人間関係パターンを増やす，ロールプレイなどのコミュニケーション・スキル訓練，問題行動を妨げるように計画された競合活動，家族の孤立をなくし再活性化する屋外活動などがある。

家族の病気に対する反応

家族の病気についての思い込み

　家族のなかには，摂食障害を否定的にとらえていた人もいた（Haigh et al., 2002）。摂食障害を病気と理解するのではなく，たとえば，子どもの性格傾向の一面であるととらえる家族もいる。こうした評価により，その当事者はその問題に対して何らかのかたちで責任があると見られることになるだろう。そのために家族は，子どもの性格傾向と特質，病気の症状が進んでいくことについて責任を取ろうとしないことに対して，怒りを覚えるようになってしまうだろう。
　家族自身もまた，病気に伴う身体的リスクに対する激しい不安や，過食・排出行動に対する嫌悪と反感と同時に，罪の意識や自責の念など，ありとあらゆる否定的感情を経験しがちである。家族はまた，将来に対して悲観的で，自分自身と摂食障害患者について不吉な結果を予測することが頻繁にある（Holliday et al., 2005）。

症状への適応

家族は融和的なスタンスを取り，摂食障害行動を許容するように適応し行動することがよく見られる（第6章を参照）。他の家族がこうした儀式化した行動に慣れてしまうと，強迫行為が妨げられたときの痛みと苦しみに耐えられないため，家族内での対立が起こりうる。

対人関係

家庭内でのコミュニケーションは難しくなる（Gowers & North, 1999）。多くの精神医学的症状の転帰は身近な家族からの反応に影響される。この反応のひとつの側面は，感情表出（expressed emotion）の構図のなかにとらえられるが，これは，精神障害を患う患者に対してその家族により表出された批判や敵意，過剰に感情的に巻き込まれることを反映している。過度の感情的な巻き込まれには，自己犠牲や過剰防衛，感情誇示，患者との過剰な一体感，褒めすぎと患者の世話に専心することなどの行動がある。思いやりは，高い感情表出による影響を和らげる緩衝材となるようである。Hooley & Campbell（2002：1098）は，「感情表出はおそらく，家族の気質や精神的混乱状態というよりは，患者と家族に関する要因のダイナミックな相互交流を反映している」と記している。過度の感情表出は，多くのさまざまな精神疾患において，繰り返される再発を予測する因子である（Butzlaff & Hooley, 1998）。「感情表出」が拒食症の転帰に及ぼす影響は，第2章で要約されている。

感情表出の高い家族は，否定的な相互作用の連鎖にはまり込んでしまう傾向がある。それとは対照的に，感情表出の少ない家族はこうしたサイクルの外に身を置いたり，そこから身を引くことができる。また，感情表出の高い家族は，病気の家族とコミュニケーションを取ることが比較的下手である。つまり，自分自身が話すことが多く，あまり効率的に相手の話を聞くことができずに，患者を観察して過ごす時間が少ない。感情表出の少ない家族のほうがより話を聞く準備ができている。感情表出の高い家族は比較的干渉することが多く，感情表出の少ない家族は比較的支持的に患者に接するという一般的な傾向に一致している（Kuipers et al., 1983）。

過度な感情表出は，家族とその他の家族が動揺し不安を抱いているときに起こる可能性がある。親の精神病理とその感情表出には関連性があるという子どもを対象とした先行研究がある。摂食障害患者の母親が，食行動における何らかの障害を臨床的なレベル，あるいは臨床的な問題とまではならないレベルで経験しているということは非常によくある。臨床レベルの抑うつや不安，強迫神経症を抱えている母親もいる。そのような場合は，家族に，感情表出を控える方法として，自分自身のために助けを求めることを薦めるのが適切である。

感情表出は病気についての家族の信念や，病気を何かや誰かのせいにすること（Tarrier et al., 2002），またそれらがどのように人間関係を形成するかということが影響し合って起きる場合もある。統合失調症についての家族の信念と感情表出との関連は，非常に詳細に研究されてきた。人は，その病気や患者の問題をどのように把握するかによって，批判的になったり防衛過剰になったりする（van Os et al., 2001）。批判や敵意は，病気が長期にわたって再発を繰り返すことへの副次的反応であった。批判的な家族は，患者にはもっと行動をコントロールし選択することができると考え，したがって，愛する子どもの行動を変えようと強制的な行動を取りがちであった。それとは対照的に，過干渉の家族は，患者は病気に対し受身で無力な犠牲者であると考えていた。こういったケースでは，親が患者の肩代わりをして管理し，責任を背負いこんでいた。統合失調症においては，家族がケアに密接に関わっている場合に，感情的な過剰な巻き込まれが起こりやすい傾向があった。ひとつの仮説として，家族が病気を何に帰属させるかは，感情表出自体よりも信頼性の高い再発予測因子かもしれないということが考えられる。ただし，これに関する証拠は今のところ限られている（Barrowclough et al., 1994）。

感情表出の高い家族は，感情表出の少ない家族よりも，ケアの重荷を強く感じている（Scazufca & Kuipers, 1996）。この主観的な重荷は，患者が持つ実際の障害の程度には関係がなかった。したがって，感情表出を緩和する介入により，家族がその役割を果たすうえで感じている苦痛が緩和され，家族の対処能力が向上する可能性がある。上述の研究から得られた結果であるが，家族の病気についての評価を和らげることや，彼らの傾聴スキルを向上させることは，その感情表出を抑えるのに役立つ可能性がある。

摂食障害患者の家族における感情表出を調べた興味深い研究がある。摂食障

害者の父親は一般的に，関与の度合いが比較的薄く，また，怒りを感じたり苛立ったりすることが少ないため，このグループについては，(統合失調症におけるように6つではなく)比較的低い閾値の3つの批判的なコメントが用いられて，高い感情表出が定義された。それとは対照的に，批判についての6つのカットオフ値を用いて，母親の高い感情表出が定義された。上述のように批判の閾値が下げられると，ベースラインレベルは結果と関連性があった(Le Grande et al., 1992 ; van Furth et al., 1996)。過食症の親は拒食症の親よりも高い批判レベルに達していた(Szmukler et al., 1985)。

　拒食症患者の家族を囊胞性線維症患者の家族と比較したとき(両グループは少なくとも家族と中程度のコンタクトを持っていた)，3分の1以上の親，特に病気の子どもの母親は，過剰に関与していると分類された(統制群の健常児の親の平均は3パーセントだった)。過剰関与のレベルは病気の重さと相関関係があり，苦悩のレベルとも相関していた(Blair et al., 1995)。

　感情表出のレベルは障害の罹病期間に関係している可能性がある。病気の継続期間が平均1年以下の思春期患者においては，親のわずか6パーセントが高い感情表出を持つことが，標準的なカットオフ値を用いて評価された(Le Grande et al., 1992)。感情表出レベルは，予後不良の結果のグループにおいて上昇し，良い結果のグループにおいて減少していた。

　したがって，感情表出は病気の重症度と罹病期間にある程度関連があり，その他の慢性的な身体的病気に類似する過剰防衛的な反応を生じた。病気が与える影響は，父親と母親では異なっていた。母親は批判と敵意のレベルが父親より高い。しかし，父親における比較的低いレベルの行動パターンも，転帰に影響を及ぼしている。本研究が示唆するのは，感情表出レベルを下げる，または患者と家族のコンタクトを減らす治療的介入は，患者と家族の双方のためになる可能性があるということである。

役割の緊張 ── さまざまな役割のバランス

　親にとって，家族内でのより広い人間関係をどう管理するかを把握することは難しいかもしれない。親は，摂食障害患者の世話をする責任に加えて，たいていは家庭内の他の子どもたちの面倒もみなくてはならない。自分自身の親の

世話もしなくてはならない場合もある。両親ともが働いていて，他の責任や責務があることが多い。こういった他の要求に使える時間やエネルギーが減ってしまうのである。

　一緒に暮らしている誰もが摂食障害の症状に影響される。摂食障害患者のニーズと他の家族のニーズを上手く調整することは難しい。きょうだいは自分のために親に時間を割いてもらったり，目をかけてもらうことが減り，家の外で時間を過ごすことが多くなってしまう。夫が仕事に没頭して帰宅を避けるようになることもよくある。きょうだいは摂食障害やその治療からすっかり取り残されたり，切り離されたりしている気持ちを，包み隠さず報告することがある。彼らは自分のニーズや問題，心配事が無視されていると感じていることが多い。他の家族は摂食障害が家族にもたらす影響に対して怒りや憤慨を覚えるようになる。

親の健康について

　健康についての心配は，家族が取り組まねばならない実際的なあらゆる点と相まって，家族の生活の質に深い影響を及ぼす。家族の睡眠が妨げられているかもしれない。たとえば，心配して目を覚ましたまま横になっていたり，夜中に起きて娘が無事であることを確かめたりするかもしれない。また，以前にもまして夜型の生活をすることを選んだ子どもに起こされている場合もあるだろう。家族自身も栄養上の問題を抱えていることがある。たとえば，食べたくない物を食べるように子どもに'強要'されていたり，ストレスで食欲を失っていたりするかもしれない。

　家族自身が疲労し，苛立ち，落ち込むようになる。これらの家族のメンタルヘルス上思わしくない結果は，問題を長引かせる可能性がある。さらに，家族は力不足を感じ，自分を責めて苦しむことになる。

接触時間について

　拒食症がもたらす身体症状により，患者は学校や仕事に行けず，家で過ごすことが多くなりがちである。このレベルの依存には食事の観察を必要とすることが多く，その結果，親と一対一で顔を合わせている時間が非常に長くなる。他の形態の心理的障害においては，接触レベルが高いと関係者にとってストレスとなる。

満たされないニーズ

　家族は自分がその役割要求に十分に対応できる準備がないことを認識している。患者の食事行動の管理に役立つ，一見簡単そうな解決策では，常識的な基準を満たせないのである。

社会的背景

人目につく精神疾患に伴うスティグマ

　家族が子どもと一緒に出かけると，人々が立ち止まってじろじろ見て，あれこれ言うだろう。このように，家族はたえず，他人からの脅威の反応と質問にさらされる。このことに煩わされるだけでなく，スティグマに恥ずかしさが加わることが多い。一般に，摂食障害患者の病気は本人のせいであり，彼女たちが抱える困難は，自ら招いたものであると考えられている（Crisp et al., 2000）[▶1]。

サービスの提供 ── 費用と接点

　多くの国では，医療サービスへのアクセスに問題があることがある。民間医療システムにおいては，家族が支払う費用は，たとえ保険があっても，計り知れない金額になることがある。家族は高額な入院治療のために家を失うかもしれない。公共医療システムでは，医療は配給制であり，医療を受ける過程でさまざまな障害物に出くわして，とまどうことがある。

家族の対処方法を促す介入

　摂食障害患者の患者を抱える家族のために私たちが考案した介入は，こういった各要素を標的とすることを目指している。

病気そのもの

変化への準備

　私たちは家族に，変化と動機付け面接の変化のステージモデルの原則を教えるが［▶2］，それらはいずれも娘とその摂食障害に，また，摂食障害との関わりにおける彼ら自身の行動に適用されるものである（第7章）。患者の家族自身が，拒食症と付き合ったり，それに反応したりする行動パターンや，全般的な対応の仕方を変えることが必要な場合がよくある。このように，彼らは自分が変わることがいかに難しいかについてよく考えることで，子どもにとっても変わることがいかに難しいかを学ぶことができる。

　私たちは家族に対して，娘の病気に対するアプローチを，本人がどれだけ変わる準備ができているかによって調整するよう薦めている。多くの親たちは，娘が変わろうとしないで抵抗することに苛立ちを覚えるだろう。そして，本人があまり変わろうとしない場合でも，娘と交流を持ち，コミュニケーションの経路を開けておく方法を編み出すのに，手助けが必要になる。

　熟考期と前熟考期の段階においては，"LESS is more"は，家族に自分たちが患者にとってどれほど救いとなれるかを思い起こさせるのに有用な頭字語である（L=listen（聴く），E=empathize（共感する），S=share（共有する），S=support（サポートする））。このアプローチにより，人が変化の早い段階から前を向いて進むことを手助けできる。私たちは家族に，どのように娘の話をじっくりと聴き，その見解を言い換えたり要約したりしてみせ，ちゃんと話を聴いて理解したことを示せばよいかを教える。これはリフレクティブ・リスニング，つまり動機付け面接のスキルの基本のひとつである。私たちはまた，親に，食べ物や体重，食べることに関する表面的な問題に惑わされるよりも，娘の自分自身や世間との関係についての思いや感情といった，根本的な問題を重視するよう薦

める。これらの手段により，家族は摂食障害患者が自分自身の体験を大きな視野で見たり，あるいはそれについて熟考したりするのを手助けすることができる。いったん，家族が娘の変化のステージに一致したスキルで対応するようになれば，両者の関係から抵抗や緊張感が薄らいでいく。それは，娘にあまりやる気がない場合でも，家族が関与し積極的に手助けするのに役立つ。家族のこうした側面については，第7章でさらに詳細に述べている。

摂食障害の行動と症状の管理

摂食障害に関連する多くの症状は管理が難しいものである。家族が何の気なしにそういった行動に注意を向けたり知らぬ間にその行動に順応したりして，行動のいくつかを強化してしまっていることは珍しくない（第6章を参照）。したがって，家族と一緒に取り組む作業のひとつは，こうした困難な行動を管理するスキルを紹介することである。これには，たとえば食事計画に使われる戦略など，実際的なアドバイスがある程度含まれる。行動の変化を支援することのなかには，親が状況の機能分析を行うことにより，自身の関与の度合いを調べることも含まれる（第8章を参照）。それにはまた，上述のスキルのいくつかを使って子どもが動機付けられるよう手助けすることも含まれている（これについては第7章で詳細に扱われている）。

病気に対する家族の反応

病気についての家族の信念

摂食障害についての教育は，この病気の生物学的側面だけでなく社会的側面にもその重点が置かれていれば，有用である。他の家族との交流を含むこのような介入は，よくある誤った原因帰属を正すために，特に有用な方法である。というのは，この病気の行動パターンは，個人的な奇抜な行動というよりは普遍的な症状だとみなされているためである。

また，家族が自己批判したり罪悪感を抱いたりする傾向は，他の人たちと経験を共有することで緩和される。さらに，役に立たない思い込みを培う恐れの

ある家族自身の抑うつや不安，性格特性そのものについての教育は，家族の「燃え尽き」を緩和することにつながる。

症状への順応

家族のメンバーの摂食障害の症状への順応の程度については，査定の面接の時に穏やかなやり方で聞き出される（第9章を参照）。鍵となる罠を調べる半構造化面接は，良い方法である。家族は，機能分析の原則について教えられ，こうした種類の罠に陥らない方法について考えることを支援される。

対人関係

摂食障害は，家族関係に多大な影響を及ぼす。拒食症においては，このことは特に顕著である。なぜなら，症状が明らかだからである。病気の症状に対する，家族の感情面，行動面の反応は，気づかないうちに症状を悪化させたり，長引かせたりする。家族のためのワークショップでは，私たちは，家族に有益ではない相互作用について気づいてもらえるように援助する。動物のメタファーを用いて，家族間にしばしば起こる相互作用について説明する。つまり，過保護なカンガルー・タイプ，批判的なサイ・タイプ，不安や敵意のあるクラゲ・タイプ，回避的なダチョウ・タイプ，である。（付録資料1）。私たちは，家族がこうした罠に陥ってしまって，拒食症の行動を長引かせることから逃れることを促し，家族に温かいガイド役，すなわち，イルカ・タイプ，セントバーナード・タイプの関わりを勧めている。

役割の連鎖 ── 異なる役割のバランスを取る

家族はしばしば，それぞれの家族が，拒食症との関係において担わなければならない役割について，極端な対処法を取りがちである。そうしたことが，葛藤と苦しみを生じさせる。さらに，家庭でどのようなことが起こるのか，予測が不確かであることや，摂食障害患者にとってストレスとなる対人関係はどのようなものであるかということが曖昧なことも，葛藤となり煩わされる。ワー

クショップの目的のひとつとして，極端な葛藤を伴うアプローチについて家族が振り返り，家族システムのなかである種のバランスを保つことである。そのためには，家族が定期的に会って，お互いのさまざまな見方を尊重し，分かりやすく話し合ったうえで解決策を見つけ出す必要がある（第8章で取り上げられる）。

両親の健康

このことには，家族が感情的な反応を管理するのを手助けするやり方を用いることも含まれる。家族がお互いに助け合うことにもつながり，たとえば，薬物療法や認知行動療法の対処法などを用いて，生活上のプラスの活動を築き，ストレスから離れる時間を持つことに役立つ。両親に対して，受容，思いやりのあるマインド・トレーニング，マインドフルネスなどのより進んだ感情制御の方法を教えることも，重要である。

接触時間について

家族のコーピングを促進する重要な面は，家族に援助の義務から離れて，少しは息抜きができるようにすることである。家族は，友達や家族に援助を依頼するやり方を考えることを薦められる。高度な社会的サポートは，慢性疾患を持つ人を世話するうえでの問題に対処する際に出くわす，さまざまな困難の緩衝剤となりうる。残念ながら，摂食障害のもたらす結果のひとつとして，家族が孤立してしまい，サポート資源にアクセスできなくなってしまうことがある。接触時間を減らすように努める際には，家族は「安全なリスク」を取ることに耐えなければならない。そうすることで，摂食障害を患う子どもに，自分自身で問題に対処し，管理する責任をゆだねることができる（治療のこの局面は，第7章で取り扱う）。

満たされないニーズ

この介入は，全体として，満たされないニーズを解決するためにデザインされたものである。

社会的背景

人目につく精神疾患に伴うスティグマ

ワークショップにおけるファミリーワークやデイケアを通じて，患者は他の家族とつながることができる。互いにサポートしあうことは，安全な環境で家族の相互作用の有益ではないパターンについて振り返り，ブレインストーミングを行い，交流する際の代替的なやり方を試すうえで，有用である。互いに経験を共有しあうことで，恥や罪悪感といった類のムードから，楽しみや笑いを基調としたムードに転換できるだろう。家族同士で困りごとや対処法を共有することは，社会的偏見，スティグマへの解毒作用を提供することになる。

サービスの提供 ── 費用とインターフェイス

介入の目的は，対費用効果の高いケアを最適化し，情報とスキルを共有することで共同作業を行うことである。

結論と展望

本章では，家族の強みと弱み，資源だけでなく，さまざまな摂食障害の側面が，家族の対処する能力をどのように決定するかということを述べた。本章で記された介入の目的は，家族の苦しみを減らすことによって家族のQOL（生活の質）が向上することを支援することと，同時に，ケアの役割をより効果的に果たすのを支援することである。

注

▶1. 家族自身もまさに，愛する子どもの病気に関して，いくぶんスティグマに基づく見方をするかもしれない。
▶2. 変化のステージモデルと，そのモデルの摂食障害に対する適応は，概念的，経験的な基盤から批判されている（Wilson & Schlam（2004）のレビューを参照）。にもかかわらず，なぜその人にとって変わることが難しいのかを説明するのに役立っている。

文献

Barrowclough, C., Tarrier, N. & Johnston, M. (1994). Attributions, expressed emotion and patient relapse: An attributional model of relatives' response to schizophrenic illness. *Behaviour Therapy* 25: 67-88.

Blair, C., Freeman, C. & Cull, A. (1995). The families of anorexia nervosa and cystic fibrosis patients. *Psychological Medicine* 25: 985-993.

Blake, W., Turnbull, S. & Treasure, J. (1997). Stages and processes of change in eating disorders: Implications for therapy. *Clinical Psychology and Psychothelapy* 4: 186-191.

Butzlaff, R.L. & Hooley, J.M. (1998). Expressed emotion and psychiatric relapse: A meta-analysis. *Archives of General Psychiatry* 55: 547-552.

Crisp, A.H., Gelder, M.G., Rix, S., Meltzer, H.I. & Rowlands, O.J. (2000). Stigmatisation of people with mental illnesses. *British Journal of Psychiatry* 177: 4-7.

Gowers, S. & North, C. (1999). Difficulties in family functioning and adolescent anorexia nervosa. *British Journal of Psychiatry* 174: 63-66.

Haigh, R., Whitney, J., Weinman, J. & Treasure, J. (2002). Caring for someone with an eating disorder: An exploration of carers' illness perceptions, distress, experience, of caregiving and unmet needs. Personal communication.

Holliday, J., Wall, E., Treasure, J. & Weinman, J. (2005). Perceptions of illness in individuals with anorexia nervosa. A comparison with lay men and Women. *International Journal of Eating Disorders* 37 (1): 50-56.

Hooley, J.M. & Campbell, C. (2002). Control and controllability: Beliefs and behaviour in high and low expressed emotion relatives. *Psychological Medecine* 32 (6): 1091-1099.

Kuipers, L., Sturgeon, D., Berkowitz, R. & Leff, J. (1983). Characteristics of expressed emotion: Its relationship to speech and looking in schizophrenic patients and their relatives. *British Journal of Clinical Psychology* 22 (4): 257-264.

Kyriacou, O., Treasure, J. & Schmidt, U. (2007). Understanding how parents cope with living with someone with anorexia nervosa: Modelling the factors that area associated with carer distress. *International Journal of Eating Disorders* 41: 233-242.

Lazarus, R.S. & Folkman, S. (1984). *Stress Appraisal and Coping*. New York: Springer.

Le Grange, D., Eisler, I.D.C. & Hodes, M. (1992). Family criticism and self starvation: A study of expressed emotion. *Journal of Family Therapy* 14: 177-192.

Meyers, R.J. & Miller, W.R. (2001). *A Community Reinforcement Approach to the Treatment of Addiction*. Cambridge: Cambridge University Press.

Meyers, R.J. & Smith, J.E. (1995). *Clinical Guide to Alcohol Treatment: The Community Reinforcement Approach.* New York: Guilford.

Meyers, R.J. & Wolfe, B.L. (2004). *Get Your Loved One Sober: Alternatives to Nagging, Pleading, and Threatening.* Center City, MN: Hazelden Press.

Meyers, R.J., Smith, J.E. & Miller, E.J. (1998a). Working through the concerned significant other. In W.R. Miller & N. Heather (eds) *Treating Addictive Behaviours,* 2nd edn. New York: Plenum.

Meyers, R.J., Miller, W.R., Hill, D.E. & Tonigan, J.S. (1998b). Community reinforcement and family training (CRAFT): Engaging unmotivated drug users in treatment. *Journal of Substance Abuse* 10: 291-308.

Meyers, R.J., Miller, W.R., Smith, J.E. & Tonigan, J.S. (2002). A randomized trial of two methods for engaging treatment-refusing drug users through concerned significant others. *Journal of Consulting and Clinical Psychology* 70: 1182-1185.

Miller, W.R., Meyers, R.J. & Tonigan, J.S. (1999). Engaging the unmotivated intreatment for alcohol problems: A comparison of three strategies for intervention through family members. *Journal of Consulting and Clinical Psychology* 67: 688-697.

Pearlin, L.I., Mullan, J.T., Semple, S.J. & Skaff, M.M. (1990). Caregiving and the stress process: An overview of concepts and their measures. *Gerontologist* 30: 583-594.

Perkins, S., Winn, S., Murray, J., Murphy, R. & Schmidt, U. (2004). A qualitative study of the experience of caring for a person with bulimia nervosa. Part 1: The emotional impact of caring. *International Journal of Eating Disorders* 36: 256-268.

Scazufca, M. & Kuipers, E. (1996). Links between expressed emotion and burden of care in relatives of patients with schizophrenia. *British Journal of Psychiatry* 168: 580-587.

Szmukler, G.I., Eisler, I., Russell, G.F. & Dare, C. (1985). Anorexia nervosa, parental 'expressed emotion' and dropping out of treatment. *British Journal of Psychiatry* 147: 265-271.

Tarrier, N., Barrowclough, C., Ward, J., Donaldson, C., Burns, A. & Gregg, L. (2002). Expressed emotion and attributions in the carers of patients with Alzheimer's disease: The effect on carer burden. *Journal of Abnormal Psychology* 111: 340-349.

Treasure, J.L., Katzman, M., Schmidt, U., Troop, N., Todd, G. & de Silva, P. (1999). Engagement and outcome in the treatment of bulimia nervosa: First phase of a sequential design comparing motivation enhancement therapy and cognitive behavioural therapy. *Behaviour Research and Therapy* 37: 405-418.

Treasure, J., Murphy, T., Todd, G., Gavan, K., Schmidt, U., James, J. et al. (2001). The experience of caregiving for severe mental illness: A comparison between anorexia nervosa and psychosis. *Social Psychiatry and Psychiatric Epidemiology* 36: 343-347.

van Furth, E.F., van Strien, D.C., Martina, L.M., van Son, M.J., Hendrickx, J.J. & van Engeland, H. (1996). Expressed emotion and the prediction of outcome in adolescent eating disorders. *International Journal of Eating Disorders* 20: 19-31.

van Os, J., Marcelis, M., Germeys, I., Graven, S. & Delespaul, P. (2001). High expressed emotion: Marker for a caring family? *Comprehensive Psychiatry* 42: 504-507.

Wilson, G.T. & Schlam, T.R. (2004). The transtheoretical model and motivational interviewing in the treatment of eating and weight disorders. *Clinical Psychology Review* 24: 36 -378.

Winn, S., Perkins, S., Murray, J., Murphy, R. & Schmidt, U. (2004). A qualitative study of the experience of caring for a person with bulimia nervosa. Part 2: Carers' needs and experiences of services and other support. *International Journal of Eating Disorders* 36: 269-279.

第6章
摂食障害の維持因子としての家族のプロセス
Family processes as maintaining factors for eating disorders

ジャネット・トレジャー＋クリストファー・ウィリアムズ＋ウルリケ・シュミット
Janet Treasure, Christopher Williams and Ulrike Schmidt

はじめに

　摂食障害の正確な原因は分かっていない。他の精神医学的問題と同様に、その原因は1つではなく、関連する要因が組み合わさっている。何が摂食障害を引き起こし、持続させるのかを考えるうえで分かりやすいひとつの方法は、危険因子を先行因子、増悪因子、持続因子の3つに大別することである。先行因子とは、この問題が生じる前から存在していた、摂食障害になる可能性を高める因子である。これには遺伝的素因、出産時外傷、幼少期の気質、性格因子、育児環境／幼児期の環境（子どもの頃の虐待、ネグレクト、親の高い期待など）が含まれる。増悪因子とは、ストレスの大きい出来事やダイエットなどで、発症前後あるいは直前に生じる。持続因子とは、この障害を持続させる機序（内的機序と外的機序）のことで、維持因子とも呼ばれる。本章では拒食症の維持因子を中心に論じ、次章以降で過食症とその他の摂食障害も含めてさらに考察することとする。

　第2章で論じたように、拒食症の発症の説明として最も説得力があるのは、神経伝達機能の遺伝的変異や情報処理パターンを含めた複数の要因が混在しているという理論である。このことは、思春期の危機的局面や成人に向かう発達の統合において経験する事態への反応が異常であることを意味している。

　誘発因子の一部がこの障害の持続に寄与している可能性もあり、それによっ

て（第1章で論じたように）摂食障害の予後が変わってくる。しかし予後に関係する他の維持因子は，厳密にこの病気の結果として生じたものである。したがって，誘発因子（あるいは，かかりやすくする素質）と二次的な結果が組み合わさったことが，障害が長期化した患者の転帰不良の原因かもしれない。筆者らのモデル（Soughgate et al., 2005）で説明したように，維持因子とは生物学的因子，長期の飢餓状態，社会脳の成熟障害といったものであるが，それ以外にも心理的あるいは社会機能の障害が生じていることになる。

　誘発因子，増悪因子／病因，生物学的な維持因子についてこれ以上詳しく論じることは，本書の範囲を越えている。研究調査の証拠をほぼ網羅した系統的レビューとして，卓越した2つの文献がある（Stice, 2002 ; Jacobi et al., 2004）。

　そこで本章では，拒食症の維持因子，特に家族に関連した要因を探っていくようにする。家族のスキルのトレーニングに，利用しやすい簡易な認知行動定式化を用いることで，家族に関連した持続因子と，非機能的な養育パターンを止めることに利用すべきスキルを明確にすることができる。本章ではさらに，きょうだいや友人との関係，またその結果として生じる影響も探っていくこととする。

拒食症の維持因子

歴史的アプローチ

　拒食症の臨床的概念化では，主として維持因子を強調している。これは，そのプロセスを妨げるために介入できそうな因子であるためである。一般的に考えられているように，拒食症患者では，困難な出来事に直面した際に，この病気が対処メカニズムとして役に立っているのだと，一般的には考えられている。Gerald Russell（1995）は，歴史を要約するなかで，拒食症の本質を次のように論じている。

　　患者はさまざまな葛藤を理由にして，食べ物を避け体重を減らしている。このとき患者は，痩せを達成し肥満を避けることで，これらの葛藤を自ら解決できると考えている。葛藤には肥満恐怖も含まれるが，性的成熟や生

殖能力への恐れ，家族から離れたくないこと，現時点では予測できないようなその他の問題も含めるべきだろう。　　　　　　　　　　（Russell, 1995）

　注目すべきは，この概念化には幅広い要因が含まれており，体重と体形への関心を唯一の維持因子とはみなしていないことである。

拒食症の維持因子という概念の導入

　ある因子が次の2つの基準を満たしていれば，当該因子は疾病維持に寄与していることになる（Stice, 2002）。

- 当該因子の転帰への影響が証明されている
- 当該因子を変化させる介入の結果，変化プロセスと最終転帰が変化する

　当然ながらこの2番目の基準の検証は，変化させうる危険因子についてのみ行う。本書で説明する介入は，筆者らが重要な維持因子と考える家族プロセスを変えるためのものである。

拒食症の維持モデル

　筆者らは，拒食症の維持モデルを開発した（Schmidt & Treasure, 2005）。このモデルは，文化に関連したものでなく，また体重と体形の問題のみに注目していない点で，Russell（1995）のモデルに準じたものである。要約すれば，このモデルでは，拒食症の中核的維持因子として，次の因子を提案している。

- 拒食症に対する患者個人の反応（思考・感情・身体症状・行動の変化），特に，この病気が自分の生活で役に立つという肯定的信念の確立（拒食症を肯定する信念）
- 拒食症に対する家族などの他者の反応
- 土台となっている強迫性格傾向（完全主義，大観的でなく細部にこだわる，柔軟性の乏しさ）

	発症要因	維持要因
	感情の回避	対人関係
	強迫的な特性	人生において拒食症に価値を置く信念

図6.1 拒食症を維持する主な要因を示すスキーマ図

- 脅威に対する高い過敏性，認知と感情の回避を伴う特性不安（図6.1を参照）

　このモデルの基本的信条は，患者個人の誘発因子と増悪因子が何であろうと，拒食症の症状が確立された後は，これらの主要な維持因子によって症状が維持されることである。この病気のさまざまな段階で，別の維持機序が作用しはじめる場合もある。

　家族も，拒食行動を長引かせるような，役に立たない行動パターンに巻き込まれ，その一部になってしまう可能性がある。拒食行動そのもの，あるいは周囲のさまざまな安全確保行動に対する家族と患者の反応が，病気が維持されることに及ぼす影響を考えるための定式図を作成することで，こうした無益な行動を減らす計画作りの基盤が得られる［▶1］。

家族の維持因子

　身近な家族の反応は，摂食障害の転帰に著しい影響を及ぼすことがある。第2章と第5章で，「感情表出（Expressed Emotion）」という概念を用いて，それが拒食症の転帰に深く影響する機序を説明した。身近な家族が，多少なりとも患者を批判したり，患者に敵意を見せたりすれば，転帰に悪影響を与える。重要なこととして，過食症状は特に強い批判や敵意を招きがちである。また，患者を動揺や困難な問題から守ろうとして過保護・過干渉になることは，過度の感

情移入を招くことになる（この情動反応も転帰を悪化させる）。こういった情動・行動スタイルは，あらゆる精神疾患の再発の主要な予測因子とされているが，特に拒食症では，その影響が大きいようである（Butzlaff & Hookey, 1998）。

第2章で，身近な家族の感情表出が転帰に影響すること，用いられる介入の種類によっては，この感情表現を変えられることを示す研究結果を見直した（Szmukler et al., 1985）。したがって，結論として，感情表出は，拒食症の維持因子とみなすのに必要な2つの基準を満たしていることになる。摂食障害患者とその親との結びつきが強い場合，高い感情表出の影響がさらに明白になる。

他の精神疾患でも，広範囲にわたる家族間の情動反応／行動が転帰に影響しうる。たとえば双極性障害では，家族間の肯定的な情動行動の増加（否定的な感情表現の減少ではなく）が，変化の重要な媒介因子であることが分かった（Miklowitz et al., 2003）。また，双極性障害の発症初期には，母親の温かな態度が転帰の予測因子であることが証明された（Geller et al., 2002）。したがって家庭環境では，否定的な意見の減少，あるいは肯定的な意見の増加が，重度の精神疾患の転帰を改善させる可能性がある。家族機能の全体的な質は，拒食症の重要な予後因子であるが，家族の温かな態度を転帰の調整因子と仮定した研究は，まだ行われていない。

筆者らは，拒食症の対人関係の維持因子モデルを開発するなかで，認知行動療法の見方を用いた。ここで「維持因子」として識別したのは，家族による一連の極端で無益な行動や感情表現である。

他者へのコミュニケーションの形式としての拒食症

・問題なのは食べ物ではなく，感情である。

拒食症の症状と体重減少は，特に他者の目にはっきりと映るため，強力な間接的・非言語的コミュニケーションの一形式となる。筆者らのクリニックの患者が，拒食症を「友人」とみなして書いた治療上の手紙を質的に分析したところ，肯定的なテーマが明らかになった。そのひとつが「拒食症は，私のコミュニケーションを助けてくれる」というものである（Serpell et al., 1999）。拒食症のメリットとデメリットを測定するための尺度を用いた，筆者らの量的分析で

も，この結果が再現された（Serpell et al., 2004）。ただし，いずれの当事者も，どのような意思を伝えているかをつねに正確に把握しているわけではない。拒食症の初期段階では，患者が目標達成に向け一心に努力していることを強調し，世間と自分との関係を管理できるという気持ちを強めることで，快感を得ようとしていることがあるかもしれない。

　初期の段階では，周囲の人たちの反応は，体重減少を奨励するものになるかもしれない。たとえば外見の変化，学業への集中，体形への関心といったことを称賛する。たしかに，学校が試験の結果で評価され，コーチが選手の成績で判断されるような競争的環境では，摂食障害患者の初期の行動は，積極的に奨励される類のものだろう。完璧さを追求し，人を喜ばせようとする拒食症患者の性格的特徴は，このような環境にぴったり当てはまる。このため拒食症患者は，一層努力してダイエットや運動といった行動を続けることになる。

　しかし，特別な存在あるいは完璧な人間になるといった当初の機能が意味をなさなくなっても，拒食行動は継続される。拒食症に関係する頑なな認知（神経心理学的検査において一連の行動を変えることの困難として現れる［▶2］）が，拒食行動を持続させてしまう。そのなかで，拒食症患者が，周囲の人々に発信するメッセージは変化していく。つまりこの症状を非言語的手段として，「何かが本質的に間違っている」というメッセージを送ることになる。拒食症患者の極度に痩せた体は，暗黙のストレスマーカーであり，他者は支援に駆り出されることになる。

　次に挙げるのは，拒食症患者の手紙やインタビューからの抜粋で，拒食症患者が自分とこの病気との関係をどうとらえているか，またこの病気をどのように他者への意思伝達手段としているかが分かる。

> ものすごく気落ちしたとき，具合が悪いことを体で表さなければ，と思った。そのためには体重を減らせばいい。

> ある意味で私は，具合が悪いことを示せば，お母さんとお父さんがもう少し注目してくれて，私が困っていることに気づいてくれる，そしてもっと話しかけてもらえると考えている。この病気が治ったら，そんな風に気配りしてもらえなくなるかもしれない。

このように，拒食行動の兆候は，身体化の一形式とみなすことができる。つまり感情的苦痛を伝えるための言葉として，身体症状を利用しているのである。

拒食症が親の情動機能に及ぼす影響

家族に拒食症患者がいることは，家族のいくつかの生活領域に大きな影響を及ぼす。本章では，Williams（2001）の「5つの領域のアセスメントモデル」を用いて，援助者とその愛する拒食症患者との間に生じる相補的悪循環を例示する（図6.2）。

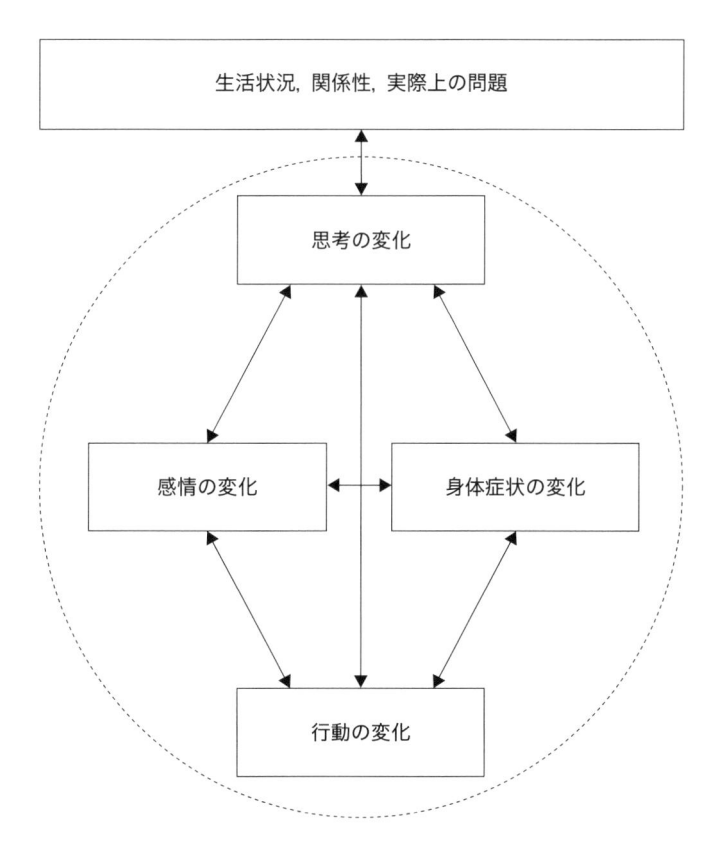

図6.2 5つの領域のアセスメントモデル（Williams, 2001）
筆者と出版社による複製許可（Hodder Arnold）

この定式図の基礎となっているテンプレートは，簡単で使いやすいものであり，家族と一緒に共同で作成することができる。それは，子どもの拒食症に起因する特定の生活状況と現実の問題に対する自分たちの反応が，どのように病気の長期化を促すかを，家族と一緒に理解するためのものである。またこれと同じテンプレートを用いて，家族の娘の視点からは同じ出来事がどうとらえられているかを明確にしてもよい。この定式化図の構成要素を，これから順番に説明していくことにする。

生活状況，人間関係，現実の問題

　この欄には，家族の有益でない思考・感情・態度を誘発する特定の「契機となる状況」（食事時間，拒食症の明白な悪化点など）が全て含まれている。また通常は，定式化の他の側面（家族への他の圧力，感情的／現実的な援助への影響，親自身の性格など）を特徴付ける重要な背景要因も含まれている。特に重要な背景要因のひとつが，感情知能（Emotinal Intelligence）の乏しさである。

感情知能の乏しさ

　直接的に感情を伝え合い，感情を処理することが困難なのは，その家族の文化も影響しているのかもしれない。感情に対してこのように「堅く口を閉ざす」態度が，愛情の弱さや不安定さを招く場合がある。親が子どもの苦悩をつねに耐えがたいものと受け止めてきたので，子どもが成長期に否定的情動を抑えたり，無視しようとした可能性がある。そして喪失感や苦痛，あるいは深い心の傷を否定し，それを良くないもの，根拠のないものとしてとらえてきたのかもしれない。ほとんどの場合，拒食症はストレスの大きい出来事への反応として生じる。こうした出来事への情動反応が間接的に無視されたり，消極的に表現されたりすれば，修復と許しという最終段階に移ることができなくなる。その結果，問題が持続し悪化する。感情を回避する文化を持つ家族では，論理的思考は高く評価されるが，「直感」は無視されたり回避されたりする。つまりこのような家族の娘は，自分の情動反応に耳を傾ける能力も自信もないため，不適切な選択をしかねない。そして感情を抱くこと，その声を聞くこと，それを表

現することは，弱さの表れ，あるいは危険なこと，悪いことであり，拒食症の助けを借りてそれを抑えるのが安全だ，という考えを強めることになる。

思考の変化（Altered thinking）

家族の思考プロセスの主要なテーマは，喪失感，自己非難，恥ずかしさである。つまり家族は「私は健康な娘を失ってしまった」「私は失敗した」「私のどこが悪かったのか？」「他の人から責められる」などと考える。あるいは「娘はもう良くならない」「きっと死んでしまう」といった最悪の結果を考えたりする。

感情の変化（Altered feelings）

その結果，家族はしばしば抑うつ，不安，罪悪感，恥ずかしさといったさまざまな否定的情動を経験し，時にはそれが苛立ち，怒り，嫌悪感などと入れ替わる。子どもが食べるのを拒否したり，大量に食べて吐いたりするのを見て，親はしばしば怒ったり苛立ったりする。これは全く理解できる反応であるが，このような怒りの反応は逆効果を招く。この怒りが「怒鳴る」「罵る」，また時には「暴力を振るう」といった行動の変化（以下も参照）を招く可能性がある。また脅すようなことを言ったり（「食べなさい！ さもないと…」），無理やり食べさせたり，食べるまで部屋から出るのを禁じたりすることもある。拒食症患者は自分の行動を変えることができず，ますます当惑して，悪循環が生じかねない。病気に対する強い情動反応（過剰に悲嘆する，腹を立てる，など）は，不適応反応である。筆者らはこのような反応をクラゲにたとえている（Treasure et al., 2007）。すなわち，感情があまりにも「明け透け」なので，患者自身が過度にそれに支配され，「海を漂っている」状態になっているのだ。

身体症状の変化

悲嘆や抑うつ，およびそれらに伴う絶望感や自己非難といった感情の変化は，身体的不安やエネルギーの欠如などを伴う場合がある。不安と怒りは過度の覚醒や緊張，リラックスできない，眠れない，といったことと関連がある。

行動の変化

　怒りが，拒食症患者への言葉による強制や身体的支配といった，親の無益な態度に発展する機序は前述の通りである。一方，拒食症患者に食べさせようとして，もしくは争いを避けるために，親が患者の気まぐれや願望を完全に満たそうとして躍起になる場合もある。

　悲嘆と自己非難により，家族が楽しい活動への参加や，散歩や趣味などの楽しみを控える場合がある。また，娘が精神疾患を患っているのを恥じたり戸惑ったりしているため，他者との接触を避けたりする。実際に他人から非難されたために，引きこもってしまう場合もある。また時には他人の心情を深読みしたりする（「『育て方が悪かったから拒食症になった』と思われるだろう」）。その結果，ますます孤立し，うつ状態になるという無益な悪循環が生じることになる。問題は，このような回避により，親は友人や医療関係者といった，支援してくれそうな人々から遠ざかっていくことである。つまり，問題と関連した達成感を持てるような経験の機会を失ってしまうことになる。そして自信を失くし，自分にはこの問題に対処する力がなく，また，肯定的な変化をもたらすような適切な反応ができないと感じることになる。筆者らはこうした引きこもりや回避行動を「ダチョウ」傾向と呼んでいる（Treasure et al. (2007) を参照）。この傾向が極端になれば，親は「何かがおかしい」と認めようとはしなくなり，仕事に打ち込むなどしてこの問題にそれ以上関わらないようにしようとする。

　図6.3は，喪失感，非難，恥ずかしさという相補的な悪循環の定式化を示している。

　図6.4は，親の情動反応が，拒食症患者の相補的なマイナスの反応を引き起こす仕組みを説明したものである。これらの患者は自分の行動が親に及ぼす影響を観察し，罪悪感を強めるが，その結果，患者はこうした情動反応から気をそらすのに役立つ行動，つまり過剰な運動や食事のルールといった「安全確保行動」を増幅させることになる。

5つの領域のアセスメントモデル (Williams, 2001)
拒食症を患った子ども

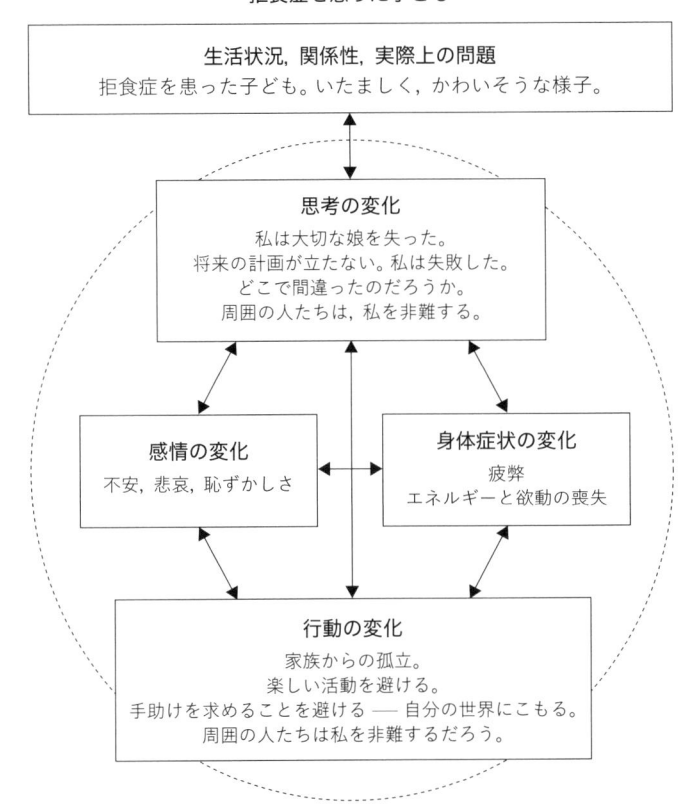

生活状況, 関係性, 実際上の問題
拒食症を患った子ども。いたましく, かわいそうな様子。

思考の変化
私は大切な娘を失った。
将来の計画が立たない。私は失敗した。
どこで間違ったのだろうか。
周囲の人たちは, 私を非難する。

感情の変化
不安, 悲哀, 恥ずかしさ

身体症状の変化
疲弊
エネルギーと欲動の喪失

行動の変化
家族からの孤立。
楽しい活動を避ける。
手助けを求めることを避ける――自分の世界にこもる。
周囲の人たちは私を非難するだろう。

図6.3 摂食障害を患う子どもに対する, 喪失や自責感, スティグマを含む両親の反応

5つの領域のアセスメントモデル(Williams, 2001)
拒食症が他の人に与える影響について

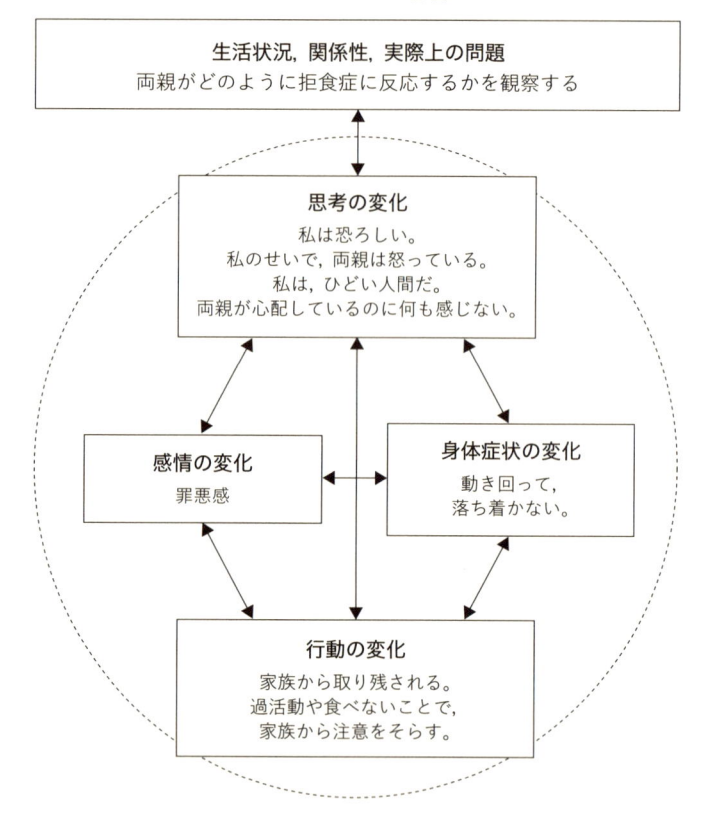

```
┌─────────────────────────────────────┐
│    生活状況, 関係性, 実際上の問題       │
│  両親がどのように拒食症に反応するかを観察する │
└─────────────────────────────────────┘
                 ↕
         ┌──────────────────┐
         │     思考の変化      │
         │    私は恐ろしい。    │
         │ 私のせいで,両親は怒っている。│
         │   私は,ひどい人間だ。  │
         │両親が心配しているのに何も感じない。│
         └──────────────────┘
           ↕              ↕
  ┌──────────┐   ┌──────────┐
  │ 感情の変化 │ ↔ │身体症状の変化│
  │  罪悪感  │   │  動き回って,  │
  │         │   │  落ち着かない。│
  └──────────┘   └──────────┘
           ↕              ↕
         ┌──────────────────┐
         │     行動の変化      │
         │  家族から取り残される。 │
         │  過活動や食べないことで,│
         │  家族から注意をそらす。 │
         └──────────────────┘
```

図6.4 両親の心配に対する摂食障害患者の反応

家族のスキル訓練で定式化をどのように利用するか

　このため,親に対する筆者らの取り組みでは,親に「これで良い」という感情的立場を与えることを重視している。この立場から,親は自分の感情反応を認識し,受け入れる一方で,衝動的にではなく思慮深く行動することができるようになる。そして感情反応が何を意味するかを分析し,それを利用して,自分の反応に困惑したりそれを無視したりするのではなく,計画を立て,行動を工

夫することができる。摂食障害患者の主要な問題のひとつが，自分の感情反応を規制し熟考することができない，ということである。したがって家族が感情に介入することで，感情を適切に処理する方法のモデルを示すことになり，波及効果をもたらすというメリットがある。

計画を作る，目標を決めるといった，基本的な認知行動的スキルにより，親が拒食症への感情反応を，適切に調節できないために生じる悪循環を，克服することができる。まずなすべきことのひとつは，拒食症患者の支援のために，どんな活動を減らした，あるいは中止したかを明らかにし，それらを計画的かつ段階的に再開することである。たとえば筆者らは，家族に趣味や興味のある活動を再開し，楽しい活動を計画し，社会とのつながりを増やすように奨励している。これを家族に説得するのは難しいことである。筆者らのスキルに基づいたトレーニングは，家族に週に数時間でも一歩身を引いて，自分自身に必要なことをじっくり考えてもらうための手がかりとなる。

両親も拒食症患者と同じ完全主義的信念を抱いている場合があり，「完璧に世話をしなければいけない」「自分のことをするために，監視せずに1人で食事をさせたら，とんでもないことになる」と考えたりする。また摂食障害の息子や娘と同様に，白か黒かという融通のきかない考え方をしていて，「食事を全く監視せずに，好きなようにさせておくか，つねに監視して細部まで完全に管理するかどちらかだ」などと考える。この定式化を使って，まずこうした思い込みを明らかにすることで，親はよりバランスよく支援に取り組み，「完全」でなくとも「これで十分」と感じられるようになっていくだろう。

最初にすべきことのひとつは，家族が現状の問題点と困難な点を認識することである。たとえば，筆者らの集中的な1日ワークショップでは，手紙を書いて気持ちを吐露したり探ったりする手法を用いる。手紙を書くことで，状況の鎮静化に役立つ内省的反応を引き出すこともできる。たとえば拒食症患者との生活がどんなものかを手紙に書くことで，家族は自分の苛立ちを表現する機会を得る。「娘は私にとって何を意味するか」と考えることで，温かい気持ちや肯定的な感情が強化される。それにより親子間の愛情を利用できるようになる。このように手紙を書くことで，親は感情を処理する手がかりが得られ，自分が大事にしてきた子どもへの強い期待を失った悲しみを断ち切って，現在の子どもとの新たな関係を築いていくことができる。

家族ワークショップのもうひとつの焦点は，家族の回避サイクルを断ち切り，他者に助けを求めることができるように支援することである。摂食障害協会（Eating Disorders Association）が支援する援助者グループからも，支援や手助けを得ることができる。以下に紹介するのは，愛する子どもの病気に対する自分の感情反応を，内省により新たに発見した2人の家族のコメントである。

> 　私は虐待するような親ではありませんから，暴力を振るったりはしませんが，ついかっとしてしまいます。でも，それが別の意味で家族を傷つけているとは知りませんでした。相手の態度に困惑したら，私はものすごい声で怒鳴りつけます。肺が大きいので，とんでもなく大きな声が出るのです。それが実際に妻に影響を及ぼしています。もう1人の娘はそれほどでもありませんが，家族全員に影響していることはたしかです。そのことを，家族セッションで私の家族から指摘されて初めて，それが無意味なことだと気づきました。相手を怒鳴りつけることで，自分の不安を発散していたのですが，それがより深刻な事態を招いてしまったのです。感情を吐き出すのは良いことだと思っていましたが，実際のところ，いつも穏やかに家族に接し，何でも話し合うようにすることで，家庭内の雰囲気が良くなりました。
> ―― 家族1

　この例から，娘の病気に過度な感情反応を示すのは無益だと気づき，それを修正する手段を講じたプロセスがよく分かる。母親も父親も互いの感情反応に困惑し，悩んでいた（父親は腹を立てると一層支配的になり，母親は疲労困ぱいしていた）。その結果悪循環が生じ，拒食行動が強化されたことに，この家族は気づいたのである。そしてその後娘の拒食症症状が再び現れたとき，家族のためのワークショップから学んだことに基づいて行動を変えることができた。

> 　この前は何もする気になりませんでした。精神的にまいってしまい，ノイローゼになりそうだと思っていました。そして泣いてばかりいました。ほかに，なすすべがありませんでした。どうしていいか分からないときは，ただ泣いていました。人は欲求が満たされないときも泣くのですね。でも，それが習慣になってしまうと，頭が働かなくなります。娘は私が泣いてばかりいるのを見ていました。明らかに，それは何の役にも立ちません。事態がさらに悪くなるだけです。私が泣けば，娘は自分のせいだと思い，自己嫌悪に陥るのです。娘は「自分はこの地球で

あまりにも場所を取りすぎているから」痩せるのだと言っています。親を困らせるのは，娘にとっては「絶対したくないこと」なので，親が泣いたり困惑したりすれば，娘は一層落胆します。同様に，私にとっても泣いてもどうにもなりませんでした。いったん泣きはじめれば，それを続けるしかないのです。今でも泣くことはありますが，泣き続けたりはしません。特に娘の前では泣かなくなりました。泣いても娘のためにならないからです。
——家族2

　上記の例の親は，クラゲのように感情を「あらわにする」ようにするという，マイナスの感情表現が，拒食行動を増幅させるだけでなく，他の家族にも苦痛を与えることに気づいた。

　重要なこととして，筆者らは家族に感情を抑える／否定するべきだと言っているのではなく，感情を自覚してもらいたいのだ。感情に支配され振り回されて，攻撃的反応を見せたりするのではなく，感情から何かを学んでほしいのである。感情が意味するものをじっくり考え，自信を持って状況に応えることが望ましい。イライラして怒りのスイッチが入るのはどんなときかを自覚し，激怒するのではなく，一歩引いて「他にどんな方法があるだろうか？」「不満な気持ちを解放するための，別のやり方があるだろうか？」「私をこのような気持ちにさせる要因を排除するように，相手に行動を変えてほしいと頼むことができるだろうか？」と考えるべきである。

拒食症に対する親の一般的な反応と，それに対処する方法

反応と過度に命令的な傾向を抑制する

　食べ物や体重について長々と議論して，論理的に，あるいは「怒鳴りつけて」，拒食症患者に信念を変えさせようとする家族がいる。「モーズレイ・モデルによる家族のための摂食障害こころのケア」(Treasure et al., 2007) のなかで，筆者らはこのような過度に命令的な親の態度を「サイ」反応と名付けた（「動物にたとえた反応」の完全な説明は付録資料1を参照）。筆者らの調査結果から，拒食症患者の信念に対して論理的に主張したり議論したりすることは，効果がないことが分かった。妄想的思考を評価するために開発した尺度を用いて，拒

食症患者が抱いている信念を調査したところ，拒食症患者のスコアは，精神疾患による重度の妄想を抱いている患者のスコアと，比較対照群のスコアの中間であった。以下の例は，これらの「歪んだ」信念を説明するもので，「魔術的思考」に非常によく似ている。

- 拒食症の医学生の治療の終盤で，信頼関係が築かれたとき，この患者は「食べ物の臭いをかぐだけで太る」と信じていたと語った。そのため食べ物の臭いがしたら息を止めようとしたと言った。
- 拒食症の若い男性は，「素手で食べ物を触ったらカロリーを吸収する」と考えて，それを避けていた。
- ある女子学生は，何か食べると，それが実際に体の脂肪に変わるのを体で感じたと説明した。

　患者自身もこうした考えの異常さを自覚しているため，誰にも話さないでいる場合が多い。しかし彼らのなかで，こうした拒食症的信念は，強力な感情要因を伴う，揺るぎない頑なな確信となって維持される。治療で信頼関係が得られて初めて，拒食症患者はこうした信念を抱いていることを認める。それを誰かに話して「気が変だ」と思われるのを恐れ，心の中に閉じ込めているのだ。こうした信念に反論しようとしても，拒食症患者は自分の考えを繰り返し述べ，それを正当化して，ますます強く信じ込むだけである。拒食症患者は体重，体形，食べ物については何時間でも議論することができ，通常はこの議論を開始した家族が（自制心や威信を失うなどして）敗北する結果になる。家族には，自分の娘が，つかみどころのない考えを抱いている「不気味な」存在のように感じられる。そして，議論に費やした努力の報いとして，摂食障害患者の行動を変化させることができなかったことに，強い苛立ちを感じるのだ。こうした状況で腹を立てることは，一般的な反応である。こうした無益なやりとりは，「娘を助けられなかった」ことに対する無力感と自己非難を強める結果となる。
　こうした議論は，拒食症患者の信念にのみ注目しているため，逆効果であり，患者はその信念を抱き続けることになる。さらには，特にこの年齢の人たちは，親の権限を打ち負かしたという思いを強く持つ。この経験は拒食症患者に，拒食症的信念を抱くことで，対人状況で優位に立てる，という教訓を与えること

になる（Dalgleish et al., 2001）。その結果，拒食症を肯定する主張を，ますます強めてしまう。すでに述べたように，生じる可能性のある不適応行動パターンの悪循環は，「サイ」に喩えると分かりやすい。拒食行動を抑制しようとする試みに，患者は抵抗し，家族はより脅迫的・強制的な手段（怒鳴る，反論する，罰する）を使うことになる。

しかし，親が「サイ」のような行動を取った場合，患者はより反抗的になり，何とかしてそれ以上脅されないようにしようとするため，逆効果になりがちである。往々にして拒食症患者は，自分の信念を却下されることに過敏になっている。彼らの日常生活における役割は，従属し他者を喜ばせようとすることであるため，「自分が優位に立てるのは，この分野だけだ」と確信し，さらに頑固に拒食症にしがみつこうとする。拒食症患者は親の「サイ」行動を，自分を愛していない，理解していないことの表れだと解釈する。そして親への信頼を失い，拒食症という「安全」領域に引きこもろうとする。たとえば家族の誰かが「涙」を感情的な脅しの手段や，他のコントロールの手段として使ったりする場合，それは「怒りによる反動」の可能性がある（「私に命令するなんて！」）。それに対して患者は，一層家族から離れていき，さらに食べる量を減らすことで自分を罰することになる。

家族と患者の視点から見た，「サイ」行動への相互反応を図6.5と図6.6に示すこととする。

過保護な反応 ── 過保護

子ども（あるいはそれ以外の誰か）が病気になったとき，周囲の人は助けようとして自分の行動を変えようとする。たとえばインフルエンザに罹った人には，温かい飲み物を与えるだろう。拒食症のような長期にわたる疾患への対処法を知るのは，非常に難しい場合がある。拒食症患者の苦痛や苦悩の明らかな証拠に対し，家族は過度に慰めたり励ましたりしがちになる。拒食症患者は特別な存在になり，家族の習慣的行動を支配し，慎重に扱われることになる。母親は遠くに出かけて特別に食べ物を調達したり，食事の準備や消費に法外な時間をかけたりするかもしれない。母としての能力が試されていると考えたり，それが足りないと思ったりする。その結果，一層努力することになり，悪循環が生

5つの領域のアセスメントモデル(Williams, 2001)
コントロールしようとしてしまうことについて —— 家族の見方

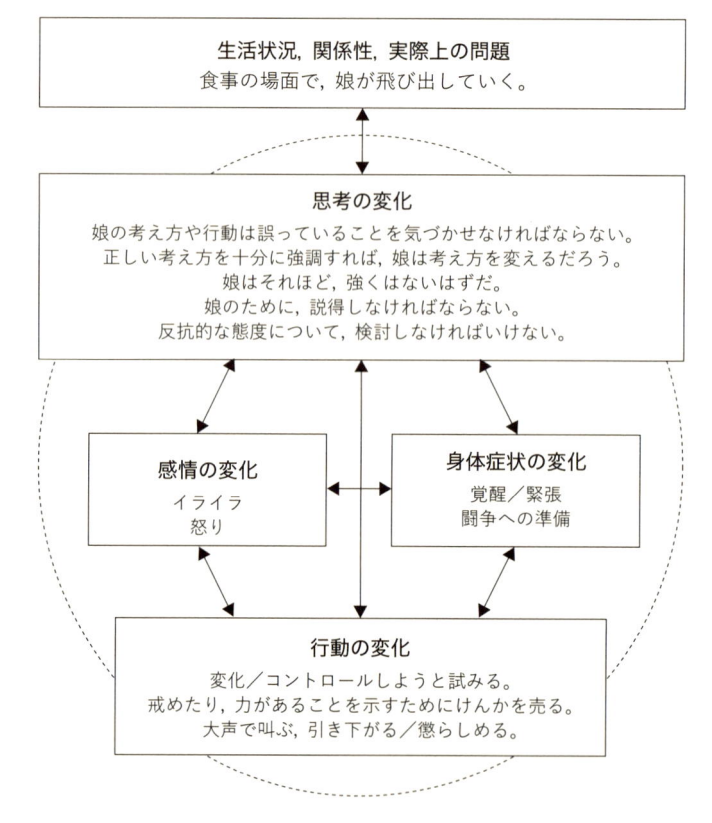

```
┌─────────────────────────────────────┐
│      生活状況,関係性,実際上の問題        │
│      食事の場面で,娘が飛び出していく。    │
└─────────────────────────────────────┘

┌─────────────────────────────────────┐
│            思考の変化                  │
│ 娘の考え方や行動は誤っていることを気づかせなければならない。│
│ 正しい考え方を十分に強調すれば,娘は考え方を変えるだろう。 │
│     娘はそれほど,強くはないはずだ。        │
│     娘のために,説得しなければならない。      │
│     反抗的な態度について,検討しなければいけない。│
└─────────────────────────────────────┘

┌──────────────┐    ┌──────────────┐
│   感情の変化    │    │  身体症状の変化  │
│    イライラ     │◄──►│   覚醒/緊張    │
│     怒り       │    │  闘争への準備   │
└──────────────┘    └──────────────┘

┌─────────────────────────────────────┐
│            行動の変化                  │
│       変化/コントロールしようと試みる。     │
│   戒めたり,力があることを示すためにけんかを売る。│
│     大声で叫ぶ,引き下がる/懲らしめる。     │
└─────────────────────────────────────┘
```

図6.5 過剰に指示的な行動の循環プロセス(家族の見方)

じることになる。筆者らはこうした反応を「カンガルー」アプローチと呼んでいる。この場合拒食症患者は,母親や親の世話という小袋に入れられて,外界から守られている状態になる。

　親の過保護には,2つの危険がある。1つは,拒食行動を強化すること,もう1つは,子どもを抑圧し,自己効力感を強めるような役割を果たす機会を奪うことである。過保護により,拒食症患者は疎外され,自力で課題に立ち向かう準備ができなくなってしまう。難題を克服する機会を奪われた患者は,「外界は

5つの領域のアセスメントモデル (Williams, 2001)
両親のコントロールへの挑戦 —— 拒食症の見方

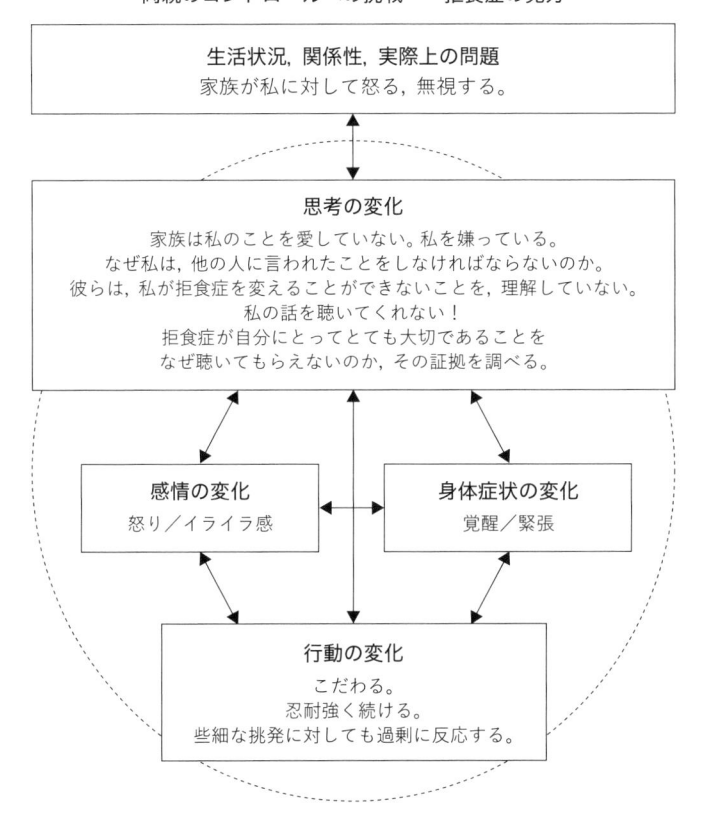

生活状況,関係性,実際上の問題
家族が私に対して怒る,無視する。

思考の変化
家族は私のことを愛していない。私を嫌っている。
なぜ私は,他の人に言われたことをしなければならないのか。
彼らは,私が拒食症を変えることができないことを,理解していない。
私の話を聴いてくれない!
拒食症が自分にとってとても大切であることを
なぜ聴いてもらえないのか,その証拠を調べる。

感情の変化
怒り/イライラ感

身体症状の変化
覚醒/緊張

行動の変化
こだわる。
忍耐強く続ける。
些細な挑発に対しても過剰に反応する。

図6.6 過度に指示的な行動の循環プロセス(患者の見方)

危険な場所」という中核的信念を一層強めていく。その結果一層不安になり,さらに親にしがみつこうとするため,共依存関係という悪循環が生じる。この反応は「強迫的な養育」と呼ばれる。これは,アルコール依存症の家族の行動を説明するなかで言及した共依存関係に似ている。過保護は感情反応のひとつで,感情表現の有毒な側面に寄与し,転帰に有害な影響を及ぼす。

この「強迫的な養育」型は,家族自身にもマイナスの影響を及ぼす可能性がある。家族は疲弊し,摂食障害の世界から抜け出せなくなる。世話や関心を受

5つの領域のアセスメントモデル (Williams, 2001)
強迫的なケア ── 家族の見方

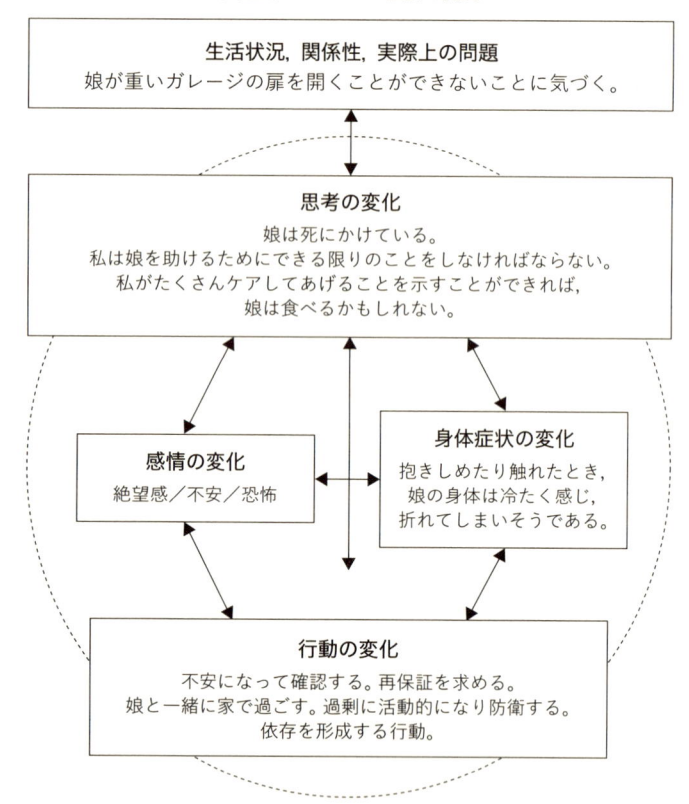

生活状況，関係性，実際上の問題
娘が重いガレージの扉を開くことができないことに気づく。

思考の変化
娘は死にかけている。
私は娘を助けるためにできる限りのことをしなければならない。
私がたくさんケアしてあげることを示すことができれば，
娘は食べるかもしれない。

感情の変化
絶望感／不安／恐怖

身体症状の変化
抱きしめたり触れたとき，
娘の身体は冷たく感じ，
折れてしまいそうである。

行動の変化
不安になって確認する。再保証を求める。
娘と一緒に家で過ごす。過剰に活動的になり防衛する。
依存を形成する行動。

図6.7 過保護な行動の循環プロセス（家族の見方）

けられなくなった他の家族は腹を立て，それがマイナスの相互作用を引き起こす。家庭内の緊張や争いは，拒食症患者の行動を強化するだけだ。その結果，拒食症状を維持しようとする，もう1つの相互作用の環が生じることになる。家族と患者の視点から見た，世話をしてもらおうとする行為と世話をする行為の相互補強効果の循環を，図6.7と図6.8に示すこととする。

5つの領域のアセスメントモデル (Williams, 2001)
ケアを引き出す ── 拒食症の見方

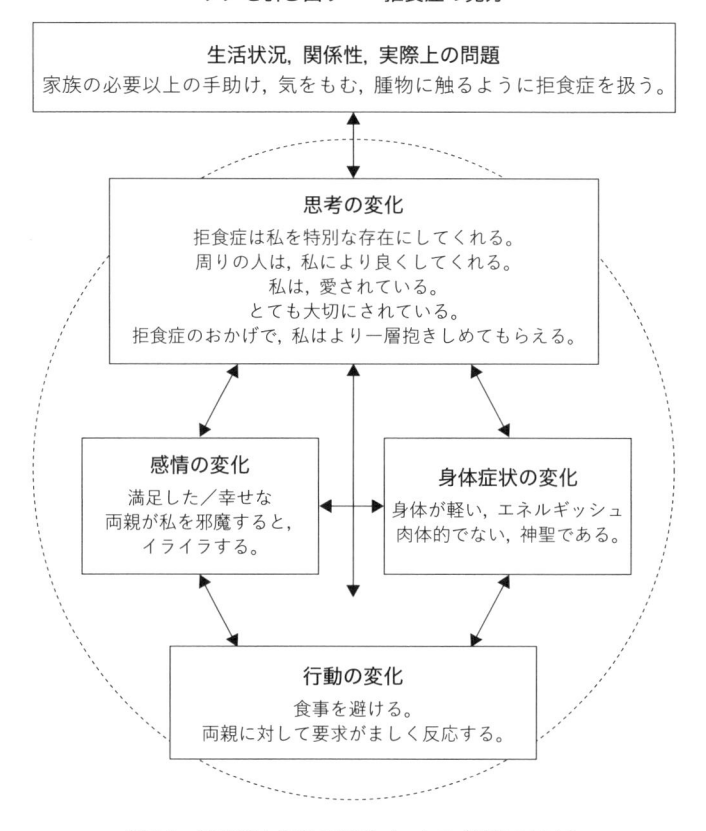

生活状況, 関係性, 実際上の問題
家族の必要以上の手助け, 気をもむ, 腫物に触るように拒食症を扱う。

思考の変化
拒食症は私を特別な存在にしてくれる。
周りの人は, 私により良くしてくれる。
私は, 愛されている。
とても大切にされている。
拒食症のおかげで, 私はより一層抱きしめてもらえる。

感情の変化
満足した／幸せな
両親が私を邪魔すると, イライラする。

身体症状の変化
身体が軽い, エネルギッシュ
肉体的でない, 神聖である。

行動の変化
食事を避ける。
両親に対して要求がましく反応する。

図6.8 過保護な行動の循環プロセス（患者の見方）

家族の不適応パターンを中断するためのスキル

外在化

　拒食行動を「拒食症という生意気娘」「拒食症の声」といったように外在化して客観的にとらえることで, マイナスの感情の源を, 自分の娘から切り離し, 病気そのものに帰することができる。これは家族間のコミュニケーションの改

善に役立つ（詳しくは第7章を参照）。

　筆者らは，この戦略を用いて摂食障害行動を変えさせる方法を，家族に指導している。たとえば次のような言い方をする。

- あなたの拒食症の声のせいで食事が何時間も続くとき，私はとてもイライラするのよ。
［苦痛の説明］
- 食事時間をもう少し短くするために，私たちに何か助けてあげられることがある？
［支援の申し入れ］
- どのくらい時間が経過したかを，10分おきに知らせてあげましょうか？
［有益な対処法の提案］

リフレクティブ・リスニング

　家族内の困難な状況により，さらに強い愛情が必要になることもある。たとえば，拒食症患者が，両親の結婚生活が上手くいっているかどうかを懸念し，著しい不安感を抱いているかもしれない。また，自分が無条件に愛され，大事にされていると確信できないでいる場合もある。遺伝子研究から，拒食症患者は，他の集団よりも不安に過敏性が高く，危険や厄介な問題の兆候を少しでも察知すると，著しいストレスを感じることが示唆されている。こうした中核的愛着に関する不安を抱くことで，食べないのが安全で安心だという偽りの安全と保証が作り上げられる。

　このような無益な行動の循環を断ち切るための介入手段のひとつが，家族の支援と配慮である（食べ物その他の拒食行動に関することに限らず）。可能な限り，家族で一緒に拒食症と関係のない楽しい活動を計画するとよいだろう。そしてリフレクティブ・リスニングのスキルを使って，時間をかけて娘の話を聞くようにする。注意深く自分の主張を聞いてもらう経験は，愛情の絆の強化に役立つ。それによって娘は，助けてほしい，注目してほしい，世話をしてほしいという気持ちを，非言語的に表すのではなく，言葉で表すように促されることになる。

両親の過剰なコントロールの悪循環を克服する

　対人関係の非適応的なパターンを変化させるためには，いつ，どのようにそうしたパターンが起きるかを認識することが役に立つ。動物を用いたメタファーは，このようなパターンについて話し合うのに安全であり，有用なものである。結果として，サイ・タイプの行動を観察し，批判的でコントロールするような行動を日誌に記載するように家族に薦める。いつ，どのようなきっかけで起きるか基本のパターンを定式化すると，次のステップは，このような行動を一歩ずつ軽減することである。

　対立が深まる状況を機能分析することによって，警鐘となりうるきっかけが明らかになるかもしれない。どのようにして，そうしたことが回避できるか，プランと対処法を発展させることが可能となる。また，コミュニケーション・スキルを鍛えることで，親は別の答え方を身に付けることができる。この練習に役立つのがロールプレイであり，通常はコントロールしすぎたり批判しがちな状況で，どのように応答すべきかが分かってくる。そもそも怒鳴ったり叩いたりするよりは，そっとしておくほうがよいのかもしれない。最終的な目標は，親が自信を持って（攻撃的にではなく）状況に対処できるようになることである。親は「動機付け面接」という有益なスキルを学ぶことで，反論したり誤りを正そうとしたりするのではなく，「抵抗と上手く折り合いをつけながら進んでいく」ことができるようになる。

　こういったマイナスの対立的相互関係を断ち切るために，リフレクティブ・リスニング（第5章）のスキルが有益だと分かれば，家族は大いに安心する。このスキルを用いることで，表面的なことを議論するのではなく，食べ物や体重，体形といったことの背後にある感情に耳を傾けることができるようになる。筆者らは家族に「内面の精神的な苦痛や混乱に共感してください」と指導し，「口論を避けてください。拒食症の信念に対立したり，理論で挑んだりしてはいけません」と言っている。それにより患者は，相手が注意深く自分の話を聞いてくれていると実感できるようになる。ただし，食事の食べ方に関する一定の境界線がないということではなく，それはやはり存在する。以下に引用したケースの母親は，拒食症につねに真っ向から対峙してしまうのを，どうやって避けることができたかを説明している。

家族のためのワークショップを通して理解できたことのひとつは，口論している相手は，実はTではなく，拒食症だということです。これは頭の中に「怪物」がいて，それを相手にしているようなものです。「怪物」との言い争いでは，理性や理論といったものは全く通じません。もちろん最初はそれに気づいていませんでした。娘はなんと愚かなことを言い出したのかと考え，言い争って不機嫌になるだけでした。当時の娘は14〜15歳で，まだ幼かったため，年頃の娘によくあることにすぎないと思って，「そんなことは止めなさい」と言ったりしたのですが，もちろん何の効果もありませんでした　　　── 拒食症の娘を持つ母親

「安全なリスク」という考え方

　ひとつの戦略は，「ほどよい」世話に留めておくことである。筆者らは，両親に拒食症に対処する方法をじっくり話し合い，現在娘に行っているケアが妥当なものかどうか，世話を焼きすぎて，娘に息苦しい思いをさせていないかどうか，を現実的に評価するよう促している。この件に関して両親は実のある話し合いをする必要がある。母親も父親も互いの意見に耳を傾け，意見を述べることができるようにする。この対話に役立つのがリフレクティブ・リスニングのスキルである。いかなる関係においても，一方が支配的になり，相手の意見を聞くことなく，自分の考えを熱心に主張しがちになる。このような場合，黙ってそれを聞いている側は，相手が見ていないところで，自分が正しいと考えるやり方を進めることになってしまう。このような矛盾する状況が生じたとき，拒食症は顕著になっていくのだ。（往々にして母親は）夫が話を聞いてくれない，理解してくれないとして，夫の存在を却下し，自分が「最高の保護者」になるという「罠」に陥りがちである。これは関係を弱体化する危険な戦略である。世話の仕方が全く分かれてしまうことで，母親と父親の養育のバランスが崩れてしまい，ダメージが大きくなってしまう。拒食症の患者は，両親から矛盾するメッセージを受け取り，混乱してしまう。このように援助に矛盾が生じると，拒食行動が一層ひどくなっていく。両親の効果的なコミュニケーションとチームとしての取り組みは非常に重要である。

　以下に引用するケースの父親は，極端な対応や行動に起因する行き違いの過程が，家庭内でどのように生じたかを説明している。家族介入により，両親にそのプロセスを認識させることができた。

Kと私は，Mに対して全く異なる方法で対処していました。Kは娘をかばっていましたが，私は早く立ち直らせようと躍起になっていました。私は今でもKが娘に甘すぎると感じています。私がついやりすぎてしまうのに対し，Kは全く反対のやり方で対処しています。誰かに間に入ってもらう必要があります。私は相手を怒らせてしまい，ついついやりすぎて，ひどくイライラしたり，周りの人々を怒らせたりします。でもKのやり方が十分だとは思えません。

―― 拒食症の娘を持つ父親

　理想的には，両親一緒に娘のリスクと動機付けのレベルを評価すべきである。有益な訓練方法のひとつとして，父親と母親が一緒に動機付けの問題を0〜10段階（0＝「リスクなし」，10＝「リスクが高い」）で評価し，両者の意見が大きく違っている場合は，各々の判断の根拠を相手に説明するやり方がある。リスクの重大性に関して意見が一致したら，次にすべきことは，「十分安全な」解決策を見つける計画を立てることである。つまり，リスクを安全圏に留めておきながら，過保護になるのを避けるようにするのである。
　いつ，どのように支援を止めるかを決めるのは，容易なことではない。この過程への対処に有益なのが，問題解決アプローチである。そのための話し合いに，治療の専門家，一般開業医，支援担当者，家族の友人といった，外部の人に介入してもらうのが，有益な場合もある。片親だけが主要な看護者となっている場合，これは特に重要である。

他の関係 ―― きょうだい，仲間関係

　ここまでは親子関係に注目してきたが，この病気にはきょうだい，級友，友人といった親子以外の人間関係も影響し，それらが維持因子となる可能性がある。
　拒食症患者は，他人と比較して自分を否定的に判断する傾向がある。姉妹を持つ拒食症患者は，両親が自分よりも姉や妹のほうを可愛く，賢いと考え，自分より可愛がっていると感じ，激しい嫉妬心を抱くことがある。社会的に，嫉妬は好ましくない感情ととらえられているため，却下したり無視したりしがちになる。しかし，そうすることで，きょうだいとの適切な援助関係を築けなくなってしまう。また拒食症の患者は，強い恐怖心や不安感を持っている場合が

多く，否定的な意見に対してひどく敏感で，いじめやからかいに過剰に反応する。いじめられると萎縮してしまい，逆らおうとしないため，いじめの恰好の対象になりやすい。

　拒食症の行動を促進する要因のひとつが，完璧さを限りなく追及することである。拒食症を発症した患者は，完璧さを追い求めるあまり，周囲の目には異様で奇妙と映るような行動をする。そして細部にこだわるあまり，置かれた状況の肝心な部分に反応できなくなり，それを理解しているようには見えなくなる。拒食行動が著しくなるにつれて，患者は頑なになり，関心が偏っていく。そうすると，級友はこの患者といても楽しくないため，避けるようになる。友人も何を言ったらいいのか分からなくなってしまうのだ。

　拒食行動により，友人やきょうだいが患者を避けるようになるだけでなく，患者自身も周りとの関係を断ち，自分の病気だけに注意を注ぐようになる傾向がある。飢餓状態になることで，ワーキングメモリーを保ちながら，複雑な社会的相互作用に集中することができなくなるため，周囲には注意散漫で無関心であるかのようにみなされてしまう。気分が沈みがちで，ユーモアがなくなる。そして友人との共通点を見失い，「友人がいると，自分の関心のあることに集中できなくなる」と感じるようになる。図6.9，図6.10に示すように，こうした行動の連鎖は，患者自身のみならず，友人やクラスメートから見ても無益なものである。

仲間関係やきょうだいとの関係を改善するための介入

　可能なかぎり，きょうだいを治療に関与させることは有益である。それによって，きょうだいは状況について自分が感じていることを表現し，自分の経験を説明する機会が得られるのだ。家族のためのワークショップは，拒食症の姉妹の「不快な」行動の根底にある感情に耳を傾け，これを理解するチャンスとなる。きょうだいが「戦いの場」から除外されていたり，退いていたりする場合が多いが，彼らは可能なかぎり，活用すべき「資源」であり，役に立つ支援を提供してくれる。また，拒食症の患者が，外の世界と再び結び付くための懸け橋となり，非拒食症的な行動との関わりを促してくれたりする。このような関係を足場としていくためには，きょうだいと個別に面接したほうがよい場合がある。

5つの領域のアセスメントモデル (Williams, 2001)
仲間の見方

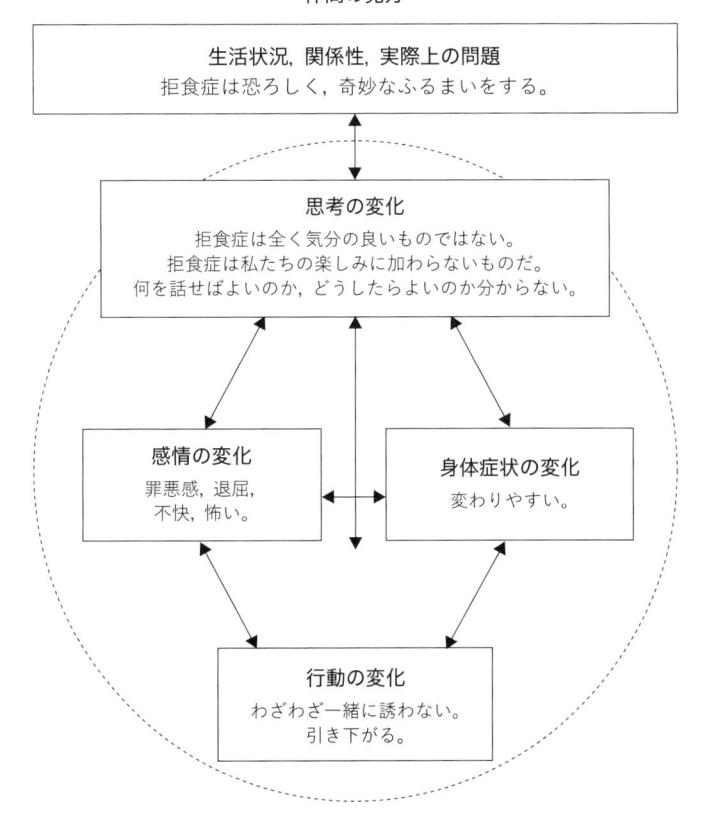

生活状況，関係性，実際上の問題
拒食症は恐ろしく，奇妙なふるまいをする。

思考の変化
拒食症は全く気分の良いものではない。
拒食症は私たちの楽しみに加わらないものだ。
何を話せばよいのか，どうしたらよいのか分からない。

感情の変化
罪悪感，退屈，
不快，怖い。

身体症状の変化
変わりやすい。

行動の変化
わざわざ一緒に誘わない。
引き下がる。

図6.9 仲間から見た役に立たない引きこもりのパターン

結論

　本章では，拒食症の維持因子として作用する，家族関係と友人関係のパターンを中心に述べた。家族が陥りがちな「罠」だけでなく，そこからの出口を構築するためのテンプレートとして，こうした関係のパターンの認知行動分析が有益であることを説明した。当然ながら，拒食症患者とその援助者との相互作用が，こうした無益なものになりがちなのは，この疾患に限ったことではない。

5つの領域のアセスメントモデル(Williams, 2001)
拒食症 ── 友人が引き下がることへの反応

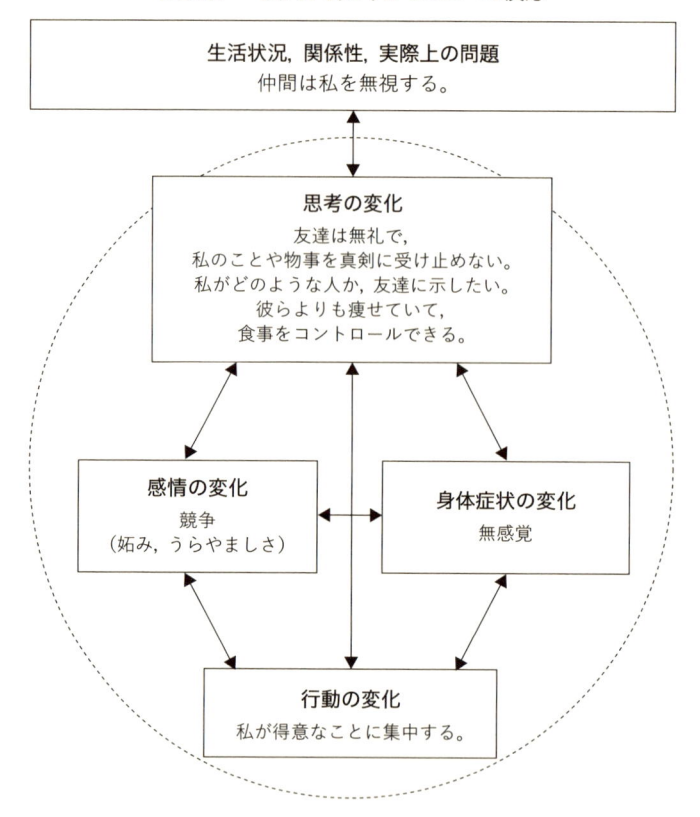

```
┌─────────────────────────────────┐
│   生活状況, 関係性, 実際上の問題    │
│      仲間は私を無視する。          │
└─────────────────────────────────┘
              ↕
      ┌──────────────────┐
      │   思考の変化       │
      │  友達は無礼で,     │
      │ 私のことや物事を真剣に受け止めない。 │
      │ 私がどのような人か, 友達に示したい。 │
      │   彼らよりも痩せていて,           │
      │   食事をコントロールできる。       │
      └──────────────────┘
        ↙              ↘
 ┌──────────┐    ┌──────────┐
 │ 感情の変化  │←→│ 身体症状の変化 │
 │   競争     │    │   無感覚    │
 │(妬み,うらやましさ)│    │            │
 └──────────┘    └──────────┘
        ↘              ↙
      ┌──────────────────┐
      │   行動の変化       │
      │ 私が得意なことに集中する。 │
      └──────────────────┘
```

図6.10 患者から見た役に立たない引きこもりのパターン

　ここで論じたことの大部分が，過食症，およびその他の摂食障害にも当てはまることである。またしばしば「共依存関係」と蔑称されるようなアルコール依存症や薬物乱用においても，似たようなパターンが生じうる。私たちのアプローチでは，ユーモアを利用して保身の態度を生じさせないようにしている。つまり，さまざまな相互作用の型を，クラゲ，ダチョウ，サイ，カンガルーといった動物に喩えて分類している。筆者らの経験から，このアプローチにより，深刻な問題に対して，身構えることなく対処できるようにする方法を，提供でき

ることが分かった。この方法を用いることで，家族は患者に対して，よりユーモアを持って適切に応じることができるようになるだろう。

　第7章では，動機付けの強化という概念と，この概念が健全な行動モデルを使った取り組みのなかで，(特に変化のステージにおいて) 果たす役割を紹介する。第7章では，摂食障害における典型的な変化のステージが説明され，実際のケーススタディと，動機付け面接の原則が，動機付け面接のスキルに相当する相互作用のスタイルの例とともに説明される。

注

▶1. 安全確保行動という用語は，ロンドン大学精神医学研究所の Paul Salkovskis 教授によると，脅威の感情を軽減するために取る行動である。たとえば，不潔恐怖のある人は，広範囲にわたる洗浄行為，ティッシュでの拭き取り，ある種の状況の回避，といった行動を伴っている。

▶2. セットシフティングは，ある課題から要求される別の課題へと切り替える能力である。

文献

Butzlaff, R.L. & Hooley, J.M. (1998). Expressed emotion and psychiatric relapse: A meta-analysis. *Archives of General Psychiatry* 55: 547-552.

Dalgleish, T., Tchanturia, K., Serpell, L., Hems, S., De Silva, P. & Treasure, J. (2001). Perceived control over events in the world in patients with eating disorders: A preliminary study in personality and individual differences. *Personality and Individual Difference* 31: 453-460.

Geller, B., Craney, J.L., Bolhofner, K., Nickelsburg, M.J., Williams, M. & Zimerman, B. (2002). Two-year prospective follow-up of children with a prepubertal and early adolescent bipolar disorder phenotype. *American Journal of Psychiatry* 159: 927-933.

Jacobi, C., Hayward, C., de Zwaan, M., Kraemer, H.C. & Agras, W.S. (2004). Coming to terms with risk factors for eating disorders: Application of risk terminology and suggestions for a general taxonomy. *Psychological Bulletin* 130 (1):19-65.

Miklowitz, D.J., George, E.L., Richards, J.A., Simoneau, T.L. & Suddath, R.L. (2003). A randomized study of family-focused psychoeducation and pharmacotherapy in the outpatient management of bipolar disorder. *Archives of General Psychiatry* 60: 904-912.

Russell, G.F.M. (1995). Anorexia nervosa through time. In G. Szmukler, C. Dare & J. Treasure (eds) *Handbook of Eating Disorders: Theory, Treatment and Research*. Chichester: Wiley.

Schmidt, U. & Treasure, J. (2005). Anorexia nervosa: Valued and visible. A cognitive-interpersonal maintenance model and its implications for research and practice. *British Journal of Clinical Psychology* 45 (3): 343-366.

Serpell, L., Treasure, J., Teasdale, J. & Sullivan, V. (1999). Anorexia nervosa: Friend or foe?

International Journal of Eating Disorders 25: 177-186.

Serpell, L., Teasdale, J., Troop, N. & Treasure, J. (2004). The development of the P-CAN: A scale to operationalise the pros and cons of anorexia nervosa. *International Journal of Eating Disorders* 36: 416-433.

Southgate, L., Tchanturia, K. & Treasure, J. (2005). Building a model of the aetiology of eating disorders by translating experimental neuroscience into clinical practice. *Journal of Mental Health* 14: 553-566.

Stice, E. (2002). Risk and maintenance factors for eating pathology: A meta-analytic review. Personal communication.

Szmukler, G.I., Eisler, I., Russell, G.F. & Dare, C. (1985). Anorexia nervosa, parental 'expressed emotion' and dropping out of treatment. *British Journal of Psychiatry* 147: 265-271.

Treasure, J., Smith, G. & Crane, A. (2007). *Skills-based Learning for Caring for a Loved One with an Eating Disorder. The New Maudsley Method*. London: Routledge.（友竹正人・中里道子・吉岡美佐緒＝訳（2008）モーズレイ・モデルによる家族のための摂食障害こころのケア．新水社）

Williams, C. (2001). *Overcoming Depression: A Five Areas Approach*. London: Hodder Arnold.

第7章
健康行動モデルと変化を促進するために用いられるプロセスを理解する
Understanding models of health behaviours and the processes used to facilitate change

ジャネット・トレジャー
Janet Treasure

はじめに

　家族に必要とされるものは，摂食障害の治療現場で働いている専門家に必要とされるものと同じようなものである。家で拒食症の世話をすることは，入院病棟で拒食症の援助をすることにとても似ている。専門家による援助も専門家以外の人による援助も同様に，病気についての知識と変化を妨げずに促進させるスキルを用いて行われるべきものである。健康行動変容に関するモデルは，行動変容と動機付けについての知識を体系化する際に役立つだろう。変化を促進するために用いられる多くの手段のなかのひとつが，動機付け面接である。私たちはこの章で，人の本能的欲求と動機付けを説明する概念とメカニズムだけでなく，そのような手段についても論じることにする。

　変化についての超理論モデルは理解しやすく，家族と共有するのに適している（Prochaska & DiClimente, 1984）。そのモデルによって，変化を引き起こすために，家族がどのように子どもに接すればよいかを判断し，なぜ変化を引き起こすことが難しいのかを理解することができる。さらに，このモデルによって，それぞれの準備性に応じてどのような介入が最も適しているかを予測することができる。

　動機付け面接は，変化することを躊躇していたり，まだ準備ができていないような人に対して特に役に立つ面接スタイルである（Miller & Rollnick, 1991,

2002 ; Treasure & Schmidt, 2008)。動機付け面接は，問題となっている行動を変えることについて考える手助けになるように作られている。私たちは，大部分の患者が積極的に変わろうとする準備ができていない拒食症の治療において，動機付け面接はとりわけ役に立つということを発見した（Blake et al., 1997）。私たちはまた，役に立たない行動の悪循環を打破するために必要な認知的行動的変化のいくつかを進んで実行し，また実行できるようにするために，この動機付け面接を用いて家族と共同して治療を行っている（Treasure & Schmidt, 2008）。治療者は，患者と生産的に関わり変化を引き起こすために，その概念とスキルを活用することを家族に勧めている（第12章を参照）。

健康行動変容（Health behaviour change）

私たちは誰しも，役に立たないと分かっている行動をしてしまうものである。しかし，私たちは，どのようなやり方でこのような行動を変えたいのか，また，変えることができるのか，あるいは，そもそも変えたいと思っているのかどうか，といったことについて，複雑な感情を抱いているかもしれない。行動変容を説明するために提案された心理学理論がいくつか存在する。合理的行動理論と計画的行動理論はこれまで最も多く研究されてきたものである（図7.1）。

3つの主要な要素が，変化する意志の強さに影響を与えていると考えられている。それらは，変化によって生じる期待値という視点からみた変化の重要性，

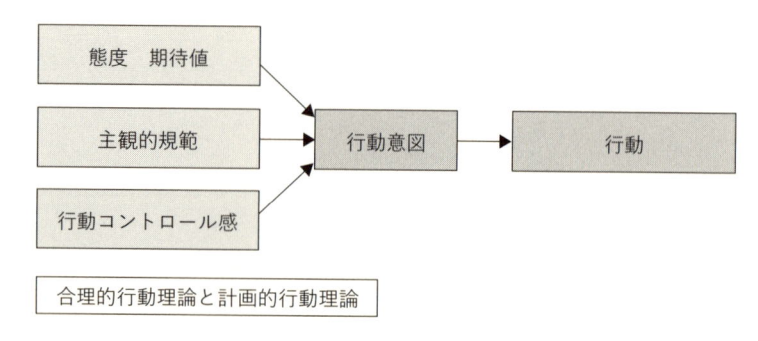

図7.1 行動変容理論

主観的規範，自己効力感と行動コントロール感である。

　第1の要素である重要性と期待値は，ある特定の行動を行うことの利益と不利益に対する個人の認識と関連しており，その行動をすることによってどのような結果が生じるかという予測を含んでいる。これらは行動信念と呼ばれる。

　第2の要素である主観的規範は2つの要素からなっている。1つ目の要素は行動についての規範的信念，すなわち，その行動に関して社会や重要他者が期待しているものと関連している。2つ目の要素はそのような期待に応えたいと思うその人自身の動機である。

　第3の要素は，自己効力感に関わる信念と関連している。行動コントロール感は，その行動を実行しそれを行う際の障害を克服することができるというその人の認識と関連している。図7.1は行動変容を説明するために用いられてきたさまざまな概念の概略を示している。

変化についての超理論モデル（Trans-theoretical model of change）

　家族と共同で治療していくなかで，私たちは，変化についての超理論モデルが理解しやすいモデルであり，そのステージの概念は実際的で役に立つことを発見した。変化についての超理論モデルでは，変化についての準備性を5つのステージに分けている。それらは，変化について真剣に考える心の準備ができていない前考慮期，変化について考える準備ができている考慮期，変化するための計画を立てる準備をする準備期，実際に変化するように行動している行動期，行動の変化が習慣となるように努める維持期である（Prochaska & DiClemente, 1984 ; Prochaska & Norcross, 1994）。このモデルを用いると，各ステージにおいて，変化を促そうとする行為が，建設的になりうるか破壊的になりうるかを予想することができる。図7.2は，この概念を摂食障害に適用していくやり方を示している。

　その人が変化のサイクルのどの位置にいるか，つまり，どの変化のステージにいるかということは，その人にとってその行動を変えることがどの程度重要なことであるかということと，行動を変えることができるという自信のレベルに関係している。各ステージにおいて最も役に立つ健康行動変容プロセスのいくつかが説明されている。

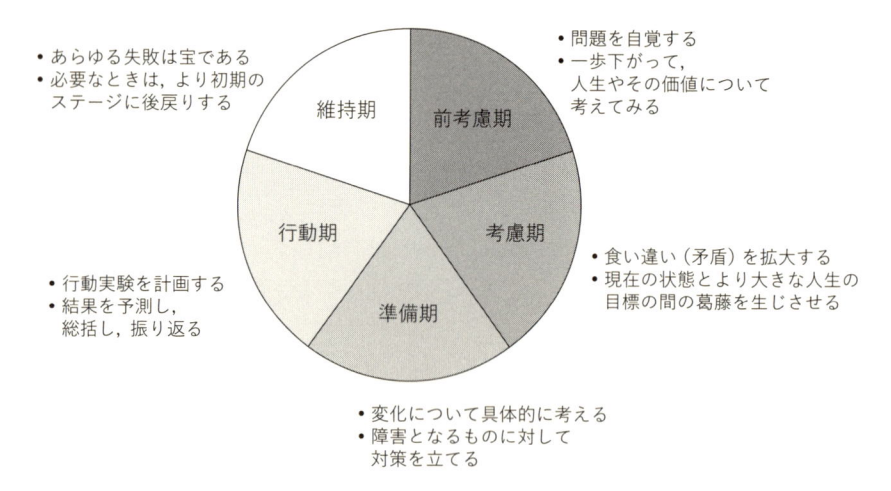

図7.2 健康変容のモデル

- あらゆる失敗は宝である
- 必要なときは，より初期の
  ステージに後戻りする

維持期

前考慮期
- 問題を自覚する
- 一歩下がって，
  人生やその価値について
  考えてみる

考慮期
- 食い違い（矛盾）を拡大する
- 現在の状態とより大きな人生の
  目標の間の葛藤を生じさせる

行動期
- 行動実験を計画する
- 結果を予測し，
  総括し，振り返る

準備期
- 変化について具体的に考える
- 障害となるものに対して
  対策を立てる

　前考慮期における働きかけは，変化することに対する欲求と可能性について考えることにしぼられる。そのプロセスは，患者が一歩下がって自分の人生や人生における大切なもの，信念についてより大きな視点から考えることを手助けすることである。温かい態度と価値判断を差し控えた態度，敬意を払った態度によって，その人の警戒心を解くことができる。その人と状況のポジティブな面を是認し（affirmation），組み立て直し（reframing），振り返る（reflection）ことで，自己効力感を増大させることができる。リフレクティブ・リスニングによって，他者の視点から自分自身を見つめる機会を持つことができる。治療者は，その人の良い部分に焦点を当てるようにしていく。治療者のスタンスについての役に立つ比喩は，治療者が，腐敗物を求めて飛び回るハエではなく，蜂蜜と花粉を求めて働くミツバチになるというものである。現在から過去，未来に向けた時間軸において，自分自身のことを振り返ってみることが勧められる。

　考慮期では，自分自身が現在とどまっている場所とたどりつきたい場所の食い違いから生じる葛藤に向き合うことになる。治療者はこの食い違いを振り返り，その不一致を拡大させるように働きかけることができる。この葛藤の解決は，患者の心の内部に突然沸き起こる変化と関連しているかもしれない。これは，「閃き」の瞬間と呼ばれてきたものであり，認識の変化が起こる瞬間である。

その瞬間に，患者は突然，現在の行動パターンに内在する矛盾を悟り，変化に向けた取り組みを開始するのである。しかし，これは必ずしも突然の変化やゆっくりとした緩やかな変化でなければならないということではない。このことに注意しておくべきである。患者によっては異なった反応を示すだろうし，時には以前の場所に逆戻りし，特定の反応パターンに固執してしまう患者もいるかもしれない。このような場合は，治療者は患者が前進し，変化することを口にし，実行できるように，幅広いアプローチを用いる必要があるだろう。変化のカギとなるものは人によって異なる。それらは必ずしも論理的なものである必要はなく，そもそも情緒的なものかもしれない。葛藤を解決することは，しばしば変化の重要性が増すことと関連しており，変化を促進したり阻害する要因の間のバランスに変化が生じる。しかし，論理だけでは変化を引き起こすことはできず，そのプロセスに情緒的なものが加わって生じるエネルギーが必要である。失敗や未知の世界に対する怖れがある場合や，上手くやれる自信がない場合，社会的に孤立してしまっている場合は，それらが変化を阻害する要因となりうる。良好な治療同盟の基盤があればこのような障害は軽減され，自己効力感や過去の上手くいった変化を思い起こすことを促すことができるし，社会的なサポートを受ける計画を立てることが変化を促進するのに役立つだろう。

　いったん変わることに責任を担うようになると，目標を設定したり，やり方を考えて行動実験を計画したり，障害物を予期してそれを防ぐといった標準的な行動変容の原理を用いることが有用である。この際には，認知行動療法の標準的なテクニックが多用される。

健康行動変容に向けて家族と共同で取り組む

　家族は超理論モデルが役に立つと思っており，変化に対する準備性と動機付けの概念を単に支持するだけでなく，彼らが変化のサークルのなかのどの位置にいて，自分たちの娘（患者）がどこにいるのかということを考えるようになる。このことは，極端に偏った態度を取らないようにして支援する際に役立つ。自分たちの娘に「良くなりたいと思っているの？　どうなの？」といった質問をしても，単に不満や怒りを引き起こすだけである。

　サークルのなかを進んでいくのは，現状のままでいることと変わることの利

益と不利益のバランスによって決まってくる。私たちは家族に対して，子どもと会話をするように勧めている。そうすることによって，子どもの変化に対する複雑な感情についての会話が引き出され，展開していくのである。テーマは2つの軸に沿ったものになる。つまり，子どもにとって，変わることがどの程度重要であるかということと，自分が変わることにどれくらい自信を持っており，どの程度，自分自身や援助者（専門家と家族）を信頼しているかということである。私たちは家族に対して，子どもの変化に対する両価的な想いを細かく理解してもらうことを期待しているわけではないが，もし家族が幅広い理解を持ち，適切な目標を設定することを手助けして支援することができるなら，それは有益なことである。どれほど退行的な行動が目立っていたとしても，地味な目標に対して家族が楽観的な態度を維持できるなら，それは役に立つのである。治療者と家族の両方が楽観的な姿勢を維持し，どんなポジティブな側面や変化の兆しに対してもそれを強調することで，その人の自信を高めることができ，重要な役割を果たすことができる。このモデルでは，再発は，進展や新たな発見と学習のために必要なものとみなされる。このため，私たちは「失敗は宝」ということわざが役に立つと考えている。

　健康行動変容モデルの概念は，必要なサポートの種類とレベルを立案し，遂行するために用いられる。このように摂食と健康な栄養状態の核となる症状の点からは，その人がどの程度拒食症の行動を変えることができるかということと，安全を維持するために家族がどの程度積極的に支援する必要があるかということのバランスが取れていなければならない。

　このモデルの利点は，それが，はずみをつけて行動を促進するために実施される関わりを伴っており，明らかに動的なものであるという点である。このため，能動的な変化が不可能だと分かったときに，極端な反応（たとえば，「変わるための準備ができたら言ってください」）をして家族が単に引き下がるだけでなく，全てのステージにおいてつながりとコミュニケーションを維持することができるということになる。それは，家族がある行為に対して過度に強制的な態度を取ることと，黙認してしまうことのあいだの妥協点を見出せるように手助けすることになる。

変化のステージとは何か？

　家族は通常，病気に気づく最初の人であり，変化を望んでいる。このことは，病気を患っている人（拒食症を抱えている人は，自分の症状を悪く考えず，むしろ価値あるものとみなす）と家族との擦れ違いを意味する。そのため，衝突と苦しみが生まれるのである。最初の課題のひとつは，家族が自分自身のために，そして，拒食症を抱えている人のために，変化のステージの概念について考えてみることである。拒食症の患者の治療に取り組むなかで，私たちは，患者に，変化する動機付けがどのくらいあるかを自己採点してもらうように依頼している。私たちはこのようなやり方を家族の心理教育にも用いている。私たちは変化に対する準備性を次元論的に測定するためのスケールを用いる。家族の一人一人に対して，自分自身，他の家族，そして，拒食症を患っている本人がそのスケールのどこに位置しているか，点数をつけてみるように依頼するのである。

　家族と拒食症の患者が，拒食症の行動と家庭内でのその他の行動について，「変化のステージ」（前考慮期，考慮期，準備期，行動期，維持期）という点からみると，異なった位置にいることはよくあることである。たとえば，家族は，自分の娘に拒食症を改善しようとする行動期にいてほしいと思うだろう。しかし，家族は，自分たちの行動や交流にいくらかの問題があり，それを変えたほうがよいということには気づいていないかもしれない。

　それと反対に，拒食症の患者は，自分の病気を治すためでなく親を喜ばせるために入院した場合でも，家族には違うことを言ったり，したりするかもしれない。治療における課題のひとつは，家族と拒食症の患者がひとつの計画について話し合い，それによって，拒食症と家族の行動の両方を変えるための準備性という点で，より似通った位置にいられるようになることである。変化に対する準備性と動機付けは役に立つ概念であり，家族は定期的に自分の判断を調整する必要がある。家族のなかには，この概念は患者と問題行動について話し合うときに用いることができて，役に立つと感じる人がいる。それによって，交流が対立的なものではなく，より実りあるものになるのである。

　時に，家族は，患者の状態について自信が持てなくなることがあるかもしれない。家族と友人は，しばしば，その徴候のいくつかを有意義なものとみな

てしまう可能性がある。そのような場合は，家族は，愛する子どものケアについて，専門家と談判するような立場を取ってしまうかもしれない。家族は適正な目標体重についての議論に引きこまれ，子どもの側に立って，不適切な体重の増加を弁護するようなことを言うかもしれない。同様に，過食症の人たちをサポートする人は，子どもが過食と嘔吐を止めてほしいと思ってはいるが，子どもやガールフレンドに太ってほしくないし，食事制限を止めてほしくないと思っているかもしれない。こういった別の課題を処理し，理解することが重要である。

どのようなプロセスが有用なのだろうか？

　次のステップは，どのような支援が自分たちの子ども（患者）の変化に対する準備性と動機付けのレベルに最も適合しているかを考えることである。図7.3は変化に対する準備性を連続した変数として表しており，そのステージに最も適合した支援のプロセスや内容があることを示している。

　サポートの程度は，自分たちの子どもが，ステージを行ったり来たりするのに応じて調節する必要があるだろう。私たちは家族に，食事摂取のような拒食症と関連した行動について，自分たちの子どもが変化のステージのどの位置にいるかを考えるように勧めている。もし，子どもが自分の食行動を変化させることについて前考慮期にいて，身体状態のリスクが高い状態であるなら，家族は食事摂取について責任を持ち，かなり能動的に関わらなければならないだろう。いったん，変化に対する準備性が増す方向への動きが起こると，家族はこのような支配的な行動を取らなくてもすむようになるだろう。

　治療者は，その家族がひとつのステージに留まらないようにする必要がある。拒食症が重篤な場合は，子どものような状態に退行してしまい，そうなると，両親は栄養摂取と生活の多くの領域に対して責任を持たなければならないことがしばしばある。いくつかのケースでは，このような退行はお互いの行動を強化し合っていることがある。そうすると，極端に役立たないケアの仕方（カンガルー・タイプ）が生じる可能性がある（付録資料1）。このような罠に陥らないようにするために，治療者と家族は，拒食症患者の健康を求める部分と共同しながら，栄養状態の管理を患者が少しずつ自分自身でできるようにしていく

前考慮期
変わりたいと
思っていない

考慮期
変わることに
対する2つの心

準備期
変わる準備が
できている

変化に対する準備性
↑ 変わることの重要性
↑ 変わることができるという自信

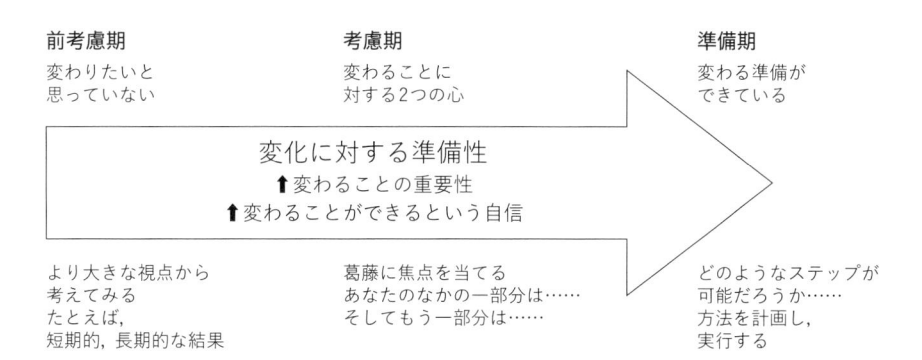

より大きな視点から
考えてみる
たとえば，
短期的，長期的な結果

葛藤に焦点を当てる
あなたのなかの一部分は……
そしてもう一部分は……

どのようなステップが
可能だろうか……
方法を計画し，
実行する

図7.3 変化についての次元論的モデルと家族が活用できる各ステージに応じた介入の提案

必要がある。次のケースは，このようなパターンがどのように起こってくるかを示している。

ケース研究 ── ユボンヌ

19歳のユボンヌは重篤な拒食症を患っており，長期入院が必要であった。ユボンヌは変わることについて，とても両価的な感情を抱いていた。彼女は自分のなかの一部は子どものままでいて，両親に責任を引き受けてもらいたいと思っていることに気づいていた。彼女はまた再入院はしたくないとも述べた。治療者が，彼女の次の休暇の計画についてユボンヌと話をすると，彼女は子どものように受け身的な状況を想像し，「あぁ，私のお父さんは私に食べなさいと強制してくるでしょうね」と述べた。父親が彼女に強制的に食事を取らせようとしているうちは，彼女は自分自身の栄養状態について責任を持つということを学ばなかった。このことは，親と子どもの関係がとても依存的であり未熟な状態に留まっていることを意味している（この程度の依存は，回避性パーソナリティ傾向を持つ人にとっては，価値のあるものとなりうる。患者と親の両方が不安で回避的であり，そのために変化しようとする動きがほとんど起こらない場合には，特に当てはまる）。

治療者は，ユボンヌに，自分自身の栄養摂取についてどの程度責任を持とうとしているのか，そして，どの程度親に責任を引き受けてほしいと思っているのかを考えてみる必要があると説明した。治療者は彼女に，心を開いて，自分

自身の欲求やどの程度両親に支援してほしいと思っているかを分かりやすく伝えるように勧めた。治療者は1～10のスコアが付けられたスケールを用いた。1のスコアは「私は自分自身の身体をケアすること，つまり，食事についていかなる責任をも持つことができない」ことを示し，10のスコアは「私は自分自身の身体をケアする責任を完全に負うことができる。健康を維持するために食べることができる」ことを示している。彼女は3のスコアを付けた。治療者は彼女に，どうして1ではなくて3のスコアを付けたのかを尋ねた。彼女は，これまでは父親がスプーンを使って彼女に食べさせようとしていたが，今は，親が食べ物を用意してくれるなら，食べることができると思っているからだと答えた。治療者はどのような援助があればもっと高いスコアを付けられるだろうかと尋ねた。彼女は，自分で食べるという最初の一歩か二歩を達成できれば，おそらくそれが習慣になるだろうと述べた。彼女は自分自身に対していくつかの小さな目標を設定し，このようにして先々の計画を立てることができた。

　治療者は，家族が一緒にいる場所でユボンヌの治療を行い，そうすることで家族は極端に偏った状態へと戻るのではなく，新たな交流の仕方を学ぶことができた。彼女の父親は，スプーンを使って彼女に食べさせるやり方で彼女の生命を維持しようとしたが，このような退行的なやり方では，彼女の能力を育むことにはならなかったのである。このようにして治療者は，受身的で子どものような犠牲者の役割を延々と続けるというパターンをユボンヌが打破する方向に少しずつ進ませることができた。このような食事との新たな関係を作り上げることで，彼女は，拒食症を引き起こした外傷的な体験から，自分自身が生き残ることができるかもしれないと考えはじめたのである。

　同じようなことは入院施設でも起こりうるだろう。このような文脈のなかで，看護師は支配しようとしてしまい，そうなると，拒食症の患者が栄養上のニーズに責任を持って関わる必要がないということになってしまう。そして，もし患者が家に戻る機会を与えられないなら，それは，変わることができるという自信を持つことができないということを意味することになる。私たちは，容易に施設に馴染んでしまい，病棟の安心感を喜んで受け入れる患者がいることに気づいた。

　患者が前考慮期にいる場合は，食べ物を摂取することは，家族が肩代わりしなければならない唯一のセルフ・ケアの側面ではない。しばしば，その他のセルフ・ケアの放棄があり，それは，毎日同じ服を着ていたり，身体を洗わなかったりすることである。

親はこのような領域をも監督する必要があるのかもしれないが，自分たちの置かれた状況を定期的に再評価することが重要である。簡単なスケールを使って，時々，成果と解決策に焦点を当てることが役に立つモニタリングの方法となる。親と子の間の責任の度合いを変えた小さな行動実験の後で，その結果を聞くことがとても有益だろう。そのような実践的な実験は振り返って検討する必要があり，必要があれば修正しなければならない。実験が失敗したとしても，後戻りするのは悪いことではない。実際のところ，そのような実験から何が悪かったのかを学ぶことができ，その原因を取り除いて，再び失敗しないような行動を取るようにすることができるので，価値があるものである。

動機付け面接と動機付けの増強

　動機付け面接は，変化することに対して前考慮期にいることが多い，嗜癖のような変えることの難しい行動を持つ人々の問題に取り組むための介入法として開発された。それは，懸念を抱いている人や社会が，行動と変化を起こしたいと思っているときにしばしば用いられる。動機付け面接の背景と広がりについて詳細に論じることは，本書の範囲を超えている。詳しい情報については，標準的な教科書（Miller & Rollnick, 1991, 2002）やウェブサイト（www.motivationalinterviewing.org），有効性のエビデンスについての系統的な総説（Dunn et al., 2001）を参照することができる。動機付け面接は，変化を起こす自信を高めるような温かさや共感的態度といった面接スタイルの要素と，変化についての重要性と両価的な想いを検討するためのさまざまなテクニック（たとえば，キー・クエスチョンと焦点を絞ったリフレクティブ・リスニング）が結合したものである。図7.4は動機付け面接の原理のいくつかを説明している。

　テクニックの中心的な考え方は，変化に対する動機付けは，変化について語るのが治療者（あるいは親）ではなくて患者自身である場合に，より高まるということである。このようにこのモデルは，支配的で権威的な専門家が助言をするといったようなやり方とは対照的である。いったん変化に向けた約束がなされたら，その人は，計画を作成し，それを実施するように勧められる。このアプローチは，変化を起こすことができたという達成感を育成するのに役立つ。このアプローチの特徴的な原理は，対立は無用のものだということである。温

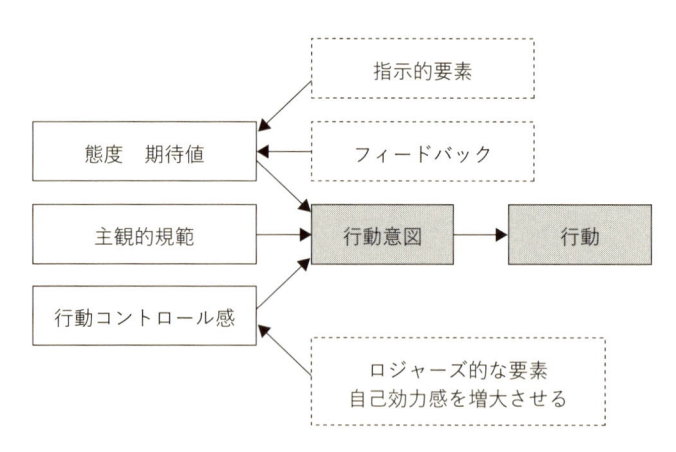

図7.4 動機付け面接で用いられるプロセスの概略（点線で囲まれた部分にはさまざまなテクニックが示されており，それは行動変容と関係した中核的な要素に向かうように描かれている）

かみのある雰囲気の下で共同的な治療関係を維持し，拒食症の患者が問題についてじっくりと考えるための時間と空間を提供することが不可欠である。動機付け面接の5つの中心的な原理が表7.1に示されている。

Rollnick & Miller（1995）は，より良い治療同盟を形成し，より良い成果へとつながる，特別に訓練することが可能な治療者の行動を定義した。これらは表7.2に示されている。

最初の4つの項目は，変化についての超理論モデルによく適合している。それによって，彼らはその行動が維持されている理由を探索し，患者が利益と不利益の板挟みになっている状況から，変化することを決断できるように支援することを目標にしている。最後の2つの項目は対人関係の側面に関係したものである。治療者は温かく楽観的な雰囲気で臨み，高圧的な態度を取らないようにする。そうすることで，患者の自律性を尊重し，治療者の知識やスキルを活用するかどうかを決めるのは患者自身であるということを強調するのである。北風と太陽の寓話は，動機付け面接の精神を上手く表している比喩である。

　北風と太陽は，どちらに力があるかという論争を続けてきた。彼らは一人の男が歩いてくるのを見て，どちらがその男のコートをはぎ取ることができる

表7.1 動機付け面接の中心をなす原理

1. 患者の考えを理解しており，関心を持っているということを伝えるために，リフレクティブ・リスニングを用いて共感を表明する（治療者は最小限の質問を用い，患者の考えと背後にある感情を要約することに集中する）。
2. 生活史から患者が最も価値を置いていることや期待と現在の行動との間の食い違いを拡大する（過去，未来，現在を探索し，患者が現状のままでいたくないと思うような状況を見つける）。オープン・クエスチョンを用い，'DARN' の原則（D = Desire for change（変わりたいという願望），A = Ability（能力），R = Reasons（理由），N = Need（必要性））に従う。
3. 状態をじっくり吟味して「あなたのなかの一部は…と思っている」といった形で両価性を強調することによって，抵抗を脇に追いやる（論争に巻き込まれないこと）。
4. 温かい態度と是認によって，変わることができるという自信を構築することにより，自己効力感をサポートする。
5. 変化につながる言葉を引き出し，振り返りのテクニックを用いて患者が変わることについて話すように促す。いったん変化を約束したなら，小さなステップを踏んで，細かな計画を立てるように勧める。新しい役を担った自分自身を詳しく紹介するフィルムを作る方法について草稿を作ることを，彼らに依頼する。それは，変化に向けてチャレンジする人の役である。結果に注目する —— 上手くいっているかどうかを知る方法は何か，そこに到達するために必要な他の資源は何か。

表7.2 動機付け面接の上手な治療者の行動

1. 患者の考え方を理解する。
2. 患者の考えを選り分けて，変化につながる発言を増幅し，変化についての否定的な発言を少なくさせる。
3. 患者から変化につながる言葉を引き出す。つまり，問題の認識，懸念，願望，変わるという意志，変わるための能力。
4. 介入のプロセスを患者のいる変化のステージに合わせる。患者のいるステージを飛び越えてしまわないようにする。すなわち，前考慮期に患者がいる時に，行動の変化を期待するようなことをしない。
5. 受容と是認を表明する。
6. 患者の選択の自由と自己決定を受け入れる。

か，競争することになった。北風がまずトライし，強烈な風を巻き起こした。コートはバタバタとはためいたが，その男はボタンを全部留めてベルトを強く締めただけであった。太陽が次にトライし，ポカポカと暖かい陽を照らしたため，その男は汗だくになり，自らコートを脱いだのであった。

動機付け面接を用いる治療者は，太陽をモデルにする必要がある。治療者は，問題を解決し，物事を正すことを手助けするための"正しい反応"をしてしまう傾向を抑えなければならない。治療者は，柔軟な態度で，変化に対する準備性の観点から患者の動きを注意深くモニターし，受容することと変化へ向けた働きかけを行うことのあいだの適度なバランスを取って，患者の動きを映し出し，同時に，温かい態度と尊敬心を示すことができなければならない。

家族と一緒に動機付け面接を用いる

このアプローチを家族と一緒に用いる際に，私たちは動機付け面接のスキルを用いて実演し，実際にその原理の見本を示すようにしている。それゆえ，治療者は温かみのある態度を取り，家族を受け入れ，尊敬の念を持ってその話を聞くようにする。そのねらいは，彼らの生活のポジティブな側面について一緒に考えることによって，自己効力感を増大させることにある。治療者は，家族が話そうとしていることに耳を傾け，その内容を要約するようにする。家族と一緒にこのアプローチを行う際の指針が以下に述べられている。

動機付け面接の原則に合致した面接スタイルの模範を示す

オープン・クエスチョンを用いる
- このミーティングでどんなことが起こると思いますか？
- 他の家族はそのことをどのように思っているでしょうか？

注意深く傾聴する
家族の発言の背後にある感情や思考について，経験に基づいて推測するようにする。言葉を分かりやすく言い換え，その人の立場になって考えてみる。以下は，リフレクティブ・リスニングの例である。

- お父さんとジェーンには少し意見の相違があるように思えるわ。そのことについて私にもっと話してくれるかしら？
- お母さん，家族のみんなが…しがちだってことを分かっているわね。

- あなたは…が心配なのね。
- あなたは…ということに気づいているわね。
- お母さんは，生命に危険のある拒食症で入院する人たちのテレビ番組を観たのと，サリーが以前より悪くなっているように見えるので，怖くなっているのね。
- スー，あなたはお母さんが食事の計画を立てるのを手伝ってくれなくなってから，自分自身の栄養状態を健康に保とうとすることが，難しくなってきたことに気づいているわね。

要約する

治療者は，以下のような要約によって強化したい重要なポイントに焦点を当てる。

- 私が正しいことをしたかどうかについて考えさせてちょうだい。あなたは…と言っているわ。

要約は，問題を明らかにするために用いられるが，できればポジティブな点を強調するために用いるようにする。

- あなたたちご家族は，他の人が言ったことをじっくりと考えてみて，何とか役に立ちたいと思っているのね。

家族間の異なった意見を，皆が理解できるやり方と立派な態度に焦点を当てたやり方で，統合するように努める。

- 要するに，私たち家族は…だと言っているのね。

是認する

家族に対して尊敬の念を示し，彼らのスキルと苦しい状況を認めるようにする。全員の名前を覚えておいて名前で呼ぶ。部屋に入ってからの最初の数分以内に，子どもを含めた全員にあいさつをする。その家族について話すべきポジティブな事柄を見つける。

- 人を助けることを厭わない姿勢に感銘を受けました。
- あなたがどれほど創造的であったかということに感銘を受けました。
- お互いが助け合いたいと思っている仲の良いご家族なのですね。

　治療者は，家族に身につけてほしい行動の模範を示すことになる。治療者は，抵抗や支援の後退を引き起こさないような介入法を用い，対立が生じてもそれを最小限に食い止めることによって，セッションのなかで批判や敵意が生じるのを少なくするように気をつける。可能であればいつでも肯定的な点を強調すべきである。犠牲になったり非難したりする余地を生じさせないような，温かい雰囲気を維持しなければならない。
　治療者は，家族と一緒にリフレクティブ・リスニングを用い，家族の価値観と信念に対して尊敬と好奇心を示し，家族が直面している困難を理解していることを示すようにする。

- そのことをもっと理解できるように手助けしてください。
- 自分がすっかり理解できているとは思っていません。そのことについてもう少し話してくれませんか？
- 恐ろしい感じがします。どうやってそれに対処したのですか？
- 自分が非難されたと感じたなら，それがどのようなものだったか話してくれませんか？
- 自分自身のことを非難してイライラするのをどうやったら止めることができるでしょうか？

　治療者は変化に対する両価的な思いを解決する手助けをするために，動機付け面接のスキルを用いる。これは，両面の振り返り（double-sided reflection）といった手段を含んでおり，そこでは，板挟みの状態の両面について言葉で語られる。

- Jの食事のことにそれほどひどく巻き込まれているなら，一歩引き下がったほうがいいでしょうが，一方では，あなたが管理しないと，彼女の体重が減少するだろうと恐れているのですね。　　　　　　　　　　　　［両面の振り返り］

時には，あなたはやりすぎてしまったり，考えているうちに，より極端な白か黒かといったアプローチをしてしまいたくなるかもしれない。それによって，標準的なアプローチが放棄されてしまうといった事態がしばしば起こることになる。

- Jの行動は，あまりに彼女を依存的にさせるものであり，あなたは彼女をまるで幼児のように扱って，食事の準備や指図をしたり，彼女の活動をコントロールするはめになってしまっている。　　　　　　　　　　　［世話のしすぎ］

温かい雰囲気を強めるために，できるだけ是認することが重要である。

- あなたと一緒に取り組むのは，本当に楽しいことだと思います。
- 家庭内の本当に難しい問題にあなたが取り組んできたことが分かります。

抵抗を処理する

時には家族は抵抗を示す。これを上手く処理することが重要である。時の流れに身を任せて，言い争いをしたり，防衛的な手段を取ってしまわないようにすべきである。

母親｜ そうね，私はあなたがくれた資料を読んだわ。そこにはいつも食べ物のことばかり考えるべきではないと書いてあったので，その通りにしました。今週は，Sの食事を手伝わないようにして過ごしたのよ。そうしたら，彼女の体重は減ってしまった。

治療者｜ 素晴らしいことです。あなたは，食事に関するSへの関わりが，役に立っていたのかどうかを試してみたのですね。それで，私たちのパンフレットに書いてあるアドバイスが間違っているという結論に達したのですね。あなたにできることで何が役に立つかということについて，確かめてみたのは素晴らしいことだと思います。食事の計画をもっとサポートするようにできますか？
［治療者の専門性に対する敵意のあるコメントを脇に逸らし，変化を促進するアプローチを強調している］

動機付け面接の原則と一致しない交流スタイルの模範を示す

対立と否定のサイクル
　家族が防衛的な場合は，無理強いせず，対立するようなことはしないほうがよい。防衛的な態度に対して，穏やかに避けて通る方法を考える必要がある。

- 皆さんが，時間を割いてこのミーティングに参加することがどれほど難しいことなのかは，十分に分かっています。

ラベルを貼る
　家族の誰に対してもラベルを貼ってはいけない。

- 私たちは家族が問題だと考えているのではありません。一緒に解決に向けて取り組んでくれる仲間だと考えているのです。
- ご家族の皆さんは，私たちの参考になるような知識とスキルを持っています。

非難
　家族の誰も非難してはいけない。もし必要であれば，以下のようなことを言うとよい。

- 私たちは，誰が非難されるべきかということを考えるためにここにいるのではないのです。私たちはこの病気を引き起こしている要因に関心があります。そのことはまだ分かっていません。私たちが知っている拒食症の有力な要因のほとんどは，遺伝子や女性であることといった変えることのできないものなのです。私たちが取り組みたいと思っていることは，病気を維持している要因を最小限にすることです。一緒になって精力的に取り組めば，これらのいくつかを修正することができ，正しくないことをあれこれと考えたり，批判するのではなく，正しいことに焦点を当てることができるのです。
- 自責の念や非難，批判は，拒食症に影響を与えるものです。私たちは正しいものを探して出して，それを世の中に伝えなければなりません。

質問と返事のサイクル

　治療者は，続けざまに質問することがないように努めるべきである。このパターンが始まってしまったなら，治療者はおよそ3つの質問をした後で，何が話されたかを要約し，家族を積極的に会話に参加させるように努めるべきである。

抵抗をかわす

　動機付け面接の最も重要な側面のひとつは，抵抗を生じさせないやり方を学ぶことである。抵抗が生じたら，一歩横に寄ってそれをかわすための戦略を取り，能動的な方法と受身的な方法の両方でそれを和らげることが不可欠である。家庭で生じた抵抗はとても複雑なものとなりえる。それは家族と治療者の間，あるいは，複数の家族が集まった場合は，個々人の間や家族同士の間で起こりうる。抵抗は論争という明白な形を取ることもあり，皮肉や回避といった受動攻撃的な形を取り，はっきりと分かりにくいことがある。

　抵抗は次のような形で起こる可能性がある。

- 明らかな意見の相違（治療者と家族の間，あるいは2つの家族のあいだで）。
- 家族のなかの一人あるいは何人かが，退屈し，やる気がなく，集中できていないように見える。
- 「私に問題はないわ。それは彼女の問題なのよ」「私には何も変えるものはないわ。変わらなければならないのは彼女のほうなのよ」といった'否定的な'ことを家族のなかの何人かが言う。

　治療で抵抗に出くわしたとき，冷静になって，嫌みや皮肉を言わないようにして，言い争いに巻き込まれることがないようにすることが重要である。
　家族のなかで，怒りと敵意が生じている場合に治療者ができる対応は以下のようなものである。

単純な振り返り（simple reflection）

- ジャネットは，あなた方が仕事で忙しすぎるせいで幸せそうに見えません。彼女はもっとあなた方と一緒にいたいと思っています。でも，あなた方は仕事でストレスが多いし，職場の同僚に迷惑をかけたくないと思っているし，そうす

ることで昇進もできるし，家族のためにより良い生活を保証できると思っているのですね。だから，あなた方は，勝つことのできない争いのなかに閉じ込められてしまっているのです。

拡大した振り返り（amplified reflection）
- あなた方は非常に個性的なので，2人が心をひとつにすることができるようなことを見つけることができないのですね。

控えた振り返り（undershoot reflection）
- 分かりました。あなたは自分には問題がないと思っているのですね。今のところは家庭生活の質を良くすることができるとは思っていないのですね。

両面の振り返り（double-sided reflection）
- 一方では，あなた方は，完全を目指したいという欲求が抗しがたいものだということが分かっているし，あなた方2人とも争いごとが嫌なのですね。

焦点を移す
　　たとえば，カップルが言い争いをしているなら──

- ここで，私はあなた方を止めるつもりです。このような議論はこれまでも何度もしてきたからです。私たちは先に進む必要があります。

リフレイミング
- お母さんはあなたの病気を恐れているし，あなたのことを愛しているから心配しているのだと思います。だから，あなたに食べるように強く勧めているのです。

家族の抵抗を処理する
　　以下の例のように，家族は治療者に抵抗を示すかもしれないし，怒り出したり，対立的に振る舞うこともある。

母親｜病棟でのYの管理にとても不満があるわ。皆が，何かが間違っていると言っている。私たちはある計画を立てたので，あなたはそのやり方を変える気になるでしょう。

治療者｜あなたはどうすべきかはっきりした答えや方法がないので，不安で動揺しているように見えるわ。　　　　　　　　　　　　　　　［感情を振り返る］

母親｜私はJを学校に連れて行っていたわ。彼女は一緒に来て，車のなかで私と昼食を食べたの。彼女は私にスナックを食べていると言ったわ。でも，彼女は身体に水分が溜まってむくんでいたので，彼女の体重が不自然なことに気づいたのよ。だから，私たちが成し遂げたと思った成果は偽りのものであって，振り出しに戻ってしまった。

治療者｜あなたは拒食症の強烈さに怖さを感じているのでしょう。まるで，途方もなく長い間，拒食症との闘いを支えてきたかのように。苦しみを大きくしているのは，あなたが絶えず警戒していて，何ごとにつけても信用していないし，安心できないということだと思います。　　　　　　［感情を振り返る］

母親｜悪夢を見ているようだわ。私はベストを尽くしてきたのに。

治療者｜あなたは，きっと疲れ果てているのでしょう。今まで手助けをしてもらったり，息抜きをすることができなかったのではないですか？
　　　　　　　　　　　　　　　　　　　　　　　　　　　　［感情を振り返る］

父親｜あなたは私たちにここに来るように言いました。仕事を休むのは簡単なことではありません。問題はSであって，私たちではないのです。どうしてあなたが私たちにここに来てほしいと思ったのか分かりません。

治療者｜私たちは，あなた方がここに来てくれたことに感謝しています。拒食症を抱えながらも彼女の生活が広がるように手助けするにはどうすればよいか，一緒に考えたいと思っています。

父親｜今後は，仕事を休めるかどうか分かりません。休みを取るのは難しいので。私の妻のメアリーは長期間の特別休暇を取らなければなりませんでした。誰かが家を切り盛りしなければならなかったのです。

治療者｜簡単ではないわけですね？　私たちはあなたが望めば，職場に手紙を書いて，医学的理由で仕事を休む必要があることを説明することができます。ドイツでは医師は両親の助けになるように病欠証明書を提供しています。これは健康上の問題なので，そういったことが認められているのです。私たちはこのような支援をすることができますが，いかがでしょうか？

父親｜ええ，結構です。続けてください。

治療者 ｜ 分かりました。私たちはあなた方がＳのケアに共同して取り組むために，時間を取ってここに来てくれたことに感謝しています。私たちは，家族だけでなく専門の看護チームも含めた全ての援助者が，拒食症の患者の栄養状態のケアをサポートすることのストレスと緊張から燃え尽きてしまう恐れがあることを知っています。私たちは主な困難に関するリストを持っています。このなかで，あなたに関係があり，ケアをする際にあなたや家族に困難をもたらすものが，何かひとつでもありませんか？

　治療者の仕事は，家族が変わりたいと思っている理由を声に出し，問題について話し合い（困難を認知すること），それについて懸念を表明する（問題に対する感情反応）ための状況を整えることである。最も重要な局面は，家族が変化を約束するときに訪れる。だから，治療者の仕事は，彼らが変化を起こすことができるという自信（すなわち，自己効力感）を持てるように，スキルと知識を提供することである。

家族に動機付け面接の傾聴スキルを教える

　家族の動機付けを高める手助けをするために動機付け面接のスキルを用いることに加えて，治療者は今度は，家族が自分たちの子ども（患者）ともっと効果的に交流できるように，動機付け面接の基本的要素のいくつかを教えることになる。

　治療者が家族に身につけてほしいと思っているスキルは，一般的なコミュニケーションと傾聴のスキルを含んでおり，それによって，家庭を温かい雰囲気へと改善することができる。家族は，拒食症を抱える人との交流で活用するために，いくつかの動機付け面接の理論を教えられる。特に動機付け面接の中核的なスキルであるリフレクティブ・リスニングは重要である。私たちが親に教えることのエッセンスは，'LESS is more'（少ないほど良い）という言葉で要約される。'LESS' という文字は，私たちが家族に自分のものにしてほしいと思っている交流スタイルのアルファベットを綴ったものである。'LESS' で表すやり方は，理論を心に留めておくことを容易にし，動機付け面接のアプローチは控えめな働きかけ，つまり，あまりしゃべりすぎないものであるということを思い出させる。

- Listen（聴くこと） ── 拒食症を抱える人に話をする時間を与える。身振りによっても，あなたが話を聴きたがっていることを示し，要約することで聴いていたことを示すようにする。
- Empathise（共感すること） ── 同情ではなく，拒食症を抱える人の考え方を理解するようにする。その人を憐れむことではない。
- Share（共有すること） ── 摂食障害に蝕まれていない生活を共有する。より大きな視野から人生に関心を持つ。拒食症と関係のない生活の部分を共有することを目指す。
- Support（サポートすること） ── 拒食症を抱える人の自信を高める。

　私たちは，親に威圧的で支配的な働きかけを少なくしてもらうことによって，彼らの子ども（患者）が能動的に振る舞えるように支援する。私たちは親に拒食症を抱える子どもの良き相談相手になってほしいと思っている。このようにして，彼らは自分たちの子どもを，尊敬や注目に値し，尊重すべきものの見方や考え方を持つ人として扱う必要がある。拒食症の中核的な症状のひとつが無力感であるため，このようなことが不可欠なのである。拒食症を抱えた人にもっと力強さを感じてもらうためには，尊敬する人と同じように扱われることが大切である。このような傾聴の課題は，感情と自分自身についての中核信念を理解しようとすることであり，中核信念は，食べ物や体重，体型についての話，あるいは衝動的な安全策，過食と保証を求める態度にカモフラージュされたところに存在している。
　ワークショップ（第11章）やデイケアでの取り組み（第12章）といったより強力な介入において，私たちは動機付け面接のスキルを用いて家族をコーチする。課題のひとつは，彼らがペアになって，拒食症との関係においてどの程度自分たちの行動を変えればよいのか，風呂場の色は何色がよいか，休日はどこへ出かければよいか，といったような決めかねていることについて話し合うことである。このようなことは，親の傾聴のスキルを向上させ，簡潔な要約をすることで聞いたことの本質をつかむことを可能にするために行われる。私たちはまた，自らがお手本となって，オープン・クエスチョンや成り行きにまかせた質問を用いながら練習する。多くの親は，短時間の練習で，これらのスキルを身につけることができる。
　私たちはどきどき拡張されたロールプレイを用いるが，そのなかで親は拒食

症の患者の役を演じる。理想的には，このようなフィードバックは，食べ物や体重についての話の基礎にある情緒面に焦点付けて行うべきである。

以下の引用文は，リフレクティブ・リスニングのスキルを学習することについて，あるきょうだいが述べたものである。

> そうよ，まさにリフレクティブ・リスニングを実践しているわ。いろいろやってみて，ジェーンとの会話の仕方を変えようとしているんです。意識してそうするのに疲れたときは，そのままにしているわ。リフレクティブ・リスニングは役に立ったし，思った通りだった。分析家がしているようなやり方とは違って，傾聴するだけだし，1回の会話でジェーンの問題を解決するといったようなものではありません。それに，全部上手くいかなくても大丈夫だし，受け入れるだけという感じね。私は今，あるがままにその状況を受け入れていて，絶えず罪の意識を感じることもないわ。そんなことは全く思いがけないことだった。
> ── 拒食症の女性のきょうだい

上記の例は，このスキルを役立てることが可能であることを示唆しているが，動機付け面接を用いた臨床の取り組みにおいて，それを行うには多くの実践経験とスーパービジョンが必要である。Bill Millerは，人に与えることのできる最高の贈り物は，その人の話を5分間聞くことであると述べており，それゆえ，このスキルは，広く普及する可能性を持っている。

結論

動機付け面接の精神は，私たちが家族と一緒に取り組む全ての作業に行き渡っている。私たちは家族と一緒にこのアプローチを用いて，拒食症の人たちがその行動を変えるのを手助けしているが，最終的には家族も，摂食障害を抱えた人に対してこのアプローチを用いることができるようになる。

第8章では，別の理論的な立場から家族と一緒に取り組む方法を考察する。そしてそこでは，この病気に対する不適応的な態度や信念について，家族と一緒に取り組むために認知行動療法の戦略が用いられる。私たちは，家族の対処機能を改善することができるスキルと共に，家族の視点から生じる問題のいくつかを検討する。

文献

Blake, W., Turnbull, S. & Treasure, J. (1997) Stages and processes of change in eating disorders: Implications for therapy. *Clinical Psychology and Psychotherapy* 4: 186-191.

Dunn, C., Deroo, L. & Rivara, F.P. (2001). The use of brief interventions adapted from motivational interviewing across behavioral domains: A systematic review. *Addiction* 96: 1725-1742.

Miller, W.R. & Rollnick, S. (1991). *Motivational Interviewing: Preparing people to Change Addictive Behaviour*. New York: Guilford.

Miller, W.R. & Rollnick, S. (2002). *Motivational Interviewing*, 2nd edn. New York: Guilford.

Prochaska, J. & DiClemente, C. (1984). *The Transtheoretical Approach: Crossing the Traditional Boundaries of Therapy*. Homewood, IL: Dow Jones Irwen.

Prochaska, J. & Norcross, J. (1994). *Systems of Psychotherapy: A Transtheoretical Analysis*, 3rd edn. Pacific Grove, CA: Brooks/Cole.

Rollnick, S. & Miller, W.R. (1995). What is motivational interviewing? *Behavioural and Cognitive Psychotherapy* 23: 325-335.

Treasure, J., & Schmidt, U. (2008). Motivational interviewing in the management of eating disorders. In H. Arkowitz, H.A. Westra, W.R. Miller & S. Rollnick (eds) *Motivational Interviewing in the Treatment of Psychological Problems*. New York: Guilford.

第8章
家族の行動を変える
Changing behaviours in the family

ジャネット・トレジャー
Janet Treasure

はじめに

　本章では，家族との取り組みにおいて用いる，摂食障害に関する家族の前提や反応についての認知行動戦略のいくつかを論じる。私たちは，家族が抱いている拒食症の基底にあるモデルを同定することから始める。しばしば，彼らの考え方の枠組みは，この病気についての不正確な前提を含んでいる。これらは，怒りや恥，罪悪感といった役に立たない感情反応をあおる可能性がある。教育や認知の再構成は，この病気に関するより現実的な親のモデルを構築し，その結果として，家庭の情緒的な雰囲気を改善することができる。

　私たちは，家族が主な症状を管理することを手助けする行動原理のいくつかを振り返ることにする。次に，家族が家庭において拒食症の行動の機能分析を実施し，介入計画を立てる方法を説明する。最後に，役に立たない交流サイクルを認識し，それを止めて，より適応的な戦略に置き換える方法を解説する。

健康と病気のモデル

　症状を持つ人とその人をケアする人が、病気についてのモデルを発展させることは、人として自然なことである。このことは、彼らが問題を理解し、それに取り組む際に助けとなる (Leventhal et al., 1984, 1992)。これらのモデルは、その人の心理学的特徴や病気の特徴、情報の利用可能性といった外部要因などの多くの要因によって形作られている。たいていのモデルには普通は5つの領域があり、それらは、同一性、原因、経過、病気の重大性、コントロール可能性、である。これらは臨床において、診断、病因、臨床的特徴、治療、予後、といった領域があることと似ている。

　同一性の要素は、その状態に関するレッテルと性質（症状）についての考え方によって構成されており、原因の要素は、どのようなことが原因になりうるかいった考えと関係している。そして、経過はその状態の持続期間（急性、短期間の持続、慢性、周期性、エピソード性）をどう認識しているかに関係しており、重大性は病気の重篤度とそれが機能面に及ぼす影響をどのように認識しているかということを反映している。そして、コントロール可能性の要素は、その人がその状態はどの程度治療や管理に馴染みやすいと信じているかを示している。病気と健康のモデルに関する Leventhal の理論からは、家族が見本となることによって、彼らの認知と感情反応、対処能力が形成されることが予想される。

　病気についての態度は、人々の行動や対処法に影響を与えるだけでなく、転帰にも影響を与える可能性がある。たとえば、重大性の要素は、その病気の重篤度に関するその人の信念を反映している。これらは機能面に影響を与え、苦悩のレベルと障害、医師を訪れる回数に関係している (Weinman et al., 1996)。経過と知覚された症状のコントロール感は、服薬遵守にも関係している (Meyer et al., 1985)。この病気への適応は、いったん病気が慢性期に入り、家族を巻き込ようになるとますます複雑になる。私たちは第5章で家族への影響を論じた。たとえば、統合失調症では、彼らの愛する子ども（患者）の症状についての家族の認知的評価が、彼らの交流に影響を与える (Barrowclough & Parle, 1997)。これは、ある程度は感情表出によって伝えられる（たとえば、Brewin et al., 1991 ; Barrowclough et al., 1994 ; Lopez et al., 1999)。この病気に関する家族の信念は、この病気の経過に影響を与える (Barrowclough et al., 1994)。さらに、家族の心

理的健康感は患者の症状についての彼らの信念と関連している（Barrowclough et al., 1996）。

拒食症と長く付き合うことは，家庭生活の改革へとつながるものである。普段の生活がこの病気を中心に展開しはじめ（Eisler & Asen, 2003），家族はその異常な行動に同調するようになる。家族によって反応の仕方はさまざまであるが，ある者にとっては，これらの二次的な効果は，麻痺のような作用を持っており，この病気を維持するように作用する可能性がある。

第一印象 —— 家族にとって摂食障害が意味するもの

摂食障害の症状は異常なものであり，症状の多くははっきりと分かるものである。このことは特に拒食症において当てはまり，それは，家族が，変化の重要性と医師に診てもらわない場合の回復可能性に関する自分自身の考えに基づいて，病気についての独自のモデルを発展させたのかもしれないということを意味している。特にプライマリーケアの医師が問題を軽視するなら，このことは衝突と対立を引き起こす可能性がある。専門家が，家族の病気についてのモデルを明らかにし，それを治療のなかに統合することができるなら，それは望ましいことである（Treasure et al., 2002, 2005）。

家族にとっての症状の意味は，家族の歴史のなかで共鳴し，独特なものとなるのかもしれない。たとえば，母親には，自分自身にも若いときに拒食症を患った秘密の過去があったのかもしれない（第14章を参照）。このような場合は，治療に対する強烈な感情反応を引き起こす可能性がある。いったんそのような感情反応が明らかになって認識されれば，それらを処理するのに役立つ戦略を探し出すといった次の課題に向けたステージを明確にすることができる。このプロセスは家族の心理的健康感にとって重要であるだけでなく，摂食障害を抱える人にとっても，成熟した感情処理の見本となるため，有益な機会となる。

このような情動知能の活用には2段階のプロセスがある。第1段階は，感情状態に名前をつけて理解することである。第2段階は，その状態を和らげるための戦略を見つけることである。それゆえ，もしも家族が愛する子どもの医学的重大性について怖れを抱いているなら，自らの不安を軽減するために合意できる何らかの実際的な方策を求めることによって，いくらかの安心感を手に

入れるかもしれない。だから,彼らは,拒食症を抱えている人が毎週ベテランの看護師のところへ行き,体重を測ってもらい,定期的に医学的リスクの評価を受けることを求めるのである。

共有できる摂食障害のモデルを作り上げる —— 家族の視点

　家族の拒食症についてのモデルに耳を傾けて理解することが,家族介入を始める際のスタート地点である。治療をするうえでは,患者の視点,家族の視点,専門家の視点といった,最低でも3つの異なった視点が存在するだろう。これらのモデルをできるだけ食い違いのないものにできれば有益なことである。あらゆる介入の目的は,家族と患者と治療者がお互いの考えを尊重し,エビデンスに基づいた共有できる理解を作り上げることである。ここから後は,この病気の解釈モデルのさまざまな事項について吟味し,よく見られる誤解について考えることとする。

症状

　親は時に,拒食症の症状（例 食事制限,低体重,身体面と感情面での弱さ）について,子育ての失敗を表していると考えることがある。このことが恥の感覚やスティグマへとつながりうる。過食症では,親のネガティブな感情の色合いは違ったものになる。過食や嘔吐,排出行為とそれに関連した衝動的な行為（例 アルコール,大量服薬,盗み）は,家族のなかに,怒りや嫌悪,恥の感覚を引き起こす。

　以下の引用文は,家族が困難を感じる領域における,共通するいくつかのテーマを描写している。

> 　Xは,恩知らずで,無礼で,操作的で,とてもわがまま（な人）になってしまって,激しい気分の変動にさらされている。これまでの彼女は,おとなしくて,内気なタイプで,何でも心配したりして,とても弱い人でした。このような変化は,私たちが受け入れることがとても難しいものでした。

私には，拒食症は信じられないくらいわがままな病のように思える。Yは明らかに誰にも興味や関心を持っていないのよ。私はそれが病気のせいだと思うけど，彼女が失礼な態度を取ったときは，怒りを抑えることが難しい。近頃は，私たちが，一生懸命に何かをしてあげたとしても，滅多にありがとうとは言いません。

　彼女が入院する前は，食事はストレスで，睡眠パターンも異常でした。彼女は昼間にしか眠れないときがあったし，死ぬことに対する恐怖はどうすることもできないほどでした。

　感情の不安定さや強迫行為，後退行為（reversing behavior）といった摂食障害に付随する併発症を家族が理解することは困難である。よく見られる反応は，自分たちの子どもが異なったパーソナリティを持った別人になってしまったように感じてしまうというものである。

原因

　たいていの人はこの病気を理解しようと努力する。何が摂食障害を引き起こしたのかという疑問に対する，明白で分かりやすい回答を見つけたいと思うのが普通である。拒食症の発症にははっきりと分かっていないものも含めて，いくつかの相互に影響する要因が存在するという考えは，満足のいく答えとはならない。原因となる要因を正確に指摘することはほとんど役に立たない。もっと有効な戦略は病気を維持する要因を探すことである。これらは，じっくり調べて，問題解決的に取り組む目標とすべきものである。

　家族は，しばしば，自分がしたことをはっきりと分かっていないのかもしれないが，拒食症を引き起こしてしまったと考えてしまい，自分自身を責めることがある。彼らは再び間違ったことをしてしまうことを恐れながら過ごしているのだろう。親のなかには，拒食症の患者は，自分たちを懲らしめようとして，わざと食べないようにしているのだと信じている人もいるかもしれない。それによって，罪悪感のようなさまざまなネガティブな感情が生じることになる。敗北感や怖れ，怒り，恥ずかしさ，うんざりした感情が生じるかもしれない。彼らは子どもを非難するかもしれないし，仕返しをしたり，撤退してしまうかもしれない。拒食症の患者が食べることによって病気を治すのは簡単なことだ

と信じている親もいるかもしれないし，その症状はその患者の性格の一部であり，コントロールすることが可能だと考えている親もいるかもしれない。

- あなたは非常識だからこんなことをしているのよ。
[たとえば，パーソナリティの特性や価値体系]
- もっと一生懸命にやれば／そんなことを無視すれば／私たちのことを愛していれば［コントロール可能］，あなたはそれを止めることができるでしょう。
- 私たちにそんなことをするなんて，あなた本当は私たちのことを嫌っているにちがいないわ。　　　　　　　　　　　　　［コントロール可能で意図的］

　このような信念は，批判や敵意，無力感，絶望感を引き起こし，サイ・タイプやカンガルー・タイプの行動，そして，クラゲ・タイプやダチョウ・タイプの感情反応を引き起こすだろう（付録資料1を参照）。家族と共同することの目的は，変化に対する現実的な期待へとつながるバランスの取れた病気のモデルを作り上げることである。

　以下に，親と私たちが共有した，よく見られる原因についての誤解の例を挙げておく。

- 彼女はきっとしつけが悪かったんだわ。私が家に居なくて仕事ばかりしていたから？　ベビー・シッターやヘルパーが目まぐるしく代わったから？　虐待があったから？
- 自分が良い父親ではないということは分かっている。彼女を励ますようなことを十分にして来なかったのだろうか？　彼女は妹の方が気に入られていると思っているのだろうか？
- 私は自分の行動がどのように彼女の病気の発症に影響を与え，その原因となっていたのかが，だいぶ分かるようになりました。でも，どうすれば状況を変えることができるのかが分からず，絶望感を感じています。
- Yに勉強をするように言いすぎたのだろうか？　私がいつもダイエットをしていて，彼女に健康に良い食べ物を勧めていたのが原因なのだろうか？　とにかく，私が悪かったのね？

　おそらく，最もよく見られる誤解は，拒食症の患者はわざと問題を引き起こしているといったものである。これには，治そうと思えば簡単に治せるという

暗黙の考えが含まれている。親が（そして，一般の人や専門家が），拒食症は成長したくないという思いや死んでしまいたいという思いから来ているのだと考えてしまうことも，よく見られることである。私たちの考えでは，拒食症の人が世の中や他者との関係において，何を欲しているのかを知ることは難しい。彼らには，食べ物との関係だけが唯一たしかなことなのである。わざとそうしていると仮定するのは間違っており，怒りや不満，恥の感覚，悲しみといった，さまざまなネガティブな感情を増大させることになる。

　心理教育によって，このような病気に対する当初の考えを変化させて，家族がより現実的な考えを持てるように手助けすることができる。しかし，多くの本やウェブサイトに載っている情報は間違っている可能性もあるし，それらは科学的な方法で集積されたエビデンスというよりは，その臨床家の独自の見方に基づいているものかもしれない。たとえば，ある家族は，親のことを非難している内容の拒食症の本を読んだときに，どれほど動揺したかを私たちに話してくれた。

健康の重要性

　家族は身体的な健康と安全に対する脅威を恐れている。患者にとっての重要性とは別に，家族も影響を受けているのである。彼らの子どもは親に依存し続けるだろうし，そうすると親は強いストレスと緊張を体験することになるだろう。家族は自分たちの身体的・心理的な健康が危険にさらされ，怒りっぽくなったり，恐怖を感じるようになると思うかもしれない。以下に，私たちが耳にした，ネガティブな結果についての破局的な考えの例を示すこととする。

- 彼女は病院から逃げ出したり，家から出て行ってぶらぶらするくせがあるので，行方不明になってしまう可能性もあるし，低体温に苦しむ病人になってしまうかもしれない。
- 私はその日遅くに家に帰りました。私の心臓は高鳴り，とてもイライラしながら，家のドアを開けたときにどんな光景を見ることになるのだろうかと考えていました。

　このような例は，親が拒食症についてどれほど強烈な恐怖や心配を抱いてい

るかということを表している。死亡率の高さを考えると，拒食症を抱えた人と一緒に暮らすことがとても恐ろしい体験だということは，疑いようもない。しかし，親とその子どもはしばしば，不安になりやすく神経質な傾向を共有している場合があるので，このような恐れは誇張されたものであるかもしれない。家族全員が，元来心配性なのかもしれない。このことで家族の回復する力が弱められるため，親は治療の対象になるような抑うつと不安を抱えるようになる。ネガティブな感情（クラゲ・タイプの反応）や感情の回避（ダチョウ・タイプの反応）は，拒食症を悪化させてしまう。治療が必要なレベルの抑うつと不安が生じた場合には，私たちは親に援助者のグループやカウンセリングによるサポートを受けたり，家庭医からのサポートを受けるように勧めている。

損失（喪失感）

　社会的・情緒的な発達の停止によって蓄積する損失（喪失感）もまた悲惨なものである。多くの家族が経験する目標喪失の例は，以下のようなものである。

- この頃，私は彼が拒食症でなかったとしたら，どのような人になれるだろうかと考え続けています。そして，近頃，私はこのきょうだいを失ってしまったことが，悲しくて仕方ありません。
- のんきな子どもだったNが不安の強い女性に変わるのを見るのはとても苦しいことでした。もし…だったなら，と考えることが何度もあるけど，落ち着かなくなるので，あまりくよくよ考えないようにしています。

　かつてはよく分かっていた（知っていた）人を失うというテーマは，受け入れて，ワークスルーされるべきものである。治療者は家族がこの喪失を処理することを手助けし，新しい形の愛着を伴った期待と楽観主義によって，喪失を埋め合わせるのを手助けする必要がある。私たちは家族が拒食症の患者との関係を再び活性化させて，彼らの社会的ネットワークが広がるように支援しようと働きかけている。かねてから心に描いていた目標は，時間の枠組みのなかで再調整された現実的な目標に置き換えられる。私たちは，彼らが共有した愛情を再び呼び覚ますために，関係の意味（第10章を参照）について，お互いに手紙を書くといったテクニックを用いている。私たちは，彼らの機能のポジティブ

な側面についてじっくりと考えることによって，彼らの自己効力感と自己評価を向上させるようにしている。

家族ときょうだいに及ぼす影響

　拒食症は家族の注目の的になってしまうものである。それ以外の全ての家族関係と活動は保留される。これはある程度は，過保護なカンガルー・タイプのケアの結果である。このようなケアは，伝統的な母親の役割と合致していることもあり，母親によって施される。このことは，拒食症を抱える人を心配したり，支援したりすることに母親の時間の大部分が割かれることを意味する。

　また，家庭生活の多くの部分が，拒食症のルールと儀式に合わせるように，変えられるかもしれない。親は，一日のうちのある時間帯は台所を使わないことに同意するかもしれない。家族は決まった物を手に入れるために，何マイルも離れたところまで車を運転して買い物に行くかもしれない。家族は拒食症の型にはまった日課を邪魔するといけないので，友達を家に呼ばないようになるかもしれない。

　家族は自分たちの生活スタイルがいかに拒食症を中心に回っているかということをじっくりと振り返ってみる必要がある。脅されたり情緒的に強要されたりして，強迫的な儀式や型にはまった生活を手助けしてしまったり，拒食症の信念を強めてしまうような保証の言葉の求めに応じたりすることがないようにしなければならない。他の家族のために時間や注意が割かれることが少なくなってしまう。家族間のその他の関係に焦点を当てて，拒食症と関係のない活動を計画するためには，時間管理のテクニックが役に立つ。

　きょうだいは違った苦しみを持っている。彼らは親に放っておかれていると感じ，そのことで怒りが生じるのである。ひとつの反応としては，早熟な発達が見られて一人立ちしてしまうことが挙げられ，家のなかが緊張状態なので家から早く離れて行ってしまうようになる。その他の反応としては，生き残った人が抱く自責感のような形を取るかもしれない。彼らは，自分たちが順調に発達し，学校を出て，結婚もしていることに罪意識を感じ，バツの悪さを感じるかもしれない。拒食症は彼らの慶事に影を落とすのである。以下のようなことがよく見られる。

- 私は普通の若い人がしているようなことをするのに罪悪感を覚えるし，彼女に以前のように人生を楽しんでほしいと思ってしまいます。
- 私はYに対して，ほとんどお姉さんのように保護的に接してしまっていて，誰かが彼女を馬鹿にするのが許せないし，特に彼女には自分自身を馬鹿にするようなことはしてほしくありません。

　面倒をみる機会を得たことを喜び，世話をすることに誇りを感じる人もいるかもしれない。私たちは，きょうだい間の対等な関係がどのように歪められてしまうのかを第6章で説明した。きょうだいは治療から除外され，病気についての情報を与えられないことがしばしばある。このようなことがあると，きょうだいはこの問題から距離を取るようになってしまう。

　家族と一緒に取り組む際に，このような不適応的な感情反応のいくつかを解明し，可能であればきょうだいにも一緒に関わってもらうことが役に立つ。きょうだいの関係は，拒食症の重要な症状である社会的孤立や回避を克服するのを手助けするうえでとても重要である。したがって，きょうだいが提供できる主な役割は，再び仲間と一緒に活動することができるように支援することである。治療者が，きょうだいの関係を改善する手助けをし，この関係を活用して行動変容の促進を図るために，きょうだいと一緒に取り組む時間を提供することが，時には役に立つだろう。

他の人々の反応

　　私たちが買い物に行くと人々が振り向きます。悲しいことに彼らが振り向くのは珍しいもの見たさのためなのよ。私の心は傷ついて，怒りが生じてきて，狼狽してしまうけど，Sはそうではありません。彼女は人々が振り向くのを止めると，良くなっていると思ってしまうのです。彼女は良くなりたくないのです。新しい職場で同僚と出会うときのように，皆がSや私のことを知らないときには，私は，彼女は問題を抱えているから，このような外見なんだということを説明したくなるんです。なぜ私が説明しなければならないと感じてしまうのかは分かりません。

　家族はしばしば他の人の反応に対してとても敏感である。よく見られる反応

のひとつが回避である。つまり，社会的な行事に参加しないということであり，家族を友人や親類から孤立させてしまうことである。これは恥や罪の意識に対する二次的な反応なのかもしれない。このようなことは，自分たちの娘の病気に責任を感じていることや，原因は家族にあると他人は思っているというような仮定から生じている。このような思い込みや誤解に対する過敏さが，しばしば怒りを引き起こす。王立精神科医協会（Royal College of Psychiatrists）のスティグマに対するキャンペーン（Cowan & Hart, 1998）では，一般人を対象とした調査を行い，偏見につながる考えは，精神的な問題を抱える人々についての4つの信念に基づいていたことを報告した。それは，以下の4つである。

- 患者は他者に危険を及ぼす
- その障害は自分自身が招いたものだ
- 予後は良くない
- 患者とコミュニケーションを取るのは難しい

　Gowers & Shore（1999）は，摂食障害を抱える人にスティグマをもたらしているこのような要因の役割について精査した。彼らは健康サービスのトレーニングを改良して，一般の人々への教育を普及させるために議論を行った。複数の家族と一緒に取り組むことの大きな利点のひとつは，そうすることは恥の感覚を軽減することに役立ち，非難されたと感じることを防ぐ手段となりうることである。家族は子どもの問題に対して寛大な態度を示すことによって，偏見との闘いにおける最良の支援者となりうる。

経過

- Sが良くならないなどということは，考えたこともなかった。

　拒食症の初期の段階では，この病気の重篤さと予後はしばしば過小評価される。親と専門家は問題を低く評価してしまい，一時的なものとして忘れ去ってしまう。このような予測が正しくないことが分かると，驚き，失望する。この病気が慢性期に入って固定してしまった場合には，不満や怒りが生じるかもし

れない。このため、回復に向かう変化を最大限に強化することや再発を防ぐための適切な予防策を取ることをしなくなる可能性がある。

コントロール可能性

- 私は、お母さんが彼女の病気を良くするために何かできるだろうと思います。Yはとても私には支援できません。私はどうすることもできなくて無力でした。

このような自分ではどうすることもできないという認知は、家族に生じる麻痺したような無力感を説明している。研究結果からは、人生における最も強烈なストレスのひとつは、コントロールできない恐怖に対処しなければならない時に生じるということが示されている。これは、摂食障害の患者を援助する人が毎日直面しなければならない過酷なストレスである（同じようなストレスが、入院病棟のスタッフのバーンアウトを引き起こす可能性がある）。介入の目的は、どうすることもできないという感覚を取り除き、親の自己効力感を高めることである。表面的には、摂食障害の症状は単純で、すぐに克服できそうに見えるので、この病気を直ちに解決したり治療することができない理由を家族が理解することは難しい。「彼女たちは、ただ食べればよいだけなのに、なぜそれができないのだろう？」というのはよく聞かれる愚痴であり、怒りや不満へとつながるものである。

原因のひとつである脳

環境における生物学的プロセスに関する研究は、摂食障害の基盤にある多くのメカニズムが、意識的にコントロールできるものではない可能性を示している。遺伝学的研究で見出された高い遺伝性は、この病気に遺伝的な要因が関与している証拠を示している (Bulik et al., 2000)。遺伝子と行動の間に存在する媒介因子のメカニズムについては、現時点ではまだ分かっていない。ひとつの可能性としては、リスクの一部は、怖れに対する敏感さで特徴付けられる情報処理パターンや、いったん学習された反応を消去することの困難さ、知覚された情報と考えが加工される際の硬直した柔軟性のない様式、と関連しているのか

もしれない（Tchanturia et al., 2001, 2004）。

　食べ物を提示した場合の脳の反応は，摂食障害の患者と健常者では違いがある（Uher et al., 2002）。食べ物によって通常活性化される領域とは異なり，意思決定と感情調整に関係している脳の前方部分が活性化される。回復した後でも，食べ物によって同じ部位が異常に活性化される。この異常な活性パターンがこの病気の維持に寄与している可能性がある。現在のところ，拒食症から回復した人に見られるこのような活性パターンが治療期間中に起こった変化を表しているのかどうか，あるいはそれらは予後が良いことを予見する指標であるのかどうか，また病気の発症時から存在するのかどうか，ということははっきりしていない。脳画像検査によって，食べ物や体重の刺激に対する反応が，感情調整や本能的欲求の統合，モチベーション，行動計画といった他の脳のプロセスと絡み合っている様式が明らかになった。

　別のタイプの脳画像検査では，拒食症患者の神経化学的な基盤が健常者とは異なっていることを示唆している。食べ物の刺激によって活性化される脳部位におけるセロトニン受容体のレベルが，拒食症の患者では異常なのである。このような神経化学的な差異は回復後もそのまま残っている（Frank et al., 2002）。結論としては，このような神経化学のエビデンスは，患者が強情で頑固なのだというような理屈では，拒食症の病因を説明できないことを示唆している。特別な生物学的要因が，明らかにこの病気と関連しているのである。

　リスクモデル研究の結果は，摂食障害の発症リスクのほとんどは遺伝的な要因に由来することを示唆している。家庭内で共有される一般的な環境要因とはほとんど関係がない。しかし，何が起こっているのかを説明し，理解しようとするのが人間の性質であるため，親は自分自身を非難しようとする傾向がある。家族に利用可能な摂食障害の病因についての研究情報を得ることが役に立つ。私たちは家族に，ボランティアのデータベースに加わるように勧めており，それによって彼らは最近の研究所見を手に入れることができる。私たちはまた，家族に私たちのウェブサイト（www.eatingresearch.com）にアクセスすることを勧めている。そこでは，現在進行中の研究に関する情報を閲覧することができる。

家族の対処機能を改善するためのスキル

感情的なコーピング

　アセスメント面接は，情報を交換し，親の誤解を検討する最初の機会である。さらに詳細な説明は，デイトリートメントにおいて，家族に拒食症の患者と一緒に暮らす体験について書いてもらうように依頼することから着手される（第10章と第12章を参照）。病気についての不適応的な評価が引き出されたなら，治療者は親がより適応的な信念を獲得する手助けをするために，情報を提供し，行動実験を企てるようにする。これによって感情反応が和らぐ。たとえば，やっかいな問題が病気の一部とみなされて，娘が未熟で言うことを聞かず，彼らに罰を与えようとしているのだというような考えを持たなくなれば，怒りが和らぐ。外在化することは有用なテクニックであり，自分の娘が頑固で強情だと考えるのではなく，彼らが体験している困難を拒食症の一部として，分かりやすく組み立てることになる。これは，できるだけ非難せずに共有できるモデルを発展させる工夫として，この病気を客観的な実在する物として話し合うことにまで及ぶ（例 拒食症ミンクス，過食症大蛇）。

　家族にとって症状の意味は独特なものである。感情反応を共有し，病気を支持している認知のいくつかを解きほぐすことによって，新しい見方が生まれる。ねらいは，家族が精神世界について，新しい，柔軟な見方を発展させることであり，不適応的な認知に焚きつけられた強烈な感情に圧倒されないようになることである。

　治療者は家族に自分たちの感情面の健康と欲求について考えるように勧める。たとえば，彼らが不安になっている場合は，安心させるような手段を用い，彼らが悲しんだり落ち込んでいるなら，慰め，元気づける機会を提供し，彼らが怒っていて不満があるようであれば，新しい戦略や目標を同定するといったことが必要になるかもしれない。もし彼らが順風満帆に見える人たちに対する嫉妬やねたみによって疲れ果てているなら，彼らは勇気を持って会話のなかに入っていき，幸運を分かち合う機会を持つようにしなければならないだろう。

認めること

　私たちは，家族に，この問題を感情の病（食べ物よりも気分）として説明することによって，自分たちの子どもの体験を認めるように指導している。このような理由から，体重や体型の問題についての論理的な議論（サイ・タイプの行動）は，ほとんど役に立たないことになる。一般的に，家族が避けるべきその他の行動は以下のようなものである。

- 摂食障害の患者の言うことを撥ね付けたり，批判したりすること
- 他の家族のことを全く気にかけないこと
- 子ども（患者）が受け入れることができない問題について，親の考えの正しさを強く主張すること
- 他者の考えに耳を貸さなかったり，注意を払わないこと
- サポートを提供しないこと
- 能力のある部分を認めないこと

実際的なコーピング

　実際的なコーピング反応も逆効果になることがある。家族が急性の病気になった場合に，どう対処すべきかということに関するよく見られる信念と前提は，病気が長引いた場合には適応的なものではなくなることがある。病気になって普段の義務が免除されている場合は，社会のルールが変わってしまい，他人からは好き放題をして甘えていると思われるようになる。しかし，このような変化は，摂食障害のような長期的に続くことが多い病気に対しては，適切でないことが多い。子どもの病気の強迫的な儀式や強迫的な決めごとを手助けしてしまうといった罠に，家族が極めて容易に陥ってしまうことがある。こうなると，頑なに成長を妨げているこの病気を維持させるだけになってしまう。摂食障害の症状の力と柔軟性の乏しさのせいで，家族全員が意のままに操られ，薄氷を踏むように人生を歩んでいくことになるかもしれない。このような症状に対して，家族は，他の家族にとっても適正な首尾一貫したアプローチを取らねばならない。変化は容易には起こらず，ゆっくりしているため，このような取

り組みをずっと続けなければならないだろう。

ポジティブなコミュニケーション

　親は家族全員のために，安心できる家庭生活を提供する必要があり，その目標を達成するためにはルールが必要である。このことは，どの家庭においても，子どもが思春期に入り自分自身のアイデンティティを主張したがるときには，特に問題となる。ルールは変わり，子どもの自立に向けた動きに合わせたものとなる。親が育った時代のルールの多くがもはや適合しないものとなっているので，これはとても難しい課題である。概して，世の中はより自由になっているのである。物事はより危険性が増しており，路上での暴力行為も増え，薬も容易に手に入れることができる。さらに，たとえば，携帯電話と情報へのアクセスといった安心を提供できる多くの道具が出回っている。選択肢が増えているので，複雑さが増しているのである。親の離婚によって多くの家庭が崩壊している。両親が共働きの家庭も，より一般的になっている。このような自由は良い面もあるが，ずっと守られてきたルールや制限を当てにすることが難しくなるといった，それほど良くない面もある。家族の置かれた状況はそれぞれ異なるので，首尾一貫して適応できる公正な家庭のルールを作ることは難しい。

　拒食症は成長過程の文脈のなかで起こってくるが，退行を引き起こすためより複雑になる。拒食症の患者は栄養状態を自分自身でケアできないため，より依存的になる。安全確保行動（safety behavior）（過度の運動，嘔吐，強迫的行為）はさらなるリスクを生む。その結果，親は再調整して制限を設定しなければならない。

　思春期の子どもの変わりゆく欲求や要求に対処することの一般的な困難さは，拒食症が加わった場合は，はるかに増大する。これらの2つの相反するもの（自律性を認めることと親の保護機能を発揮すること）の間でちょうど良いバランスを取るのは難しいことである。リスクや望ましくない行動の優先順位の付け方を決めるのは簡単ではなく，可能であれば，共同的なアプローチが重要となる。効果的にコミュニケーションを行う能力が，この時期を乗り切るために求められる。いくらかの話し合いと柔軟性が有用であるが，明確な結論を持っていなければならない。ルールは不変なものではなく，試験的で柔軟なものであるべきであり，拒食症の患者の変化する要求に適応していくべきである。

ポジティブなコミュニケーションを用いたルール設定

　この時期を上手く乗り越えるために，ポジティブなコミュニケーションのルールが守られるべきである。この要素は，人が以下のように振る舞うことである。

- 簡潔である
- 肯定的である
- 具体的で明確である
- 感情に名前を付ける
- 拒食症の患者の独特の考え方を受け入れ，思いやりのある言葉かけをする
- 責任の一端を引き受ける（もしそうすることが適切であれば）
- 手助けしたいと申し出る

　本質的には，このタイプのコミュニケーションは主張訓練のスキルを多く用いたものである。それは，カンガルーやサイといった動物の喩えを用いて，親がドアマットのように相手の思い通りにされることと毅然とした態度を取ることの間のちょうど良いバランスを見つける助けとなる。これらの行動は，交流することで模範を示しながら，教訓的かつ実際的なやり方で親に教えることができる。役に立たない交流を改めている例が以下に示されている。

以下のような言い方をしてはいけない

　　あなたはいつも私たちの食べ物を食べているわ［批判］。冷蔵庫に何もないと思うと腹が立ってくる［敵意］。

以下のように言うほうがよい

　　私は家族のために食事の計画を立てることができないので動揺しているわ［感情をラベルする］。食べ物が欲しくなるとそれに抵抗しがたいのは分かるわ［思いやりのある言葉］。私の計画が全部駄目にならないようにする方法があるかしら？［手助けを申し出る］

以下のような言い方をしてはいけない

トイレに行くといつも悪臭がするわ［敵意］。あなたにはうんざりだわ［批判］。

以下のように言うほうがよい

吐くことを止めるのが難しいということは分かっているわ［感情をラベルする］。家族にそれを見られないようにするために，私に手伝えることはないかしら？［手助けを申し出る］

家族と共同して機能分析を完成させる

　家族が陥っている無益な悪循環（第6章で述べられている）は，手始めに，行動のきっかけと結果について考える方法を説明するのにふさわしいものである。そこで，ABC（antecedents（引き金），behaviors（行動），consequences（結果））アプローチを用いた機能分析の概念が導入される。個別的な分析とさまざまなきっかけや結果から，拒食症の行動（食事制限やだらだら食い，食べ物を厳密に選ぶこと，規則に縛られた儀式的な食べ方）や安全確保行動（嘔吐，過度の運動，下剤・利尿剤の使用，体重・体型のチェック，自傷行為）を分析することが可能である。

　これらは教えることが難しいものである。付録資料1に掲載されているワークシートのなかで，私たちはこれらのプロセスについて，いくらか説明をしている。大まかな目標は，拒食症と関係のない活動を強化し，拒食症と関係した活動を減少させる（拒食症への関心を撤去させる）ことである。私たちは，行動を変えるためには，新たな出来事に5回は曝される必要があると考えているため，辛抱強く待たねばならないということを親に伝えている。しかし，拒食症に関する私たちの研究からは，この習慣を捨て去るにはもっと長い時間がかかることが示唆されている。良くなるまでには，極端な行動の揺り戻しがあるかもしれない。

　家族の関わりによって，気づかないうちにこれらの行動が強化され，報酬が与えられて，促進されることになるかもしれないが，そのようなことは，新しい反応様式を作り上げる良い機会となるかもしれない。

どの行動から取りかかるかを決めるのは難しい場合がある。ひとつの明確な戦略は，変わるために最も重要そうに見える行動に焦点を当てることである。しかし，最も重要な行動はまた変えるのが最も難しいものである。したがって，ひとつの妥協案として，変化を起こすことがより容易な他の領域を探すことが，試してみる価値のあることになるだろう。初期段階での成功は，自己効力感を高め，この手のアプローチが上手くいくのだという自信を高めることにつながる。拒食症の規則に縛られた食事に介入しようとすることはとても難しいことである。「下剤・利尿剤の乱用や頻回の体重測定」といった，より扱いやすい行動から始めることを考えるとやりやすいだろう。親が，どのような行動を強固で難しい行動とみなしており，それゆえ，消え去って，もっと管理しやすいものになってほしいと考えているか，ということを検討するのを援助することも重要なことである。アプローチの概要は同じようなものである。

分析をするためには，図 8.1 を用いることが有用だろう。最初のステップは私たちが「引き金」と呼んでいる外的なきっかけ，つまり，望ましくない食行動や安全確保行動が起こる文脈について考えることである。私たちはそれをいくつかのステップに分けている。

- コラム 1 では，(a) 問題行動が起こりそうにない状況，そして (b) 必ず問題行動が引き起こされる状況，を比較する。「誰が，何を，なぜ，どのようにして」という一連の質問は文脈を明確にするのに役立つだろう。最初の質問の「誰」というのは，あなたの愛する人（患者）が誰と一緒に居たのか，あるいは，望ましくない行動や安全確保行動が起こったときに誰がそこに居なかったのか，といった形で尋ねることができる。その行動が起こったときに，彼らは「どこ」に居たのか，家に居たのか，外出していたのか，学校に居たのか，職場に居たのか？「いつ」それが起こったのか？「何時」だったのか？
- コラム 1b（コラム 1 の下の段）では，家族に共感でもって内的なきっかけを推測するように依頼する。「どのような」考えがその人の頭のなかに浮かんでいたのか？「何」を彼らは感じているのか？
- コラム 2 には行動を記述する。ここには正確な行動を挙げるようにする。何が起こったのか，どれくらい強烈なものであったのか，どれくらい続いたのか，など。

引き金	行動	結果
外的 いつ, 何が, 誰と, どのように		ポジティブな 結果
内的 思考, 気分 知覚, 記憶		ネガティブな 結果

図8.1 ABCアプローチ

- コラム 3a（コラム 3 の上の段）では，ポジティブな結果について検討する。私たちは，再度，家族に相手の気持ちを読み取るように依頼し，彼らの愛する人がその行為をしたときに何が起こっていたのかを，共感スキルを用いて想像するようにしてもらう。
- コラム 3b（コラム 3 の下の段）では，ネガティブな結果について詳しく述べる。そのなかのいくつかは自明のものなので，ポイントについてくどくど述べる必要はない。

望ましくない行動を減少させる

　摂食障害の行動に対して罰を与えても普通は上手くいかない。罰があまりにも軽いものであればその行動を強化することになるかもしれないし，罰が厳しすぎた場合は反抗したり抵抗を生む可能性がある。口うるさく言ったり，脅したり，説き伏せたり，泣いたり，講釈したり，トイレに食べ物を投げ捨てたりすることも，普通は上手くいかない。

　家族は，他の家族に言い訳をしてあげたり，汚れたトイレを掃除してあげたりして，何の気なしに摂食障害に加担してしまっていることがしばしばある。カンガルー・タイプのケアをしている場合には特にこのようなことが起こる。したがって，治療者は家族に自分自身の考え方の前提や行動について自問することを促し，自分たちがそのような振る舞いをしなければどのようなことが起こ

るかということについて，寛大な気持ちで関心を持つことを勧めるようにする。

- 娘さんの摂食障害の行動について，とりなすようなことをしなかったとしたら，どのようなことが起こるでしょうか？
- そのようなことをしない場合には，どのような影響があり，どのような結果になるでしょうか？

　家族が自分たちの交流パターンを変えたいと思うような段階に至るには，数回の話し合いが必要になるかもしれない（動機付け面接のスキルはこのような問題に取り組む際に有用である）。実行計画が適切なものになるためには，予想される結果と変化を妨げる障害物について，家族全員で話し合っておくことが大切である。全ての人がこのアプローチにしたがって同じようにできるだろうか？ロールプレイを用いて，家庭のルールを変える理由とその方法について説明する練習をすることが役に立つだろう。実験的な変化を考案することが有用である。記録を付けて，そのプロセスを観察するように親に依頼すべきである。

　家族に変化を強いるよりも，彼らに一定期間，別のやり方でやってみることを提案するほうがよい（通常は，新しい取り決めの下で，最低10回は一貫して繰り返し取り組むことが求められるということを忘れないようにする）。親に対して，もしも一貫した対応ができないと断続的な強化のパターンを生むことになるので，相当長引くことになり，固執した行動がますます引き起こされるようになることを告げておくようにする。彼女たちが良くなるまでには，一時的にその行動が悪化することもあるということを強調しておくこともまた重要である。新たなアプローチを採用するには，大いなる勇気と信頼と誓いが必要であろう。

拒食症とは無関係な活動を強化する

　問題行動の機能分析と並行して摂食障害と無関係な活動を取り入れる方法があり，それは，家族で楽しめる活動であったり，子どもの仲間と一緒に楽しむことである。これらは，普通の会話をすること，映画を観に行くこと，ゲームをすること，テレビを観ること，友達と一緒に外出すること，博物館に行くこ

と，などである。これらの行動は，摂食障害の行動と同様なやり方で正確に分析される。もう一度，引き金を定義すると，それはこれらの行動を助長している外的なきっかけである。このような行動を促進させるようにしてしまっているのは誰なのか？　どこで，そして，いつそのような行動が起こっているのだろうか？　共感的に相手の心のなかを推測するためのコラムは，摂食障害と無関係な，普通の家族や仲間との活動に先行する思考と感情の意味を明らかにしてくれる。摂食障害と関係のない世界と結び付くことから来るネガティブな結果がもしあるとすれば，それはどういったものなのか，そして，人生の他の領域でのこれらの活動を強化するポジティブな結果とはどのようなものなのか。

　拒食症に取って代わり，同じような報酬を与えることができる代替行動と建設的な活動のリストを家族は作成できるだろうか？　もし可能であるなら，10分間一緒にテレビを観ることやボードゲームをすること，彼女の髪をとくこと，足をマッサージしてあげること，近くに散歩に出ること，娘の好きなことについて話をすること，といったような短時間でできる簡単なものから，旅行に行くこと，映画を観に行くこと，といったより複雑なものまで幅広くさまざまな活動を含めるほうがよい。家族はヨガやアロマセラピー，マッサージといった代わりとなる身体的な治療のクラスに入ることによって，スキルを獲得したいと思うかもしれない。これらは，摂食障害と関係のない行動に正の強化を与える目的で用いることができ，そのような報酬は，摂食障害の行動が生じているときには提供されないようにすることができるだろう。このような活動は皆で一緒にできるものである。

結論

　この章で第2部を終えることになるが，ここでは，家族がこの病気についていかに間違った信念を持っているか，そして，そのことによっていかに無用で極端な感情反応が引き起こされているか，ということについて考えてきた。また，家族のコーピング能力を改善することをねらったその他のスキルとともに，行動を修正するための最初のステップとして機能分析の概念を紹介した。

　第3部では，その他の介入モデルとその実践的な要素を検討することにする。

文献

Barrowclough, C. & Parle, M. (1997). Appraisal, psychological adjustment and expressed emotion in relatives of patients suffering from schizophrenia. *British Journal of Psychiatry* 171: 26-30.

Barowclough, C., Tarrier, N. & Johnston, M. (1994). Attributions, expressed emotion and patient relapse: An attributional model of relatives' response to schizopherenic illness. *Behaviour Therapy* 25: 67-88.

Barowclougn, C., Tarrier, N. & Johnston, M. (1996). Distress, expressed emotion and attributions in relatives of schizophrnia patients. *Schizophrenia Bulletin* 22: 691-702.

Brewin, C.R., MacCarthy, B., Duda,K. & Vaughn, C.E. (1991). Attribution and expressed emotion in the relatives of patients with schizophrenia. *Journal of Abnormal Psychology* 100: 546-554.

Bulik, C.M., Sullivan, P.F., Wade, T.D. & Kendler, K.S. (2000). Twin studies of eating disorders: A review. *International Journal of Eating Disorders* 27: 1-20.

Cowan, L. & Hart, D. (1998). Changing minds: Every family in the land. A new challenge for the future (editorial). *Psychiatric Bulletin* 22: 593-594.

Eisler, I., Le Grange, D. & Asen, E.(2003). Family interventions. In J. Treasure, U. Schmidt & E. Van Furth (eds) *Handbook of Eating Disorders*. 2nd edn. Chichester: Wiley.

Frank, G.K., Kaye, W.H., Meltzer, C.C., Price, J.C., Greer, P., McConaha, C. et al. (2002). Reduced 5-HT2A receptor binding after recovery from anorexia nervosa. *Biological Psychiatry* 52: 896-906.

Gowers, S.G. & Shore, A. (1999). The stigma of eating disorders. *International Journal of Clinical Practice* 53: 386-388.

Leventhal, H., Nerentz, D.R. & Steel, D.J. (1984). Illness representations and coping with health threats. In A. Baum (ed.) *Handbook of Psychology and Health, Volume 4*. Hillsdale, NJ: Erlbaum.

Leventhal, H., Leventhal, E. & Diefenbach, M. (1992). Illness cognition: Using common sense to understand treatment adherence and affect cognition interactions. *Cognitive Therapy and Research* 16 (2): 143-163.

Lopez, S.R., Nelson, K.A., Snyder, K.S. & Mintz, J. (1999). Attributions and affective reactions of family members and course of schizophrenia. *Journal of Abnormal Psychology* 108: 307-314.

Meyer, D., Leventhal, H. & Gutmann, M. (1985). Common-sense models of illness: The example of hypertension. *Health Psychology* 4: 115-135.

Tchanturia, K., Serpell, L., Troop, N. & Treasure, J. (2001). Perceptual illusions in eating disorders: Rigid and fluctuating styles. *Journal of Behavior Therapy and Experimental Psychiatry* 32: 107-115.

Tchanturia, K., Serpell, L., Troop, N. & Tresure, J. (2001). Perceptual illusions in eating disorders: Rigid and fluctuating styles. *Journal of Beavior Therapy and Experimental Psychiatry* 32: 107-115.

Tchanturia, K., Morris, R.G., Brecelj Anderluh, M., Collier, D.A., Nikolaou, V. & Treasure, J. (2004). Set shifting in anorexia nervosa. An examination before and after weight gain, in full recovery and relationship to childhood and adult OCPD traits. *Journal of Psychiatric Research* 38 (5): 545-552.

Treasure, J., Gavan, K., Todd, G. & Schmidt, U. (2002). Changing the environment in eating disorders: Working with carers/families to improve motivation and facilitate change.

European Eating Disorders Review 11 (1): 25-37.

Treasure, J., Whitaker, W., Whitney, J., & Schmidt, U. (2005). Working with families of adults with anorexia nervosa. *Journal of Family Therapy* 27: 158-170.

Uher, R., Murphy, T., Brammer, M., Dalgleish, T., Phillips, M., Ng, V. et al. (2002). Functional neural correlates of eating disorders. Personal communication.

Weinman, J., Petrie, K., Moss-Morris, R. & Horn, R. (1996). The illness perception questionnaire: A new method for assessing the cognitive representation of illness. *Psychology and Health* 11: 431-445.

第Ⅲ部
さまざまな介入法
Different forms of intervention

こからは，理論的な内容から，より実際的な内容へと移っていく。第9章は家族のアセスメントから始まる。この章は，家族に焦点を当てたフォーミュレーションを作成することについてのいくつかの重要な根拠を引用するだけでなく，情報を共有し，一緒に取り組む機会を作るための最初の計画のリストを作成することから始まる。そして，それは，この病気と治療プログラムへの家族の寄与に関するさまざまなモデルの説明に役立つケース研究を提供するだけでなく，読者を家族との非常に重要な最初の出会いへと向かわせる。この章は，治療者がさまざまなモデルを用いて，どのように取り組むのかということについてのアイデアと示唆を提供している。

第10章は治療過程において，考えるための道具として，書くということを用いる方法を説明している。この章では，いくつかの理論的背景を提供した後に，最近の質的研究から導き出されたテーマのリストを提示する。これらいくつかのテーマは，患者の語りを感情処理の装置として活用しながら，治療者がどのようにしてその語りに取り組めばよいのか，そのアイデアと提案によって支持されている。そして，温かく共感的な関係を築くための強固な土台を積み上げる作業のなかで，感情と誤った原因帰属が見出される。

第11章では，スキル・トレーニングのための一連のワークショップが読者に紹介される。家族に提供されるワークショップの内容は，摂食障害のケアにおいてヘルスケアの専門家が行っているものと同じようなものである。計6回のワークショップの形式と実施要綱が，それらの効果と満足度を評価するために計画された小規模な無作為割付試験の結果についての手短な考察とともに，

この章で説明されている。第12章でもスキル・トレーニングのためのワークショップに関するテーマが続くが，もっと集中的な介入を必要とする家族について，詳細に述べている。そのような家族は，愛する人が入院治療から外来治療に移る準備をしてはいるが，外来で再発リスクが高いことが予想されるような状況に置かれている。第11章で説明されたワークショップと似ているが，この介入はより個別的なアプローチを採用しており，二組の家族が一緒に取り組む形式になっている。この章で，集中的な3日間の介入の構造とスケジュールの概要が説明されている。

　第3部の終わりには，幅広い人々に対してトレーニングを提供するために作成された，2つの最新のスキルに基づいた学習介入に関する説明がなされている。第13章では，高い需要や乏しい資源，地理的な時間の制約といった問題に取り組むことを目的とした2種類の介入方法が説明されている。2種類の介入方法とは，DVDやマニュアルや電話によるアドバイスと，インターネットやEメールによる介入である。この章では，それぞれの介入方法の形式とプロセスを読者に紹介している。

第9章
外来治療において家族と共同する
家族のアセスメント
Working with carers on an outpatient basis : the assessment of the family

ジャネット・トレジャー
Janet Treasure

はじめに

　NICEガイドラインは，拒食症の患者の要求に加えて，家族や援助者のニーズも考慮されるべきであると提案した。過食を呈するタイプの摂食障害患者の家族のニーズは考慮されなかった。それゆえ，本章では，より幅広い摂食障害の患者に関係したいくつかの問題を強調するが，主に拒食症の患者を援助する人に焦点が当てられている。モーズレイのサービスは，全ての家族にさまざまな情報源へのアクセスを提供している。私たちのウェブサイト（www.eatingresearch.com）の家族向けセクションは，最新の情報源となっている。私たちには，特別に家族のために書かれた本（Treasure et al., 2007b）があり，ウェブサイトを用いたプログラムと，スキルに基づいた情報を提供するDVDの活用について積極的に研究している。私たちはまた家族に「家族のためのワークショップ」に参加する機会を提供している（第11章）。個人的に指導を受ける家族もいる（第12章）。このような家族のための特別な取り組みが，その他の介入と並行して行われる。

　本章では，拒食症の個人治療と関係するいくつかのプロセスと家族が加わることで，どのようにそれが補完されるのかということについての概略を説明することから始める。そして，私たちは，情報の共有と共同的ケアの機会を計画し提供するプロセスについて論じる。家族に焦点を当てたフォーミュレーショ

ンが論じられ，まず最初に，家族が摂食障害を維持させている要因になっているケースのモデルを検討し，これらの問題を解決するための実際的な戦略へと移っていく。たとえば，ケース研究は，家族が摂食障害と関わる方法を明らかにし，固定してしまった家族力動を解きほぐすために治療者が家族と一緒に取り組む方法について，情報と示唆を与えてくれる。

拒食症の個人治療における家族の関与

モーズズレイにおいて拒食症を抱える成人に対して用いられている個人治療の概略が図9.1 に示されている。

図9.1 は私たちの治療モデルに基づいており，拒食症の中核的な維持プロセスに適合するように作られている。私たちはいくつかの総説で，このモデルの要点を説明している（Schmidt & Treasure, 2006；Southgate et al., 2005；Treasure et al., 2005）。このモデルの主要な構成要素は以下のようなものである。

1. フィードバックを用いた関与 —— 栄養学的アセスメント，医学的アセスメント，心理社会的アセスメント，家族アセスメント，神経心理学的アセスメントの結果が，最初の2回の面接において，動機付け面接のスタイルを用いてフィードバックされる。
2. 医学的なモニタリングと栄養摂取に焦点を当てた関わりは，全治療期間

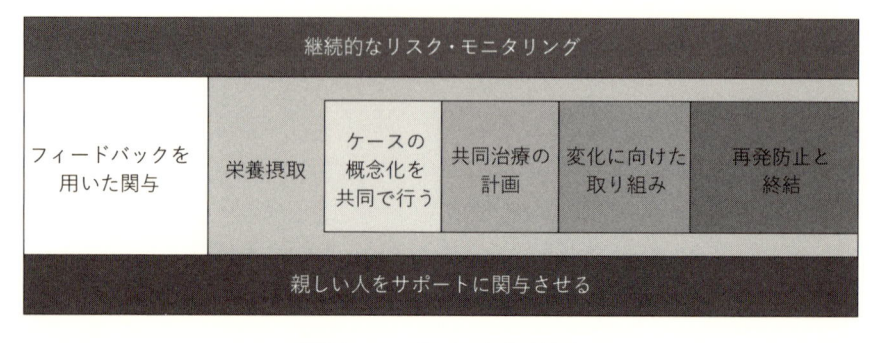

継続的なリスク・モニタリング						
フィードバックを用いた関与	栄養摂取	ケースの概念化を共同で行う	共同治療の計画	変化に向けた取り組み	再発防止と終結
親しい人をサポートに関与させる						

図9.1 モーズレイの拒食症治療

を通して行われる。その詳細な内容と治療のこの部分に費やされる時間は，リスクの程度と治療への反応性によってさまざまである。
3. ケースの概念化を共同して行うことは，発症に関わる要因と維持要因について検討することを含んでいる（Schmidt & Treasure, 2006）。
4. 治療には以下のようないくつかの目標がある。
    - 摂食障害のルール（食べ物と体重，体験に関心を集中する）の維持に貢献してしまうことから，もっと幅広く定義された栄養補給の目標（つまり，いろいろな物を，規則正しく十分な量だけ食べることができ，他の人とも一緒に食べることができる）へと移ること。
    - 極端に柔軟性がなく明らかに細部にこだわった様式で世界を見てしまうこと（これは強迫性パーソナリティと関わりがある）の影響と，それが人生の他の領域に及ぼす影響を和らげること。
    - 困難な感情を回避してしまうのではなく，それを表出し，処理する方法を学習すること。
    - 世界や他人，自己とのよりバランスの取れた関係を発展させること（たとえば，完全であるよりは「ほどほど」であること，新しい体験と機会を受け入れること，そのことと関係した曖昧さに耐えること，ミスをしても自分を許すこと，他のことを犠牲にしてまで自分自身の要求を無視しないこと）。
5. この状況で家族と一緒に取り組むことには，3つの大きな目的がある。第1に，発症と関係した要因の検討が考慮される。世界や他者，自己との関係についての学習が起こった文脈が検討される。第2の目的は，対人関係での高い感情表出や症状への順応といったような維持要因について検討することである。第3の目的は，摂食障害の行動を軽減するのに役立つ関係を発展させることである。

情報を共有し共同して取り組む機会を計画し提供する

　紹介患者への最初の手紙のなかで，私たちは患者に対して，家族に最初のアセスメントに参加してもらう機会を与えることを求めている。大人の拒食症患者を援助する人（通常は親）はしばしばこのような機会を得るが，これとは反対に，「援助者」という用語を用いることは，過食症の大人に対しては適切でないかもしれない。というのは，彼女たちは症状を隠そうとするからである。共同的治療アプローチ（または，実際のところは家族のための個別の支援）は，患者とその家族の好みだけでなく，アセスメントの結果にも大いに依存している。本章の後半に出てくるケースで描かれているように，大人の患者では，このことは，柔軟に，そして，個別に考案されたやり方で行われなければならない。

　その人が家族と親密な交流を持っていたり，一緒に住んでいるなら，家族の維持要因についてより詳細にアセスメントすることが重要である（Treasure et al., 2008）。また，急性のリスクが高い場合や個人治療に対する反応が乏しい場合は，個人治療に家族を加えることが有効な場合があり，より集中的な介入を考慮する前に必要なステップとなる。

　大人では，治療が始まってからかなり経過した後で，共同治療について話し合うために，親との最初の面接が行われることになるだろう。患者が親しい人を治療に参加させることに複雑な感情を抱いている場合や，個人治療だけで進展が見られる場合には，そのような介入をする必要性はないかもしれない。治療が行き詰まったり，上手くいかない場合（つまり，低体重が続いている場合）は，他の人と一緒に面接することが，維持要因について検討できる可能性があるので，治療を補う重要な介入になる。この状況では，患者と治療者は共同して重要な課題を決めることになるだろう。家族との共同治療の全てにおいて，機密保持の問題（第4章）と情報を共有し対人的な維持要因に取り組む必要性とのバランスを取る必要がある。

誰が適当な援助者なのか？

　医学的なリスクについて大きな心配があり，強制的な治療を行うかどうかの決定が必要な場合は，できるだけ早く責任を持てる親類に治療に関与してもらうようにするのが賢明である。医学的に危機的な状況以外では，もっと柔軟な関わりが可能である。

　年配の患者では，時には，ケアをしたり支援を行うキー・パーソンがはっきりしないことがある。私たちが個人治療の際に用いているワークブックには，「誰に援助を依頼すべきですか？」という質問に対する回答を患者に求める課題が含まれている。通常は，質問に対する回答から，誰がこの役割に最適であるかを判断することが可能である。この課題は，想像以上に乏しい対人交流に対して，役立つかもしれない。たとえば，ワークシートの質問2は，批判や敵意といった高度な感情表出を伴う対人交流について質問している。この本の最初のほうで論じたように（第2章と第5章），この種の感情反応によって，問題がますます持続してしまうのである。したがって，その人と共同で治療を行い，ネガティブな感情反応を減じるために時間を費やすことが意味のあることなのかどうか，あるいは，その人との接触を制限するような計画を実施すべきなのかどうかを決定する必要がある。これらの選択肢のなかのいずれかが納得のいくものとなるであろう。治療時期によっては，個人治療に関わってもらう人を変更することもできる。実際的な理由によって関わる人が誰になるかが決められるだろう。友達は頼みやすいが，家族とは距離があるため，一緒に取り組むことが難しくなるだろう。しかし，どんなに距離があろうとも，私たちは治療経過のどこかで家族と会うことを勧めている。もし，そうすることに抵抗があり，リスクも低い状態であるなら，家族を治療に関与させる必要性は低くなるかもしれない。治療の後のほうになって，信頼と自信が高まったときに，家族との面接を予定することが可能になるだろう。そこでは，感情面と対人関係面でのコーチングに焦点が当てられ，きょうだいや仲間が特に助けになるだろう。父親にも関わってもらえるように努めるべきである（第15章を参照）。

家族が関与することに対する抵抗

第4章で，私たちは，家族と共同して治療に当たることの倫理的かつ法的な問題のいくつかを論じている。患者が家族を治療に参加させることに抵抗した場合，その理由を理解するために時間を費やすことが役に立つ。妨げになる要因を取り扱えば，ある種の歩み寄りに至ることが通常は可能である。共同的なアプローチを行うことや個人治療と並行してそれを行うことが適切であるかどうかということだけでなく，その目的と理由，そして，どのように家族に治療に関わってほしいと思っているのかを説明する必要がある。表9.1に，家族に治療に関わってもらうことが重要である理由のいくつかが記載されている。

表9.1 家族を治療に加える理由

家族にとっての理由

1 英国政府は家族の権利を認めている。したがって，拒食症のような重篤な病気を持った人をケアする人は誰でも，期待外れの要求をしていないかどうかを判断するために，その病気とアセスメントに関する情報を得る権利がある。

2 家族はしばしば高度な不安と抑うつを呈しており，それは，その病気についての誤解によってもたらされている部分がある。もし彼らが正確な情報を提供されたなら，彼らはもっと効果的に支援ができるだろう。

3 家族は患者の手助けをしたいと思っているが，知らず知らずのうちに，役に立たない反応パターンに陥ってしまうことがある。もし彼らが効果的な方法に関する情報を得たとすれば，全ての人にとって，家庭の雰囲気が良くなることになる。

摂食障害の患者にとっての理由

1 エビデンスに基づいたガイドラインのいくつかは，家族に治療に関与してもらうことを勧めている（特に20歳未満の患者の場合にはそうである）。

2 家庭の雰囲気が改善される。

3 家族のストレスが減る。

アセスメント・プロセスに家族を含める目的

　家族アセスメントの第1の目的は，家族に情報を得る機会を提供することである。第2に，家族は病気が起こってきた生活史上の文脈に関する別の視点を持っており，ケースの概念化を完成するための情報源となる。これには，この病気の行動を強化することによって障害を維持させるのに，対人関係の特徴がどのように関与しているかということについてのアセスメントも含まれる。予備的な議論は，動物の喩え（付録資料1を参照）を用いた感情表出の概念と家族がどのように摂食障害と関わっているかということのアセスメントにまで及んでいる。これは，その人がまだ実家で生活していたり，あるいはこの病気のはっきりとした症状のために継続的な世話を受けているようなケースに特に当てはまる。一緒にアセスメントを行う目的は，家族が治療チームと異なった方向に進まないようにするためである。最終的に，家族は自らの行動を変えて摂食障害の症状に対処するために，実際的なスキルを用いた特別な支援を受けることになるかもしれない。

　この病気の標準的な説明に加えて，以下に，情報を共有する目的と家族にとって役立つスキルが列挙されている。後者は面接のなかで治療者からも説明される。

情報
- 変化を促進する際の家族の関わりの重要性についてよく理解してもらうようにする。家族は支援やサポートを提供する際に重要な役割を担っており，病気を維持させている要因を最小限に留めることができる。
- エビデンスに基づいた共有モデルを作り上げる。それによって，家族は拒食症の原因と影響に関する懸念を表明し，罪悪感などを和らげる機会を得ることができる。私たちは，拒食症を引き起こす原因については分かっていないし，ひとつの要因だけを原因だと考えるのは間違っている。
- 治療されないままだと，摂食障害は慢性化していく破壊的な病気だということを理解してもらう。摂食障害の患者は，病気のなかに閉じ込められて混乱しているため，自分で何とかすることはできないだろう。
- 変化のステージは段階的であり次元論的なものであるとする健康行動変容の

基本的な要素を理解する。
- 行動変容に関する基本的な原理について話し合う。それは，ポジティブな行動を促進する強化と問題行動のきっかけを明らかにする機能分析に関することである。

スキル
- モデリング (modeling)，是認 (affirmation)，コーチング (coaching)，問題解決アプローチ (solution-focused approach) を用いる。
- 批判的にならないようにするために，外在化スキルの活用についてモデル学習する。
- 家族の相互交流に関する機能分析を行う。
- 上手なコミュニケーション・スキルを教える（傾聴する能力と，感情を引き出し，表出し，処理する能力）。
- 家族の関わりにおいて，尊敬と団結，満足感を促進する。
- 問題解決を促進するスキルを子どもと一緒に学習する。
- 養育のスキルを最大限に向上させる（限界と境界を維持した温かさ，つまり，権威を持った養育）。
- 対立や共謀，高い感情表出，批判，敵意，痩せを奨励する文化といった問題を維持させる要因を弱めるために状況を変化させる。

家族に焦点を当てたフォーミュレーションを作り上げる

　家族はしばしば摂食障害に加担することになってしまう。私たちはこの部分のアセスメントを体系化するために，引き金 (antecedents) －意味 (meaning) －結果 (consequences) の枠組み (AMC) を用いてきた。この構成要素は以下のようなものである。引き金を表すAは，家庭において促進要因あるいは維持要因として機能している要因であり，意味を表すMは，家族にとって摂食障害がどのように特別な意味を持っているかということであり，結果を表すCは，言葉を変えれば，摂食障害に順応してしまい，それを容認し，知らず知らずのうちにサポートしてしまうことである（図9.2を参照）。これらについては，以下で，詳細に検討される。

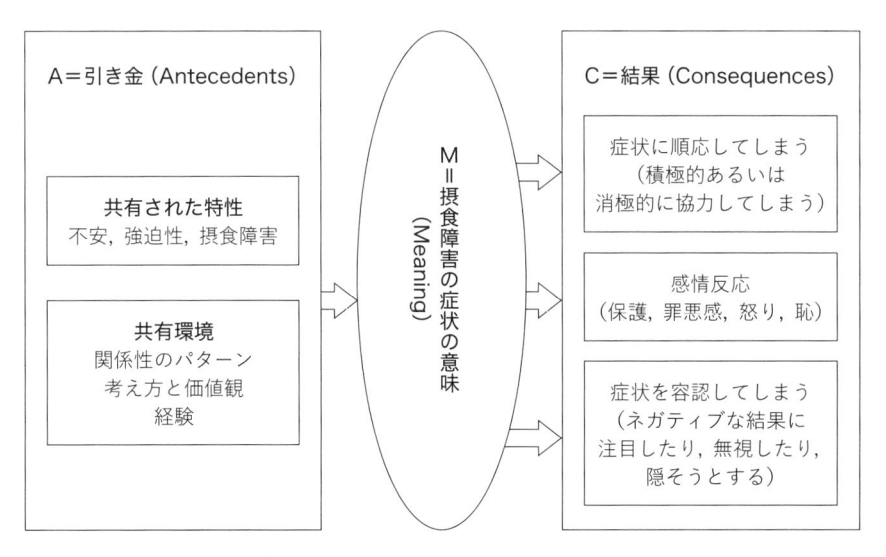

図9.2 家族が摂食障害の症状を維持させている要因となっている場合のモデル

引き金 ── 共有された脆弱性（不安，強迫性，摂食障害の家族性のパターン）

　拒食症のモーズレイ・モデルの原版において，私たちは，不安や回避，強迫性は，摂食障害の発症要因でもあり維持要因でもあることを提案した（Schmidt & Treasure, 2006）。私たちはこのモデルについての実証的なエビデンスを確立することができ，脆弱な中心性統合（central coherence）と関連している強迫性の概念は，診断を超えて認められ，過食を示す摂食障害にも見られることを見出した（Treasure et al., 2007a ; Lopez et al., 2008a, 2008c）。私たちは，摂食障害の家族性の要素について考えるためにこのモデルを拡張した（これについては，第11章と第12章でさらに検討される）。アセスメントでは，家族に見られるこのような共有された要素を探索することが役に立つ。なぜなら，そのような要素によって，この病気に対する反応のいくつかを説明することができるからである。これらの要素のいくつかは，生物学的に共有された特徴（不安，強迫性，摂食障害）であるかもしれないし，その一方で，その他のいくつかの要素は，共有環境において学習された考え方や行動なのである。

不安

　この病気のネガティブな結果は，高い不安傾向を持った家族にとっては，より顕著で恐ろしいものとなるだろう（Whitney et al., 2007）。高い不安は過保護な反応と結びついてしまう（Kyriacou et al., 2008）。親と子どもの両方が，不安の主要な要素である不確かさに耐えることを難しいと感じるだろし（Dugas et al., 1998 ; Dugas & Ladouceur, 2000），分かりやすいルールと解決法を求め，治療のプロセスを難しいものと感じるだろう。

　敏感な性質と摂食障害の患者と一緒に生活するという困難な状況が合わさって，コーピング機能が損なわれ，臨床的に問題となる不安と抑うつが生じる。役に立たない行動が次々と起こり，それは，ネガティブな気分を和らげるための衝動的で無分別な企て（アルコール，危険な行動など）から，責任のある決定や積極的な努力を要する状況（社交場面，健康的な生活習慣など）を回避することと家族から引きこもること（ダチョウ・タイプの反応）にまで及ぶ。焦燥感や回避，不活発さは，全ての対人交流を通して，無益な共鳴を引き起こす。不安は人から人へと伝染する。摂食障害を抱える人が他の人といるときに不安を感じたなら，彼女たちの不安はさらに増強し，摂食障害の症状はエスカレートする。打ち負かされ，無力で，希望のない，罪意識にさいなまれた評価によって，行動は麻痺させられ，批判と敵意の循環はコントロールできなくなってしまう。

強迫性，柔軟性のなさ，細部に注意が向くこと

　強迫的な特性は，柔軟性のなさによって特徴付けられる認知スタイルとより大きなものを犠牲にして細部にこだわる傾向と関連している（Lopez et al., 2008a, 2008b, 2008c）。子どものうちは，このような傾向は，いくぶん権威主義的な養育スタイルをコントロールするのに役立っていたのかもしれない（Enten & Golan, 2008）。このような養育スタイルは，過食症の患者の父親に最も明白に認められる（Soenens et al., 2008）。親からの強い期待と要求に対する反応としての完全主義は，摂食障害にはよく見られることである（Bardone-Cone et al., 2007 ; Sassaroli et al., 2008）。

　これらの傾向は永続的な要因としての役割を持ち，変化していく状況に適合し，新しい情報を統合し，代わりとなる行動を生み出す，といった能力を損な

うかもしれない。これによって，効果的な問題解決が妨げられる可能性がある。実際に，問題解決の稚拙さが摂食障害の家族のなかに観察されてきた（Blair et al., 1995）。過度に分析的な見方を持っている家族は，食行動の症状の細かな部分の議論に容易に入り込んでしまい，両者が不確かな状況に耐えられない。そのために，安心させるような行動を取ってしまうといった罠に陥らないようにすることが難しい。そうなると，摂食障害の患者が自分たちの信念について繰り返し話す機会を与えてしまうことになり，不幸なことに，単にその信念を容認し強化することになってしまうのである。

食行動の症状

家族はしばしば自分自身にも臨床的に問題となる食行動の問題，または臨床的には問題とならない程度の食行動の問題を抱えていることがある（第11章と第12章を参照）。これらの共有された特徴は，罪悪感，競争心，嫉妬，羨望を引き起こす。家族はすでにこれらの症状に順応してしまう準備状態にあるのである。

愛着の履歴

対人関係の問題はフォーミュレーションの重要な構成要素となる。家族同士の人間関係は，より広範囲の対人関係の問題の鋳型となる。拒食症は，食べ物との関係と友人や家族，世の中との関係の不均衡のせいで持続する。生涯にわたる関係性のパターンである愛着の問題は，発達的なフォーミュレーションの重要な部分となる。拒食症を抱える人の関係性はとても偏っている。そして，彼女たちは身近な人に過度に依存的になり，また，しきりに他者の世話をしようとする。しばしば，これらの両極の間を揺れ動く。他者との親密な関係を回避し，仕事に打ち込んだりして，孤独になってしまう人もいる。愛着の非定型的なパターンには世代間伝達が見られる。たとえば，私たちは，摂食障害を抱える人の母親は，拒食症の娘たちが持っているような不安定な愛着パターンを持っていることを見出した（Ward et al., 2001）。

私たちはこれまでのいくつかの研究において，摂食障害の患者の愛着のパターンを精査してきた（Ward et al., 2000a, 2000b, 2001）。治療者との関係もこれらのパターンをある程度反映するものとなる。家族から補足された情報は，概念

化を完成する手助けとなる（例出生時と乳幼児の強いストレスを示唆する出来事，子どもの頃の病気，食べ物や他者との関係性のパターン，気質の特性）。

意味と行動 ── 摂食障害の意味

　第8章で，摂食障害の原因についての誤解が，どのように家族の考えと感情反応に影響を与えるのかということを論じた。摂食障害と関係した行動は，それらが家族の生活の重要な部分への打撃となるため，特に難しいものである。また，精神病理の内容の多くは，単に体重と体型についての一般的な文化的関心をそのまま忠実に映し出しただけである。しかし，問題の性格がそれを普通の欲求不満とは異なるものにしている。強迫的な思考パターンと高度に儀式化され習慣化した行動が，脳や身体，社会に損害を与えるような衝動的かつ破壊的でコントロールを欠いた行動エピソードを持つケースにおいて認められる。そのような人は，この病気により深くはまり込むようになる。周りの人は，身体的にも精神的にも壊れやすそうに見える人から攻撃されたり支配されたりする矛盾に茫然として，なすすべもなくそれを傍観するだけになってしまうのである。

結果 ── この病気を容認し順応してしまうこと

　家族の反応と行動が，それとは知らずに，摂食障害の症状を強化してしまうということが起こりうる。第6章で，私たちは，親の感情反応がいかにしてこのような影響を及ぼすのかを論じている。家族は，摂食障害の「声」に注意を向け，信用してしまうかもしれないし，摂食障害の行動によって生じるネガティブな結果を，あっさりと片付けてすませてしまうかもしれない。家族は摂食障害の症状が家庭を支配することを容認してしまうかもしれない。つまり，彼らは摂食障害の食事のルール（どこで，なぜ，どのように，いつ，誰と，など）や安全確保行動（運動，嘔吐，体型のチェック，過度の食事制限，体重を落とす），強迫行為（保証を求める，数をかぞえる，確認，コントロール）に追従するようになるかもしれない。摂食障害の患者は，明らかな，あるいは暗黙の脅しによって，自分たちの周囲の物事をコントロールするのである。たとえば，

摂食障害のルールが守られないなら，患者は，全く何も食べない，自傷行為をする，あるいは他の破壊的な行為をする，と言って脅すかもしれない。

それに加えて，摂食障害の患者は，食事の内容と運動について，家族（しばしば，きょうだい）を支配し，家族と競い合い，比較し，自分自身を点検する。さらに，この行動は，平静を保とうとするなかで，また，反抗されることが怖いといった理由で容認されてしまう。最終的に家族は，摂食障害を覆い隠すことによってそれを容認し，その行動から必然的に生じるネガティブな結果を取り除き，緩和し，黙認するような状態に陥ってしまうかもしれない。

私たちはこのような行動を測定するスケールを開発した。摂食障害アコモデーション・イネイブリング・スケール（The Accommodation and Enabling Scale for Eating Disorders：AESED）(Sepúlveda et al., 2009) は，回避と日課の修正（Avoidance and Modifying Routine），安心追求（Reassurance Seeking），儀式的な食事（Meal Context Ritual），家族の支配（Control of Family），黙認（Turning a Blind Eye）の5因子からなる。

第1段階：情報を共有すること ── 病気についてのモデルを探索する

家族との最初の面接

摂食障害の若年患者は，親と一緒に最初の面接をすることを望むかもしれない。その人の好きなようにしてもらうのがよいだろう。親と一緒の面接では，その子どもに合わせるようにして考えを引き出し，彼らの言うことに耳を傾けて聞く気があるということを示そうとすることが役に立つ。NICEガイドラインは，アセスメントのある部分では，子どもがプライベートなことを話せるように，子どもだけと面接すべきであると勧めている（National Collaborting Centre for Mental Health (NCCMH), 2004）。これは，しばしば身体診察をする際に設定することができる。

最初からリスクが高いケースでは，身体の健康状態やその他のリスクを評価しモニターする方法について基本的なルールを設定することが重要である。親がリスクについて心配しているときにどうするか，また誰に相談するかということについて，計画を立てておくと役に立つ。同様に，治療者は，リスクが高

いときに，患者は誰に連絡すべきかということについて大まかに説明しておくべきである。

いったんリスク・マネジメントに関する計画が立てられたなら，オープンな話し合いが有益だという意見の一致がない状態であれば，治療あるいは生活のどの部分をプライベートなものとして取り扱うべきかということが，通常はよりはっきりしたものとなる。

治療構造の概略についても説明しておくべきである。面接の回数はどれくらいになるのか？　家族が支援を得る機会，たとえば，栄養士の面接を受ける機会はあるのか？　しばしば家族は，今後起こりうることと自分たちが非難されるのではないかということを恐れており警戒している。このような場合は，治療者はできるだけ友好的な態度を示すべきであり，面接の雰囲気を温かく肯定的なものにすべきである。以下に，最初の面接における導入部分の例を挙げている。

- 本日は来ていただいてありがとうございます。皆さんが一緒に集まる時間を作るのは大変なことだったと思います。拒食症は多様なもので，時には経過が長引く，多くの不確かな要素を持った大変複雑な病気です。ひとつはっきりしていることは，私たちがチームを組んで一緒に取り組み，この病気に関する情報をできるだけ多く共有することが役に立つということです。私が皆さんにお答えすることのできる，拒食症に関する一般的な質問がいくつかあります。でも，ご家族の経験について皆さんがご存じのことがあるでしょうし，それは，私たちがどのようにして一緒に取り組んでいくかということを考える手助けになるかもしれません。
- 私たちの経験では，看護スタッフや治療者が摂食障害の患者の治療をする際に有用なスキルと情報を学習することが，ご家族にとっても役に立つことが多いです。
- 皆さんがまるで校長先生との面接に呼び出されたかのように感じてしまって，不安になるのは自然な反応だと思います。私たちは，責任を一人一人に押しつけるためにここにいるのではなくて，有効な援助をするために，情報を共有し，一緒に取り組むことを考えるためにここにいるのです。ご家族の一人一人が，それぞれの理解を持っています。摂食障害を抱えている人を支援しようとする

ときに，治療者と家族が何らかの失敗をしてしまうことはよくあることなのです。私たちは，失敗や後から振り返ってみると理想的には違ったやり方ですべきであった事柄について考え，評価し，認めるようにするために，スーパービジョンを活用しています。この面接は，ご家族の皆さんが，何が上手くいって何が上手くいかなかったのかということを考えるためのスーパービジョンを受ける機会になります。

- 拒食症の支援には，つねに試みと失敗のプロセスがつきものです。私たちは上手くいったことから多くのことを学べるのと同様に，上手くいかなかったことからも多くのことを学べるので，失敗は成功と同様に有用なものなのです。失敗は宝という格言を忘れないようにしてください。摂食障害の患者さんと一緒に犯した失敗から学ぶことについて，その他の役に立つ点としては，彼女たちが失敗することを恐れているということが分かることなのです。このように，失敗がどのように成長に役立つのかということを，私たちが手本になって示すことができれば，それは価値のあることです。

　家族との最初の面接において，全てのアセスメントを行い，完了することは難しい。家族はお互いに忠実であり，他人に対して警戒心を持っているが，摂食障害を抱えている人に治療を受けてほしいと望んでいる。彼らは，事を荒立てたくないし，また，とても動揺しているために，問題の周辺に存在するより大きなものが見えなくなっているのかもしれない。最初の面接の主な目的は，家族全員と顔を合わせることである。

　第1段階の面接は，この病気についての彼らの理解を探索するために活用される。また，この面接は家族歴と早期の発達歴についてのより詳細な情報を得る良い機会でもある。以下に，病気についての彼らの信念と期待に関する構造化された議論を始めるために用いられる，いくつかの質問が挙げられている。私たちは，これらの質問を立て続けに行うことを提案しているのではなく，各領域を深く探索するために，リフレクティブ・リスニングのスキルを活用することを提案する。

- あなたが拒食症の症状だと考えていることはどのようなものですか？
- 最も気にかかっていることは何でしょうか？　また，それはなぜですか？

- 拒食症に関することで，あなたを悩ませてきたことはどのようなことでしょうか？　お子さんとあなた自身に関して，短期的かつ長期的な視点から答えていただけませんか。
- 何が役に立って，何が役に立たないかが，分かりますか？

　それから，患者は，親が話したことに対してコメントして，自分のなかでの優先順位のリストを話すように求められる。たとえば──

- ご両親が話したことのなかで，あなたにとって最も関心のあることは何ですか？
- ご両親が提起した心配事に対処することを，どれほど重要なことだと考えていますか？

　この段階では，拒食症についてのよく知られた事実に関する議論に入り，誤解を正すことができ，さらに情報を得たいかどうかを家族に尋ねることができる。このフィードバックは，考えることを肯定するものとして提供される。

- あなたが骨に対する長期的な影響について心配しているのは正しいことです。そのことについてもっと情報を得たいと思いませんか？

　本やビデオ，インターネット，その他のものから情報を得ることを支援することができる。現在の私たちの知識については，根拠が不確かなものが多いということを強調しておく必要がある。親は，この病気は親に原因があると書いている本を読むと屈辱感にさいなまれる可能性がある。原因を理解するという点からは，発症に大きな影響を持つひとつの要因などはないだろうという結論になる。むしろ，発症に関わっている要因はたくさんあるように思われる。このような過去の体験は現在の状況を形作るので，病気とケアについての家族の歴史が引き続き議論されることになる。

病気のモデルの共有につながる家族アセスメント

家族をアセスメントすることは，より広範な家族関係について要約することよりも，ケアと養育パターンを描写するのに役立つ。家族は，摂食障害とその最善の治療法について独自の考えを持っているので，このことは重要なことになるだろう。ケースによっては，彼らの考えと治療者の考えが衝突することもある。以下の2つのケースでこのことが描かれている。

ケース研究 ―― サリー

サリーは重篤な過食症状を持った拒食症の患者であり，うつ症状によってさらに複雑な病態を呈していた。長い年月の間に，サリーの母親は治療について断固とした考えを持つようになり，治療に関与したがっていることが明らかになった。

サリーは看護師として働いていた。彼女の摂食障害は，恋愛が2回続けて不成功に終わった後に始まった。彼女は16歳のときに最初のボーイフレンドと付き合いはじめた。彼女は誤って妊娠してしまい，中絶という難しい決定をしなければならなかった。この後，恋人との関係は悪化し，別れることになった。しかし，そのボーイフレンドは，数カ月間にわたって彼女に付きまとい，嫌がらせをした。次のボーフレンドがある日突然暴力的になってしまい，彼女を一定期間にわたって閉じ込めて，強姦した。彼女はその間に妊娠してしまい，再び中絶することになった。その後間もなく摂食障害が始まった。アセスメントによって，焦燥感や不眠などの多くのうつ症状が認められたため，サリーと治療者は精神療法を補助するために抗うつ薬を試してみることを決めた。サリーは実家に住んでいたので，最初のフォーミュレーションができあがった後で，治療者は彼女の母親に3回目の面接に来てもらうことを提案した。サリーの母親は前回の面接で提案された抗うつ薬治療に反対だということがすぐに明らかになった。彼女はできるだけ薬物治療を避けたいと述べた。そのような考えのひとつの理由として，自分自身が糖尿病であり，薬に頼っていたせいだろうということが推測された。彼女はサリーには薬に頼ってほしくなかったのだ。サリーの母親は，病気に関する独自のモデルを持っており，それは，問題をコントロールして，細かく管理することが役に立つというものであった。それゆえ，彼女はサリーの食事に過度に関わっていたのだ。

このことは，サリーがどのように母親の糖尿病と関わっていくかという議論

へと展開した。サリーは年長の子どもであり，母親が低血糖になったときのケアの仕方を学習していた。彼女は母親に甘い飲み物を与え，グルカゴンを注射し，父親に電話する方法を幼い頃から学んでいた。このような情報は，治療者が，サリーの人生で繰り返されている交流パターンを理解することを助けた。サリーは子ども時代に少しばかり役割を交代して親の役割を担い，病弱な母親の世話をしなければならなかったのだ。それゆえ，彼女は世話をすることに関連した強固なスキーマを発展させたのだ。おそらくこのことが彼女を看護師の仕事につかせた理由だろう。看護師としての仕事によってこのスキーマが維持されていた。さらに，それは彼女のパートナーの選択にも影響を与えた。彼女はとても困難な状況にいる男性に魅せられた。このことは彼女の世話をすることに関連したスキーマを維持するのに役立った。長い期間が経過するうちに，その男性の欲求はますます強まり，下品な罵り合いにまで発展した。この埋め合わせとして，世話をしたいという強烈な欲求は完璧なケアへの渇望を引き起こしたのだ。サリーは他人に高度な期待をし，その人がその期待に答えられず失望させられたときには，激しい怒りを爆発させた。

　サリーの親は過度に関わりすぎて，彼女の摂食障害に対して押し付けがましい態度を取るようになっていた。そのため，サリーはさらに反抗的になるだけであった。面接中に，サリーはなぜこのようなことが役立たないと思ったのかを話すことができ，母親に対して，摂食障害のことを議論せずに一緒に時間を過ごすことができるかどうかを尋ねた。この面接の後で，サリーの母親はコントロールするのを止め，食事について口をはさむこともしなくなった。そして，薬物治療に干渉するのを止めた。サリーと母親は，買い物のような楽しい活動をしながら一緒に過ごすようになった。

　この面接の後で，治療者は，完全なケアを施し，逆に完全なケアを施されることを望むような対人関係のパターンが，彼女の人生のあらゆる側面にどのような影響を与えていたかを，サリーと一緒に考えることができた。彼らは，サリーが自分の人生に，よりバランスの取れた様式を取り入れ，「ほどよいケア」が提供される状況を生みだすようなやり方について話し合った。彼女はジムに登録し，2週間ごとに個人トレーナーの指導を受ける予約をすることにした。サリーは個人治療を続け，さらなる家族との関わりを求めることなく，良い反応を示した。

ケース研究 ── マリオン

　マリオンのケースでは，家族との面接は，ケアに対する異なった期待について説明するのに役だった。つまり，ケアと愛情を求めることは，弱さであり，うんざりすることだったのだ。

　マリオンはとても体調が悪そうな様子でクリニックに来た。彼女の手には青い斑点ができており，髪は乱れ，衣服は明るい色だったがきちんと整っていなかった。彼女はボロボロになった熊のぬいぐるみをカーディガンのなかにしまい込んでいた。面接の間中ずっと，マリオンは泣きながら鼻をすすっていた。彼女はこのクリニックでどのような治療が受けられるのかということを質問しながら，とても積極的に自己主張し，面接を支配した。彼女は重篤な強迫症状を併せ持った過食排出タイプの拒食症を患っていた。彼女は常習的に万引きをしていた。彼女は，過度な運動をするなどして，トレーニングプログラムを徹底的にこなした。電解質は大きく乱れ，ナトリウムは121と低値であった。医師はマリオンを外来で診るのは不可能ではないかと心配になった。マリオンは入院治療を拒否した。彼女は週3回の外来面接を希望した。

　彼女の病気の重篤さから，治療者は早急に家族との面接を持つようにした。両親がやってきた。家族とマリオンには，彼女がハイリスクのケースの基準を全て満たしており，優れた実践ガイドラインに従えば，入院治療が勧められるということが説明された。このことはまた，彼女があまりにも状態が悪いので，仕事をしたり勉強を続けることはできないということも示していた。マリオンは入院治療について考えることを拒否し，大学に通い続けると言い張った。家族と一緒に話し合われた選択肢は，精神保健法を使うかどうかであった。しかし，マリオンが外来治療を切望し，両親も彼女をサポートするつもりだったので，外来治療が試験的に続けられた。支援するために両親はどのようなことをすべきかということを尋ねられたとき，マリオンは，両親に情緒的にサポートすることで自分を支援してほしいと頼んだ。話し合いのなかで，マリオンの父親のデイビットは，母親のナンシーは彼女自身の子ども時代の体験のせいで，自分よりもマリオンの苦しみに対して共感しにくいだろうと指摘した。ナンシーはカナダの農場で育ち，9歳のときに結核を患った。彼女は，トロントの家族の友人のところに送られ，そこで治療を受けた。ナンシーは自分の感情についてくよくよ考えずに気丈に振る舞うことによって，いかにしてこの時期を乗り切ったかを説明した。この平静さと困難に対する不寛容さは，彼女が大人の生活や子どもとの交流において維持しているものでもあった。デイビットは，自分はマリオンの病気に対してより共感できており，支援をしたいと述べた。ナンシーは独自の疾病モデルを持っており，そこで期待されていることは，平

静さを保つことであり，いかなる逆境をも耐え忍ぶことであった。ナンシーは感情的な弱さや傷つきやすさに対する耐性をほとんど持ち合わせていなかった。

このような情報によって，マリオンが，彼女の態度や交流の仕方において明白である，ケアを引き出すことと関連した強固なスキーマを発達させた理由を説明できるだろう。ナンシーはマリオンの苦悩と愛着行動を弱さのサインだと解釈した可能性がある。ナンシーは，保護し養育するというよりは，マリオンの要求を不快に感じ，うんざりしていたのかもしれない。マリオンはこのようなことを，安全を脅かすものだと体験したのかもしれない。

拒食症は，マリオンが進学のために家を離れたときに起こった。この種のイベントは，マリオンのケアを引き出すことと関連したスキーマを誘発することが予想された。彼女は安全な家庭から引き離されたのである。マリオンは，最初にこの病気になったとき，親が友人の助言に基づいて，彼女を家から100マイルも離れたプライベート・クリニックに入院させたことを思い出した。このようにして，彼女の苦しみは，安全な家に帰ることにはつながらず，拒絶され，見捨てられたという感覚につながった。おそらく，この拒絶によって彼女の摂食障害はますます維持される結果となったのである。

この面接で，両親は最初のうちはとても苦しんだ。ナンシーはマリオンの問題を話し合うときには，すぐに批判的かつ冷淡になった。治療者は共有できる疾病モデルを作り上げることでその状況を和らげようとした。治療者は，平静を保つことは重篤だが治療可能な感染症に対する反応としては有用であるものの，拒食症のような感情の障害においてはあまり役に立たず，感情面でのコーチングや助言がより有用だろうと提案した。治療者は拒食症がストレス関連疾患であり，そのため，感情反応を避けるのではなく上手く処理することが，変化を起こすために必要であるという考えを共有するようにした。面接の残りの時間は，マリオンが家に帰ったときにサポートを引き出すための計画を立てることに費やされた。マリオンと父親が一緒に散歩に行くという計画が立てられた。

次の回の個人面接では，マリオンは，どれくらい母親に優しくしてほしいと思っているかということを考えることができた。治療者とマリオンは，彼女のケアを引き出すことと関連したスキーマが，面接場面と普段の生活の両方においてどのように作用しているかということを考えることができた。治療者は，マリオンがどれほど一人の人物から一体的で理想化されたケアを施されることを切望しているかについて話し，その一例として，治療者から週に数回の面接を受けたいというマリオンの希望を取り上げた。治療者は，マリオンの圧倒するようなケアへの渇望が裏目に出てしまい，それがいかにして他人や友人を遠ざける結果になってしまっているかということを指摘した。

一定期間の外来治療と家族との数回の面接の後で，マリオンは，変わることが難しいということと，単に望み通りの外見に到達するだけでは魔術的な変化

は起こらないということが分かったので，より集中的な入院治療を受けることを選択した。そして，マリオンは病気から徐々に回復することができた。マリオンがその時点でもまた拒絶していたなら，病初期において強制的な入院治療を経験することになっていただろう。それでも，家族を問題の解決に関与させるプロセスは，彼女が必要としている支援を決める手助けとなった。

これらの実例は，家族の持つ拒食症についての疾病モデルが，いかに摂食障害の管理に大きな影響を及ぼしうるかということを示している。家庭内における家族の病気に対する関係性と養育パターンの間には，しばしば類似点がある。

第2段階：家族の相互作用の視点から摂食障害の結果を検討する

次の段階は，摂食障害を抱えている人と一緒に住むことと関連した対人的な文脈のアセスメントを含んでいる。厳格な食事制限や過度の運動，体重コントロールの方法，強迫性と完全主義的な行動が，家族の生活にどのような影響を与えているのだろうか？

食行動異常や強迫症状を強化するように作用し，ネガティブな帰結としての混乱を追い払うことができる3つの重要な領域がある。第1のものは，症状に順応してしまうことと，それを家庭のなかで容認することであり，第2のものは，強迫症状に関して，安心を提供してしまうことであり，第3のものは，特別扱いすることであり，それは，家族が否定的な結果から摂食障害の患者（あるいは家族）をかばい，保護するという様式を取る。家族は食事のルールや安全確保行動，強迫症状と関係した摂食障害の症状のいくつかに順応してしまう可能性がある。私たちは，以下のような問いかけを用いながら，機能分析を行う方法を親に教えている。

- その行動の前・最中・後に，何が起こりましたか？
- その行動に対処するために，他にどのような方法があるでしょうか？
- どうして彼女は変わったのでしょうか？
- 彼女が今していることについて，どのような気持ちを抱いていますか？
- 彼女は特定の価値観や信念に従おうとしているのでしょうか？

家族がどの程度摂食障害に順応してしまっているかを検討する

　次のケースは，治療者がどのようにしてケアの困難さを定式化し，新たな介入計画を立てているかを示している。この家族における支配的なコーピング・モデルは，母親がカンガルーのようになり，夫の対応までも心配するほど過保護に接するというものであった。母親は抑うつ的になり，この役割に疲れ果てていたので，治療者は母親が家で楽しめるような活動を増やすことができるように援助することに専念した。

ケース研究 ── キャロル

　ケイトは，拒食症を患っている17歳のキャロルの母親であった。体重減少は7カ月前から始まった。キャロルの体重は60kgから44kgに落ち，夫のマークは，休日にキャロルが食事のことでパニックになったため，心配になった。家庭医のところに行くと，その家庭医は，彼女たちを，家族療法を行っている児童精神科に照会した。母親のケイトは，これまでこの病気を理解するために十分な支援を受けていなかったし，病気に対処する方法も教えられていないと思っていたので，自分の役に立つ治療を要求した。彼女は，キャロルが通りいっぺんの身体検査しか受けておらず，この病気の身体的な側面に十分な注意が払われていないことを心配していた。彼女は家族療法の面接に困難を感じ，自分があまり役に立っていないことを非難されているように感じた。彼女は看護師だったので，自分自身の心配や懸念を全く医療の訓練を受けていない夫と分かち合うことに困難を覚えていた。マークは彼女の心配を無視し，彼女があまりに悪く考えすぎていると述べた。ケイトは面接で目一杯泣いた。彼女自身も体重が減り，眠りにくくなっていた。彼女の人生には楽しいことが何もなかった。

　治療者はどのようにして食事の時間を管理するかを模索した。キャロルの朝食は，一人でテレビの前に座り，フレークとバナナを半分，そしてパンをひとかけら口にするだけだった。朝食のトレイはどちらかの親が用意し，少し後まで家にいて，彼女の朝食の世話をした。この食事計画はとても上手くいった。しかし，ケイトはキャロルがテレビの前で食べるのをそのままにしておくことにいくらかバツの悪さを感じていた。治療者は，上手なやり方を見つけたことに対してケイトを褒め，テレビをある種の気晴らしとして活用することが拒食症ではしばしば役に立つやり方だということを話した。家族は皆スケジュールがまちまちなので，朝食を一緒に食べることはしばしば難しいことであった。

> そのため，このような食事はある種の妥協を伴うものであった。治療者は，ケイトが，自分の価値観（食事をするときにテレビを観るのは認められないと考えていた）と有効な方法の間で生じた葛藤を解決する手助けをすることができた。
> 　夕食は，キャロルと彼女の妹のスーザン，それと少なくとも両親のどちらかが一緒であった。スーザンと監督する立場の親は，キャロルが自分自身に対して注意を向けないように，会話をするようにした。キャロルは食事の間は明らかに苦痛だったため，後で自分の部屋に駆け上がって泣こうとした。ケイトはしばしばキャロルの部屋に上がっていき，彼女を慰めた。しかし，このようなことがどのように作用するかを考えてみるように言われ，彼女は，そうすることでキャロルの苦しみが長く続くように思えると治療者に答えた。彼女は，もし自分がそのまま下の階に留まれば，キャロルは早く落ち着き，上手くいくだろうと思った。治療者は冷静に観察できたことに対してケイトを褒め，キャロルの問題を管理するためにこの経験を活かすように指示した。キャロルの拒食症に注意を払うこと（食事の後で泣いているのをなだめる）は，ただ単に拒食症の苦しみを強めるだけなので，治療者は，ケイトに，拒食症とは無関係な行動に注意を払い，それを強化できるような方法を考え，食後のスケジュールにそれを組み込む方法を検討するように勧めた。ケイトは，この病気が始まるまでキャロルと一緒に楽しんでいたことについて考えた。彼女は，キャロルが楽しめるようなことを自分から選ばないということが分かっていた。拒食症が始まってから，彼女は人付き合いを避け自室で過ごすようになった。彼女は楽器の練習をすることも止めてしまった。治療者はケイトに，一緒に散歩に行くかテレビを観るといった，拒食症に関係のない2つの行動のどちらかを選ぶようにキャロルに言うことを提案した。選択の自由がありすぎないようにしておくことが賢明である。というのは，このようなことは，自己に対する感覚に自信を持てず，決めることが難しいと感じている拒食症患者に，とてつもない困難を生じさせるからである。

　治療者が強化子を検討するために時間をかけることが役に立つ。強化子は物品を得るといったことである必要はなく，むしろ，愛情の印のようなものでなければならない。以下に強化子として作用した活動の例を挙げる。

- 音楽を聴く
- テレビやDVDを観る
- たとえば，雑誌，ニュースといったようなお互いが楽しめる話題について話をする

- 一緒にできるゲーム，クロスワード・パズル，ジグソー・パズルなど

　これらは，拒食症を上手く克服することと，拒食症と関係のない行動に参加することに結び付くものでなければならない。家族と治療者は，拒食症の患者がこれらの強化子の魅力を1〜10のスコア（拒食症の患者がどの程度それを楽しめるか？）で順位付けすることが役に立つことに気づくかもしれない。以下のガイドラインは，強化子について考える際に，心に留めておくと役に立つものである。それらは，以下のような性質の目的物，行動，コメント，活動である。

- 拒食症の患者にとって心地よいもの
- お金がかかるものだとしても，高価ではないもの
- すぐにかなえられるもの
- 家族が心地よく実行できるもの

　治療者は，ケイトと夫が摂食障害の行動に対するこのような指示をどのように利用するかを検討した。ケイトと夫は食事の指示を2人で分担した。このことは，彼らのうちの一方が友達と出かけた場合，もう片方がキャロルの食事の世話をすることを意味していた。ケイトは，夫がキャロルに期待していることについて心配していたので，これは容易なことではないと思った。たとえば，彼女は，肉の脂身に関して，夫があまりに厳しすぎると思っていた。ケイトは，肉の脂身を食べることを人に期待するのは適切ではないと思っていたが，彼はキャロルがそれを食べることを期待した。治療者は，彼女と夫がこのような基本的な事柄について合意するために，できるだけ多くの時間をかけることがどれほど重要なことであるかを説明した。治療者は，彼らに一緒に外出して時間を過ごすことを勧めた。ケイトは，キャロルのきょうだいのスーザンに彼女の世話の責任を負わせるようなことはしたくなかったので，そのことに懸念を示した。しかし，彼女は，15分間の散歩といったような短時間の外出を夫と一緒にして，その効果を試し，上手くいくようであれば時間を少しずつ伸ばすことを，治療者と合意できた。

ポジティブなコミュニケーションのスキルをロールプレイによって練習することが役に立つ。以下にいくつかの例が示されている。

- 家族に問題となるシナリオを上手く説明してもらい，できるだけ正確に役を演じるようにする。
- できるだけそのドラマに入り込むようにする。立ったり動いたりすることが役に立つかもしれない。
- 治療者が，拒食症の患者役になって，最初に始める。
- ロールプレイは，手短かに行い，フィードバックできるようにする。
- 最初に家族に出来栄えについて論評してもらうようにする。どのようなものであったかということから始め，どのようなところをもっと上手くやりたいかということで終わるようにする。特にポジティブなコミュニケーションの基準に照らして，自分自身について評価することが役に立つ。
- 建設的な批判を肯定的な意見の間に挟んでフィードバックを行う。
- 行動を改良するために，ロールプレイとフィードバックを繰り返す。
- ロールプレイを実行するために，ホームワーク課題を出す。

このケースでは，ケイトがキャロルと一緒に過ごせる，拒食症と関係のない時間を増やす方法について計画するために，治療者は，モデリング，シェイピング，ロールプレイを用いた。以下はそこでの会話を抜き出したものである。

治療者｜ あなたと一緒に時間を過ごせるかどうか，キャロルにどのように尋ねることができるでしょうか？

ケイト｜ あなたの姿が見えないと心配だわ。ずっと活動し続けるのは良くないわよ。

治療者｜ 肯定的に言うことと，自分自身の感情を表すことを忘れないようにして下さい。

ケイト｜ それは簡単なことじゃないわ。だって，今でも興奮しているのが分かるのよ。でも，いいわ。やらせてちょうだい。ちょっとわざとらしく見えるかもしれないけど。

治療者｜ ええ。取り組んで下さることに感謝します。

ケイト｜ あなたと一緒にいると楽しいわ。あなたの姿が一晩中見えないと悲し

くなるのよ。拒食症の心があなたを働きづくめにさせていることは分かっているわ。私は今，落ち着かないの。あなたに夕方の30分間だけでも，何か楽しいことをしながら私と一緒に過ごしてほしいのよ。何をするかはあなたが決めてちょうだい。私は一緒に散歩したり，テレビを観ることができると思うわ。ここにあるコメディ・ビデオを観ることもできるわよ。

治療者｜ 素晴らしいですね。そんな感じで彼女に頼んでみることができますか？

ケイト｜ 分からない。でも，今，そのことを考えてみると，私たち2人がどれほどイライラし通しだったか分かるわ。やってみる価値はあると思います。

治療者｜ 心配が高じて，絶望のどん底に陥ってしまうというのはその通りですね。そこから抜け出すのは簡単なことではありません。でも，私はあなたの観察スキルに感銘を受けています。今やっていることから，ひとつの方法を見つけることができていますね。これは最も重要なステップです。次は変化を起こすことです。それを実行することができますか？

ケイト｜ やってみるわ。どうなるか分からないけど。

緊密に関わる家族のために目標を設定する ── 対人関係における維持要因に取り組む

　アセスメントに続いて，この病気に対する対人的な反応が重要な維持要因になっているように思える場合は，それに取り組むことが適切であろう。しかし，家族はしばしば，自分たちは変わる必要があるという考えを受け入れる準備ができていないことがある。自分たちの子どもが変わることを望んでいるだけなのである。それゆえ，家族が自分たちだけでその行動を変えようとすると，長い時間が必要になるだろう。

　変える必要がある問題は，しばしば大したことがないもののように思えるが，さらに検討を加えると重層的な障害を持っていることが分かる。それゆえ，家族は，自分自身や摂食障害の患者にとっての悪い結果を恐れて，変わろうとしないのかもしれない。家族は，衝突によって家族愛が脅かされることを恐れているのかもしれない。彼らは，摂食障害の患者が自分たちに愛情を向けなくなるのではないかと恐れ，対立するのは気が進まないのだ。たとえば，家族は，母親がいつも最初に世話をするといったように，特定の人が摂食障害の患者に関わるようになってしまうことで，変化の妨げとなってしまわないように，ケ

アを分担するうえでサポートを必要とするかもしれない。動機付け面接のアプローチによって，変化についての両価的な想いを検討し，上手くいけばそれを解決することができる。

　まず第1に，試験的に行動変容の目標や計画を立てることが役に立つ。1週間程度の短期間，それらを試験的に導入することができる。変わることは骨の折れる仕事であり，まず最初は，短期間だけ続けてみるとやりやすいだろう。家族は，その試験的な試みの結果について，自分たちの考えを治療者に報告することができる。振り返りと総括の面接において，治療者は，リバウンドや対立，決裂，危険といった副作用について尋ねるようにする。このような作業は，特別扱いをするような行動を徐々に少なくするために，ずっと続けられるべきものであろう。このような個々の事情に合わせたサポートとは別に，家族は，ワークショップ形式で他の家族と一緒に治療を受けることで，大きな利益を得ることができる。

摂食障害を克服するための戦略に家族を関与させる

　家族に，より共同的なケア・モデルに関与してもらうことが適切な場合もある。そのモデルでは，家族は積極的に関わりケアを提供することになる。大人のケースでは，このための土台づくりはしばしば個人的なレベルで行われる。たとえば，変化についての準備性の問題に取り組むときには，人々は，しばしば変化することの重要性は認識しているが，変わることができるという自信がないと感じる。彼らの自信を改善するのに役立つものは何かと尋ねられると，多くの人が家族や友人が役に立つかもしれないと答える。これに続いて，起こりうる全ての障害や困難を考慮しながら，支援の仕方について詳細な議論が行われる。

　そして，この準備作業は，キーパーソンとなる家族との面接へと移っていく。問題焦点型のアプローチよりも解決志向型のアプローチのほうが，共同的なケア・モデルを論じる際には役に立つ。その目的は，摂食障害の患者と家族のために，小さくても達成可能な目標を設定することである。以下の質問によって，家族が支援やケアを提供する方法についての議論を始めることができる。

- 以前手助けをしようとしたときに，どのようなことが妨げになったのですか？
- やる気を起こさせるには，どうすればいいと思いますか？
- 摂食障害と関係していない健康な行動の兆しが認められませんか？
- 同じ方向を向いてするようなことで，一緒にすることができたようなことが何かありませんか？

　力点は変化に置かれ，温かく肯定的な雰囲気が維持される。家族の目標は，積極的に食事に関わるのではなく，むしろ，摂食障害によく見られる心理社会的な障害を改善するために一緒にできる活動への関与を増やすことである。このことに取りかかるためのひとつの方法は，肯定的だと思える関係性の側面について質問することである。そして，このことは，家族の一人一人に対して，他の家族の長所と望ましい特性について質問することで深めていくことができる。以下の質問がこのプロセスに役立つだろう。

- あなたが最も気に入っていたことで，摂食障害が発症する前にＸと一緒にすることが好きだったようなことが何かありますか？
- 摂食障害によって邪魔されてきたＸと社会や他人とのつながりを回復させるために，どのような手助けができるでしょうか？

　準備性と自信についての10段階のスケールは，ポジティブな変化につながる言葉を引き出す有用な道具である。ミーティングが，お互いに不満を言い合ったり，けなしたり，批判したりするような場にならないように指導する必要がある。ネガティブな雰囲気は変化の邪魔になるだろう。否定的なコメントを，慢性疾患において予期されうる特徴としてとらえ直すことによって，その影響を和らげるようにすべきである。この病気を外在化し，ネガティブな特徴を，この病気のせいだと考えるようにしていく必要がある。

- あなたは，この摂食障害という病気にとても不満を感じているにちがいありません。
- 発達のこの時期は，いずれにしても扱い難い時期であり，そのなかを進んでいくのは難しいことなのです。

まずは，ゆっくりと取りかかるべきである。家族に関わることに夢中になってしまい，患者がのけ者にされたと感じることがないように注意すべきである。家族は支援することに両価的な想いを抱いているかもしれないので，彼らが抱く複雑な感情を探索することが役に立つ。後退したとしてもそれを認めるようにして，次の機会に実践できるように，学んだことに焦点を当てて振り返るようにする。家族が燃え尽きてしまい，患者が前進するのを支援するエネルギーを低下させてしまう理由のいくつかが，以下に示されている。

- トライしてみたけど駄目だった。
- 手助けしようとしたことで事態を悪化させてしまったのかもしれない。
- 彼女は変わることに複雑な思いを抱いているのだろう。

　これらの問題を取り扱うのに有用なスキルを身に付けることが役に立つ。治療者は，以下のようなことを話し，楽観的な意識を注ぎ込むことができる。

- 私たちの研究では，家族が疲れ果ててしまい，意気消沈することは珍しいことではないということが示唆されています。でも，私たちは，家族が管理するためのスキルを教えられて，特に同じ境遇の人とこのことを話し合えたなら，再び活力を取り戻せるということを見出したのです。あなたは，ワークショップに参加することに興味がありますか？

結論

　家族と共同するにあたって，単純な「お決まりの」アプローチなどは存在しない。治療者は，小さな実験を計画し実行してみるといったような科学的な臨床家の姿勢を持たなければならない。振り返りと評価の継続したプロセスが必要である。いくつかの明白な事実が存在する。治療者は家族皆に尊敬と共感を示さなければならず，高いところから見下ろすような態度を取るべきではない。治療者はできる限り，対立や批判，軽蔑といった関係性に巻き込まれないようにすべきである。

　第10章では，内省する能力と感情処理能力を発達させるための方法として，

作文課題の活用について述べる。私たちは作文課題の治療効果を検討することから始め，語りのなかによく表れるテーマと，認知行動療法の分析テクニックを用いて何を解きほぐすことができるかということについて考察することにする。

文献

Bardone-Cone, A.M., Wonderlich, S.A., Frost, R.O., Bulik, C.M., Mitchell, J.E., Uppala, S. et al. (2007). Perfectionism and eating disorders: Current status and future directions. *Clinical Psychology Review* 27: 384-405.

Blair., C., Freeman, C. & Cull, A. (1995). The families of anorexia nervosa and cystic fibrosis patients. *Psychological Medicine* 25: 985-993.

Dugas, M.J. & Ladouceur, R. (2000). Treatment of GAD: Targeting intolerance ofuncertainty in two types of worry. *Behavior Modification* 24 (5): 635-657.

Dugas, M.J., Gagnon, F., Ladouceur, R. & Freeston, M.H. (1998). Generalized anxiety disorder: A preliminary test of a conceptual model. *Behaviour Research and Therapy* 36: 215-226.

Enten, R.S. & Golan, M. (2008). Parenting styles and weight-related symptoms and behaviors with recommendations for practice. *Nutrition Reviews* 66(2): 65-75.

Kyriacou, 0., Treasure, J. & Schmidt, U. (2008). Expressed emotion in eating disorders assessed via self-report: An examination of factors associated with expressed emotion in carers of people with anorexia nervosa in comparison to control families. *International Journal of Eating Disorders* 41: 37-46.

Lopez, C., Tchanturia, K., Stahl, D., Booth, R., Holliday, J. & Treasure, J. (2008a). An examination of the concept of central coherence in women with anorexia nervosa. *International Journal of Eating Disorders* 41 (2): 143-152.

Lopez, C., Tchanturia, K., Stahl, D. & Treasure, J. (2008b). Central coherence in eating disorders: A systematic review. *Psychological Medicine* 38 (10): 1393-1404.

Lopez, C., Tchanturia, K., Stahl, D. & Treasure, J. (2008C). Central coherence in women with bulimia nervosa. *International Journal of Eating Disorders* 41(4): 340-347.

National Collaborating Centre for Mental Health (NCCMH)(2004) National Clinical Practice Guideline: Eating disorders: Core interventions in the treatment and management of anorexia nervosa, bulimia nervosa, and related eating disorders. National Institute for Health and Clinical Excellence. Available at www.guideline.gov/summary/summary.aspx?doc_id=5066 (accessed 30 April 2009).

Sassaroli, S., Romero Lauro, L.J., Maria, R.G., Mauri, M.C., Vinai P. & Frost,R. (2008). Perfectionism in depression, obsessive-compulsive disorder and eating disorders. *Behaviour Research and Therapy* 46: 757-765.

Schmidt, U. & Treasure, J. (2006). Anorexia nervosa: Valued and visible. A cognitive-interpersonal maintenance model and its implications for research and practice. *British Journal of Clinical Psychology* 45 (3): 343-366.

Sepúlveda, A.R., Kyriacou, O. & Treasure, J. (2009). Development and validation of the Accommodation and Enabling Scale for Eating Disorders. *BMC Health Service Research* 9.

Soenens, B., Vansteenkiste, M., Vandereycken, W., Luyten, P., Sierens, E. & Goossens, L. (2008). Perceived parental psychological control and eating-disordered symptoms: Maladaptive

Perfectionism as a possible intervening veriable. *Journal of Nervous and Mental Disease* 196: 144-152.

Southgate, L., Tchanturia, K., & Treasure, J. (2005). Building a model of the aetiology of eating disorders by translating experimental neuroscience into clinical practice. *Journal of Mental Health* 14: 553-566.

Treasure, J., Tchanturia, K. & Schmidt, U. (2005). Developing a model of the tratment for eating disorder: Using neuroscience research to examine the how rather than the what of change. *Counselling and Psychotherapy Research* 5 (3): 187-190.

Treasure, J., Lopez, C. & Roberts, M. (2007a). Moving towards the use of endophenotypes in eating disorders in order to make progress in terms of aetiologically based diagnosis and treatment focused on the pathophysiology. *Paediatric Health* 1: 171-181.

Treasure, J., Smith, G. & Crane, A. (2007b) *Skills-Based Learning for Caring for a Loved One with an Eating Disorder: The New Maudsley Method*. Hove: Routledge.（友竹正人・中里道子・吉岡美佐緒＝訳（2008）モーズレイ・モデルによる家族のための摂食障害こころのケア．新水社）

Treasure, J., Sepúlveda, A.R., Macdonald, P., Whitaker, W., Lopez, C., Zabala, M. et al. (2008). The assessment of the family of people with eating disorders. *European Eating Disorders Review* 16: 247-255.

Ward, A., Ramsay, R. & Treasure, J. (2000a). Attachment research in eating disorders. *British Journal of Medical Psychology* 73 (1): 35-51.

Ward, A., Ramsay, Turnbull, S., Benedettini, M. & Treasure, J. (2000b). Attachment patterns in eating disorders: Past in the present. *International Journal of Eating Disorders* 28: 370-376.

Ward, A., Ramsay, R., Turnbull, S., Steele, M., Steele, H. & Treasure, J. (2001). Attachment in anorexia nervosa: A transgenerational perspective. *British Journal of Medical Psychology* 74 (4): 497-505.

Whitney, J., Haigh, R., Weinman, J. & Treasure, J. (2007). Caring for pe1ople with eating disorders: Factors associated with psychologlcal distress and negative caregiving appraisals in cares of people with eating disorders. *British Journal of Clinical Psychology* 46: 413-428.

第10章
書くこと
考える能力と情動プロセスを発達させる方法
Writing as a tool for developing reflective capacity and emotional processing

ジャネット・トレジャー＋ジェナ・ホイットニー
Janet Treasure and Jenna Whitney

はじめに

　治療における作文課題は，私たちが摂食障害の患者の個人治療を行ううえで，重要な要素となっている（Schmidt et al., 2002 ; Treasure & Schmidt, 2008 ; Wade & Schmidt, 2009）。摂食障害が家族の生活にどのような影響を与えているかということを理解するのを手助けしてもらい，交流プロセスを検討するための内省を促す道具として，このアプローチを家族と一緒に用いてきた。本章では，私たちは，治療プロセスの一部として，この作文課題の活用方法を論じる。ここで提示されている親の作文課題は，拒食症の臨床試験のなかから生まれたものである。しかし，それらの課題のテーマの多くは，拒食症以外でも同様に生じるものであり，既述のいくつかの治療的配慮と同様に，他のタイプの摂食障害にも応用できるだろう。私たちは，この病気についての家族の寄与と彼らの感情反応を分析するために，作文課題の内容を細かく分析する。ここから生じてくるテーマは，拒食症の対人関係的な要素と関係した認知行動的概念化を特徴付ける。後ほど，第12章において，集中的なデイケアの枠組のなかでの作文課題の活用について説明することで，このプロセスについてさらに詳しく述べることにする。

作文課題の治療効果に関する研究

　困難な体験について書くことは，心理的健康感に良い効果を持っていることが示されてきた。書くことは，感情とイメージを言葉と論理的な物語に変換することによって効果を発揮する。このことは，人が自分の体験を統合し組み立て直すことを手助けする。そして，問題から距離を置くことと別の視点から問題を見ることを可能にする。それはまるで，体験が意味と論理的構造をいったん獲得してしまうと，統制の手段を持つことになって，より管理しやすくなるかのようである（このアプローチの解説は，Smyth & Pennebaker (1999) を参照）。

　感情を処理する手段として作文課題を活用することは，Pennebakerと彼の同僚たちの研究の関心事であった。このグループはストレス体験について書くこと（思考と感情について書くことを明快に教示する）の効果を，中性的な事柄について書くことの効果と比較した。彼らは，外傷的な出来事について書くことが，長期的に身体的健康や心理的健康感，免疫機能，仕事，学校の成績を向上させることを発見した（Smyth & Pennebaker (1999) を参照）。短期的には，書いている最中や書き終わった直後に，自律神経系の興奮と苦痛が増大する可能性があるが，それは次第に落ち着く。このような方法で書くことによる感情の処理は，意気消沈するような生活上の出来事に付随した気分を改善するという点では，認知再構成法や問題解決法，あるいは気晴らしとなるような娯楽や活動のいずれにも勝っていた（Hunt, 1998）。

　Pennebakerの理論的枠組みを用いた研究のメタアナリシスでは，エフェクト・サイズ0.5という標準的な値が見出され，コントロールと比較して，実験的な環境に割り付けられた被験者では23%の改善を示した（Smyth, 1998）。そのメタアナリシスのその他の所見としては，作文課題のセッションの回数や時間は全体的なエフェクト・サイズには関係していなかった。より長期間にわたって定期的にセッションを行った研究では，より大きなエフェクト・サイズを示した。彼らは，作文課題による内省の効果はおおむね臨床的に妥当なものであり，年齢や性別，人種／民族性，社会的階級，その他のさまざまな垣根を超えて一般化できるものであると結論付けた。作文課題からより多くの恩恵を受ける人もいる。作文課題を行った後の健康面での利益は，抑制的で（Smyth, 1998）アレキシサイミア傾向を持った人（Páez et al., 1999）において，より大き

いように思える。摂食障害の患者はこのような傾向を示すことがよくあるので，彼女たちを治療するうえで，この所見は興味深い。

治療において内省を促進するための道具として作文課題を用いる

　私たちは，家族の治療セッションにおいて2つの作文課題を用いる。第1の課題は「子どもは私に何を伝えたいのだろうか」というテーマで手紙を書くことである。第2の課題は「拒食症の家族と一緒に暮らすことはどのようなものなのだろうか」ということである。私たちは，その課題を行うときには，抑制的にならず，あれこれ考えたりせず，自然に生じる直観的な感情あるいは不合理な信念をそのまま表出するように指導している。私たちは，作文課題を行う人は「必要であれば，その手紙を後で破り捨てるつもりで，自由に課題に取り組むべきである」ということを提案する。

　私たちは，家庭において拒食症に対して生じる感情的・実際的な反応についての洞察を得るために，「拒食症の家族と一緒に暮らすことはどのようなものなのだろうか」という作文課題を用いる。これらの作文内容はしばしば拒食症についての誤解のいくつかを例示している。これらの課題はまた，治療者が，拒食症を維持しているプロセスについてのフォーミュレーションを作り上げることを可能にする。そして，この情報は，これらの無用な落とし穴を打ち破ろうとする際の介入方法を決定するために用いられる。

　「子どもは私に何を伝えたいのだろうか」という作文課題は，全く異なった課題である。この課題の目的は，家族と拒食症患者の愛着の絆を強化することである。親はこのことを拒食症の子どもに直接宛てた手紙で書くことがしばしばある（「あなたは私に何を伝えたいの」）。親は，そのような手紙を書くことによって，子どもと再び接触し，子どもに対する自分たちの愛情と思いやりを強めるようになる。子どもにとっては，その手紙を読んだり，親がその手紙を読んでいるところを耳にすることが，「拒食症は私に安心と安全を与えてくれる」といった拒食症と関連した信念への依存に取り組み，それを軽減させるのにしばしば役立つ。それは，別の考え方，つまり「身近な人との関係で，私は安心と安全を得ることができる」という考え方を導入することによって達成される。

　重篤な拒食症の患者と家族のためのワークショップでは，私たちは通常は二

組の家族と一緒に活動する。そこでは，家族に対して，自分たちの手紙を皆の前で声に出して読むことを勧める。私たちは，「あなたは私に何を伝えたいの？」といったような愛情のある手紙は，特にそれが拒食症の患者に手渡されたときには，家族間のコミュニケーションを改善する重要な手段となることをしばしば見出す。治療者はグループの皆と一緒にその手紙についてじっくり考え，家族に，その手紙を書いている最中にどれくらい情緒的に引き込まれたか，そして，書いているときに，表出された内容に対して関心や驚きを抱いたかどうかを尋ねる。

家族の考えを理解する

　私たちは，家族に，彼らの体験の一場面についてだけ書くように依頼したので，Pennebacker らのグループによって発展した正確な実施手順を用いなかった。典型的なやり方では，何度も感情的に熱くなったり混乱した体験について書くことになる。しかし，Pennebaker (2004) は，治療における作文課題についてのとても素晴らしいセルフヘルプ・テキストのなかで，同じ体験について別の視点から書くことを可能にする広範な代替的作文課題を発展させた。別の視点とは，たとえば，別の参加者の視点から書くこと，感情的な説明と事実に基づく説明を交互に行うこと，他の参加者のために書くこと，細部に焦点を当てた見方に対してより大きな絵を描くこと，といったものを含んでいる。

　家族という文脈における全般的な目的は，拒食症を抱える人のケアに関するより深い別の見方を獲得し，苦しみの意味を見つけ出し，変化に向けた新しい道を切り開くための手段として，作文課題を用いることである。私たちは，グループにおける議論と内省の出発点として作文課題を用いる。多くの家族は，変化のプロセスの初めから終わりまで，彼らをガイドする手段として作文課題を活用し続ける。

テキスト分析

　私たちは，親の作文課題のいくつかを Pennebaker & Francis（1999）が開発したコンピュータによるテキスト分析プログラムである「言語照会と語計数（Linguistic Inquiry and Word Count : LIWC）」を使って分析した。このプログラムは，その作文課題で使用された感情的，認知的，構造的，言語的処理に応じて，文章を分析するものである。LIWC は逐語的な分析を行い，単語を 70 以上のカテゴリーに割り付ける。LIWC はそれぞれのカテゴリーに属する単語の割合を計算する。「感情的な書き込み」（深い感情的トピックについて書くことを求められた場合の作文）と「非感情的な書き込み」（非感情的トピックについて書くことを求められた場合の作文）のための平均基準値（mean reference values）を算出するために，43 の個人研究の結果が，Pennebaker & Francis（1999）によってまとめられた。分析の結果，私たちは，家族では感情的な単語の割合，特にネガティブな感情の単語の割合が高いことを見出した（Whitney et al., 2005）。怖れと不安に関係した単語の割合は，これまでの感情的な書き込みについて報告の割合の 2 倍であった。感情的な単語の使用には性差が認められた。母親は感情的な単語，特にネガティブな感情の単語を用いる比率が高く，悲しみと抑うつの領域において最も大きな差があった。

　テキスト分析アプローチは，抑うつと不安に関する質問票を用いたこれまでの私たちの研究結果を立証するものであり，拒食症を抱える人のケアが生み出す苦しみを強調している。

拒食症の患者と同居することについて述べた内容を質的に分析する

　私たちは親の作文内容について質的研究を行った（Whitney et al., 2005）。病気の認識についての Leventhal のモデルと関連した多くのテーマ，すなわち，原因，治療，経過，患者と家族の両方に関する結果に関係したテーマが作文のなかに現れる（Leventhal et al., 1992）。家族，特に母親は，この病気に反応して体験したさまざまな感情について記述した。

・私は圧倒されました。私はよく泣き疲れて寝ました。

　症状の強烈さと，それが睡眠や集中力，他の多くの活動をどのように妨害しているかということに関する記述は，家族がしばしば治療が必要なレベルの抑うつと不安を持っていることを示唆している。他には，自分でできる気晴らしや希望的観測といったような，彼らが実際に対処するために用いている認知的戦略について記述している人もいる。

・私は仕事に打ち込まなければなりません。忙しくしていれば忘れることができて，心の痛みも和らぐのです。でも，いつも痛みが舞い戻ってきます。
・私は，Bは家に帰ってきて，また幸せに上手くやっていくだろう，と言って家族を安心させ続けています。

　患者のきょうだいや子どもなどの他の家族は，この病気がいかに家族関係の大きな軋轢や言い争い，家庭内のストレスに満ちた雰囲気を引き起こしているかということを記述した。

語りのなかでの感情処理

　作文のなかで，家族はさまざまな強烈な感情を表出する。これらの感情は，圧倒的な悲しみや苦しみから，恐怖や怒り，敵意といったものまでさまざまである。多くの家族はまた，失敗感や不適切感と合わせて，罪悪感のような自己非難の感情を抱く。意外なことではないが，拒食症に対する情緒的反応について語るのは，父親ではなく，母親や他の家族である。父親はしばしばこの病気に対処するために自分が用いた戦略について話をする。この反応パターンは他の多くの病気においても認められる。このようなことについては，いくつかの説明がなされている。第1に，男性のケア提供者は自分自身の感情にあまり注目していないのかもしれないし，それゆえ，苦悩を識別して報告することをあまりしないのかもしれない。第2に，女性は感情的なコーピング戦略を用いて社会に順応しているのかもしれない。

認知行動分析のために作文内容を細かく分析する ── 拒食症患者をケアすることはどのようなことなのか？

　ここでは，私たちは，作文に含まれたテーマとそれらを支える感情，思考，信念，価値観を明らかにするために，作文内容を細かく分析した。これらのテーマは，家族の雰囲気，対人的な維持要因，コーピング能力，他の家族の生活の質を指し示すものとなる。このように，その家族の特異的な状況に応じた認知行動的概念化を行い，それに基づいた治療計画を作り上げるために，彼らはとても有益な情報を提供してくれる。

　たとえば，個々の家族ミーティングや家族のためのスキル・ワークショップといった治療的な文脈においては，治療者が自ずと現われるテーマについてじっくり考えることが役に立つだろう。たとえば，より極端な振り返り（話されたことを誇張して述べること）を行うことで，破局的で極端な様式で書く人がより適切な見方をすることを手助けすることができる。代わりに，一致しない意見を1回の振り返りのなかで同時に行う両面の振り返りは，食い違いを目立たせ拡大させることを手助けすることができる。かなり基本的なこれらの戦略によって，家族が考え方と行動のいくつかを変える手助けをすることができる。

　以下の引用文は，いくつかの中核的なテーマを説明している。私たちはそれらについてコメントし，家族の語りのなかのテーマの重要な部分を太字にして強調した。

無力感

- 全く自信が持てない。たとえば，女性としては，男の人が不能で役に立たないときにどんな気持ちになるかというのは分かるけど……。子どもが痩せ衰えるのを見るなんて。

コメント ── これは，娘の病気の経過に影響を与える能力が自分に不足しているといったような誤った認識である。このような考えに対する治療者の振り返りとしては，そのコメントを否定する結果につながるような，親の無力感と絶望感について希望の光となるような実例を示すことによって，誇張した形で話

すことである。たとえば，治療者は「あなたはすっかり自分が無力だと感じているのですね。あなたが何かをすることでこの状況が少しでも改善するとは思えないのですね」と言うかもしれない。治療者は，親がどのようにすれば患者の自分自身をケアする能力を改善させることができるかということについて，実際的な戦略を説明して実行する。時には，白か黒か的な思考が親の反応に影響を及ぼすことがある。

- 娘が治ったとしたら，私には何もすることがない。

コメント —— このような極端な反応を振り返るときには，治療者は，両手を目一杯伸ばして，2つの話の極端な食い違いを示すようにするだろう。

依存

- 愛情が不十分だったということに気づいて，話しかけ，説き伏せ，甘い言葉をささやき，理解し，勇気づける。**彼女がむせび泣いている間，膝をついて横に座り，彼女を腕に抱えて優しく揺する。この弱々しく気難しい痩せこけた人は30歳になるが，子どものような身体をしている。**

コメント —— これは，拒食症の患者が，子どもの状態に退行したように振る舞うことによって，いかにしてケアを引き出しているかということをはっきりと示している。家族と一緒に取り組む目的は，彼らの子どもがこのような依存から脱却する手助けをすることである。このことをより詳細に検討することが役に立つ。なぜなら，ここで提示されている親の反応は，役に立たない過保護な対応（カンガルー・タイプ）の可能性があるからである。治療者は，時間をかけてこの交流パターンを分析することになる。

- 私は心の痛みを理解していなかった。それに伴って起こるうつの悲惨さや霧がかかったような気分を理解していなかったのです。彼女は悪夢を見て大声で泣き叫んだ。そんなことがなければ，私は，**彼女が息をしていることや自傷行為をしていないということを確かめるために部屋に忍び込むでしょう。私たちは家のなかで彼女を一人**

にしないようにしていました。

コメント ── この報告も，親がいかにして，子どもの年齢に不相応で現実のリスクを度外視した多大なケアと保護を提供することになってしまうか，ということを説明している。この病気の危険に関する破局的な信念を持ち続ける傾向は，リスクについて効果的な判断を下すために必要な情報が十分に親に提供されていないことから生じている。この治療のひとつのポイントは，必要な知識やスキルを親と共有し，彼らが現実的な判断をすることができるようにすることである。母親は，明らかに，過保護な対応（カンガルー・タイプの反応）をしてしまう傾向がある。治療者は，親と共同して，彼らの怖れの源が何であるかということを穏やかな態度で分析し，彼らがこのような過保護な反応を止めるように支援する。問題解決アプローチがこの種の分析を体系化する手助けになるだろう。

「意識された意図（conscious intent）」の誤った帰属

- …はとてもぞっとするようなことじゃないかしら？　ぞっとすることですよね。なぜなら彼女がそれを選んだのだから。
- 子どもが成長したがっておらず，時計を止めて，ゆっくりと死に向かう道を進んでいるということに気づく。

コメント ── このような報告は，症状の背後に存在するかすかな意図を含んだものであるが，現在のところそのようなことを支持する根拠は存在しない［▶1］。臨床家は無意識的なメカニズムに関する理論を発展させてきた。たとえば，傑出した拒食症の研究者である Arthur Crisp 教授は，拒食症は成長に対する怖れによって引き起こされるものだと考えた。しかし，この説を支持するデータは何もない。今日では，拒食症の患者は成長しないように意図的にそうしているのだと考える臨床家は，もしいたとしてもわずかである。

　次の引用文は，あるきょうだいからのものであり，そのきょうだいもまた，この病気について，それが意図して自発的になされたものであるかのような誤解を抱いている。

- 私は，夏になって私たちが立ち去るまでは，どんな問題も無視し続けようとしてきた。お母さんは本当にすごく心配していたし，Mと私は上手くいっていなかった。でも，私たちはきょうだいだし，時には議論すべきだと思う。私はMとこれ以上体重を減らさないようにすることを約束した。私はこれまでもしばしばMを説き伏せることができたし，彼女もそうすることに同意した。でも，事態は変わってしまった。私はMと長い間そのことについて話をしてきたし，彼女が本当に良くなることを願っていたのだ。

コメント ── これは，意識的に行っていることは意識的に止めることもできる，ということを仮定している。しかし，通常は，物で誘惑したり，褒美を与えたりするやり方では上手くいかない。むしろ，その人が拒食症以外の別の対処法に目を向けるのを手助けするためには，感情面でのサポートとコーチングや助言を提供するための定期的な面接が必要である。

自己非難と罪悪感の誤った帰属

- そうすると母親はどう思うだろうか？ 失敗してしまった，役に立たなかった，私が悪かった，愚かだったと思い，激しい罪悪感を感じる。

コメント ── 家族の要因によって摂食障害が引き起こされるという証拠は何もない。遺伝的なリスクは少しあるかもしれない。しかし，もちろんこれは親がコントロールできることではないので，罪悪感を抱くことはない。家族によるこのようなネガティブな自己描写は，根拠のないものである。そのように考えてしまうと抑うつ的になるだけであり，家庭内にネガティブな雰囲気を醸し出してしまう可能性がある。治療者は，家族がこのような役に立たない信念に挑み，この病気の原因についての考え方を再構築できるように手助けする必要がある。

　治療者は，罪悪感を軽減するために家族と共同することを目的としている。治療者はこのような報告について，以下のように考えるかもしれない。

　　原因と結果を探すのは人間の自然な性質です。そうすることで私たちは安

心感を得ることができますが，そのようなやり方は拒食症の場合は役に立たないでしょう。私たちがあなたにしてほしいことは，あなたの子どもが拒食症と関係のない世界とつながることを手助けするために何ができるか，ということに焦点を絞ることなのです。私は，心理士や精神科医が一般的に拒食症の原因だと考えている要因について，説明することができます。発症に関与していると考えられている遺伝子や生活上の出来事，情報処理スタイルといった多くの要因が存在するのです。でも，何も証明されていないのです。はっきりしないままなのです。ひとつだけたしかなことがありますが，それは，あなたが自分自身を非難したり，罪悪感を抱いたりすることは，あなたの子どもが前進して病気を克服するのには役立たないということです。

自分のなかにネガティブな感情を受け入れられないこと

- ひどい苦しみの真っただ中で，ずっとイライラしている。だから，悪くなったように感じてしまう。私って，ひどい人。

コメント ── ここで，私たちは，どれほどこの母親がネガティブな感情を抱くことに耐えられないかということが分かる。彼女は自分に対して「ひどい人」というレッテルを貼っている。治療者はこのような表現について検討することになるだろう。喪失に対して怒ることは人間の自然な反応である。このような感情反応をしてしまうことで自分のことをひどい人だと表現するのは不適切である。ネガティブな感情を抱くことに耐えられなかったり恥ずかしいと感じることは，拒食症を抱える人にみられる「回避」のパーソナリティ特徴とかなり似ている。私たちはシナリオに対する作文を解析して，家族は自分自身の感情反応を普段は否定するか無視していることに気づいた。この感情の無視や否定は，私たちが家族との共同作業で改善しようとしている特徴である。私たちは，患者の意思決定の案内役となって彼女が行動を計画するのを手助けするために，親が賢明な感情使用のモデルとなれるように支援しようとしている。拒食症に対する怒りは，親が子どもを粘り強く支援するための有益な動機付け因子となりうる。治療者は，適応的な行動の存在を否認しようとしたり，それらを覆い

隠そうとするのではなく，適応的な行動を引き出すために，家族が強烈な感情反応を活用する手助けをするようにする。

自己感と自尊心に対する脅威

以下の文章は，頑固な拒食症の娘を持つ母親が述べたものである。

- まず最初に，私は，知らない人たちに自分たちの生活の詳細を話さなければならなかったことにものすごく腹が立ったことを思い出します。全てのものが持ち去られたような感じがして，私には何も残されていないと感じたのです。

コメント ── この母親は，精神医学的アセスメントによって傷つけられたと感じた。彼女は回避性パーソナリティ傾向と不安定な愛着様式を持っていたので，このようなアセスメントに伴う親密さに敏感だった可能性がある。これまでの研究で，私たちは，母親と子どもの両方が，不安定で回避的な愛着様式を共通して持っていることを見出した (Ward et al., 2001)。彼女は，プライバシーの喪失を，不名誉で恥ずかしいことだと感じたのだ。

巻き込み

- Tは食べることを懲罰的に受けとめているので，食事の時間はしばしばストレスの多い状況になってしまう。私がずっと罰を与え続けていることになってしまうのです。

コメント ── ここにはいくらかの思考の融合があり，母親は娘の考え方を取り入れて，彼女に食べさせることで罰を与えているという信念を持つようになってしまっている。このような感情移入や巻き込まれは，役に立たないものである。むしろ，遂行すべき必要な医学的処置を行うときのように，いくぶん冷静に，そして，超然とした態度で食事を取らせる方法を家族に教えることが役に立つ。たとえば，癌に対する化学療法との類似性を活用することが役に立つだろう。治療者は，このような信念がいかに理にかなっていないものであるかということを説明するために，以下のような大げさな振り返りを用いるかもしれない。

あなたの娘さんは食べることに対してとても不安があり，彼女のなかの拒食症の部分は食べることは懲罰だと考えているのです。あなたは毎日，彼女に苦痛を与えていると固く信じ込んでいるのですね。

他の家族のニーズ

- 私は絶えずストレス状況に置かれていて，ずっと薄氷を踏んでいるような気持ちなのです。私がTと長時間話をしたために，Xがイライラしているのが分かります。

コメント ―― これは他の家族のニーズがいかに無視されているかということを明確に示している。このことはすぐに，家庭内での嫉妬や敵意，罪悪感へとつながる。「薄氷を踏んでいるような」という言葉は，母親が平和を守り，維持しようとしていることを示唆している。この母親は，いくぶんカンガルー・タイプの行動を取っているのかもしれない。家族は，変化に向けて努力することと，そのプロセスは時間を要し，患者にとっては大変な勇気とエネルギーを要するということを受け入れることの，賢明なバランスを見つける必要がある。

特に，きょうだいが無視されたと感じてしまう恐れがある。

そして，今では，いつも不満ばかり言う，甘やかされた駄々っ子のせいで，Mと僕はいつも母親の注意を引こうとして競争していた。Mが病気になってからは，彼女は100％の注目を集めるようになった。僕は，昨年は家に電話するのが嫌だった。というのは，調子の悪いMについての話を2時間も聞くことになるのだから。だから，どうしてもやむを得ないときだけ電話をした。僕はいつも母親と話をしてうっぷんを晴らし，すっきりした気分になりたくて電話していた。でも，今では，僕が母親に電話するときはいつだって，調子の悪いMの問題について話すことになる。僕がMと話をすると決まって調子が悪くなる。人生がどれほど過酷なものであるかとか，どれくらい冷え症がひどいかといったことを長々と話すのだ。母親は定期的にEメールをくれるけど，Mの話が1ページ半も書いてある！ それをひどいと感じるのはおかしなことだろうか？ 僕も彼女の子どもなのだ。このような不満は，僕に放蕩息子の寓話を思い出させる（「僕はずっと良い子にしてきたのに，あなたは僕に太った子牛をご馳走してくれることはなかった!!」）。

コメント ── この手紙は，どのようにして拒食症のために他の家族のニーズが無視され，顧みられないかということを非常にはっきりと示している。きょうだいが複雑な感情やこのような嫉妬や羨望といったかなりネガティブな感情を抱くことはよくある。しかし，彼らがそのような感情を思い切って口にすることは稀である。他の家族はこの病気によって放ったらかしにされ，この問題のために多くの時間が割かれるのを不愉快に思っている。私たちは，きょうだいが他のきょうだいと一緒に手を組んで，このような体験を共有することがしばしば役に立つことを見出した。おそらく，嫉妬心を和らげる最善の方法のひとつは，率直な態度で，そのことを他の人に話すことである。

治療者は，このようなはっきりと口に出して表された要求を賞賛すべきであり，感情や要求を明確に表現することは，子どもっぽい反応ではなく，自然で成熟した反応だということを示すように努める。実際のところ，治療者は，きょうだいが感情の健全な表現の仕方や受け入れ方を学習するためのモデルとなり，拒食症を抱えるきょうだいの模範となってほしいということを伝えたいのだ。他者が解決の手助けをすることができるのは，その人が感情についてはっきりと表現することができる場合だけである。

家族と患者の「変化のステージ」の違い

・私は，Tが援助を受け入れようとしないことに，とても不満を感じています。

コメント ── これは，患者と家族が異なった変化のステージにいるために生じている困難を説明している。家族の注意が，娘が変わるところを見たいということだけに向いてしまうことはよくある。まず最初に自分たちの行動を変える必要があるということを考えるのは難しいことなのだろう。両価的な想いは変化のプロセスにつきものだという認識は，拒食症の苦しみに対する有益な洞察を提供することになり，妥協や現実的な目標へとつながることを可能にする。

ケアを提供することの肯定的な側面

- 良く言えば，私は辛抱強い人間であり，他の人のことをあまり批判しません。私は，もしTが回復すれば，私たち家族はより強くなれるし，同じように他の人の役に立つことができるのだと思いたいのです。

コメント ── このような肯定的な発言を大事にすべきであり，治療者は，憂うつを予防する手段としてそれらを活用しなければならない。回復した後で，この経験からさまざまなことを教えられ，結果的により親密な関係になれたということを家族が話すことがよくある。治療者は以下のように言うだろう。

> あなたのなかのある部分が，このような困難にもかかわらず，成長し内省する能力を発達させることができたことを認めたことは，興味深いことです。この経験が教えてくれたことをあなたは他の人にも伝えることができるのです。そのことを私にもっと話してもらえませんか？

家族と患者の双方の内省を促進する

　以下の文章は，ある父親からのものである。

- 娘の病気によって，私は自分の息子の感情と要求をよりよく認識できるようになり，彼が家庭生活にもっと肯定的に関われるように，彼の話に耳を傾けることができるようになりました。

コメント ── 治療者はこのようにいかなる肯定的なコメントに対しても，注意深く耳を傾け，それを強化するようにする。親は，娘が病気を克服するのを手助けする際に必要なスキルを用いて，他の家族とコミュニケーションを取ったり彼らの話を聞いたりすることができるということを，しばしば述べる。
　治療者は，以下のような質問によって，肯定的なコメントを引き出すことができる。

私たちは，多くの苦しみや困難にもかかわらず，自分たちに起こったことから学ぶことができたと述べる家族をしばしば目にします。このような経験をしたことがありますか？

肯定的な是認に焦点を当てる

- どちらかと言えば，彼女は悪くなっている。でも，一方では，それは考え方次第だわ。体重は回復していないけど，彼女は多くのことを学んだし，友達もたくさんできて，他の人から洞察を得ることができた。だから，全てを失ったわけではないと思うわ。

コメント ―― 治療者はこの機会を活用して，母親が娘の生活のなかに肯定的な部分を見出していることを褒め，それに対して，たとえば，以下のような振り返りを用いてコメントするだろう。

- あなたは，娘さんが生活を広げていこうと頑張っていることに気づいているようですね。
- 彼女が社会と結び付きを持ち始めたことを示すサインのようなもので，何か気づいたことが他にありませんか？

喪失感

　以下に提示されている「拒食症の家族と一緒に暮らすことはどのようなものなのだろうか」というテーマについての，ある母親の作文からの引用例は，子どもが極めて慢性の拒食症を患っている場合に，ひとりの親が体験するあらゆる喪失をはっきりと説明している。

- 最初は，Ｓが良くならないなんて思いもしなかったわ。

コメント ―― 多くの親，もちろん医師もだが，拒食症を一過性のものだと考えてしまう。臨床家にとって，進歩についての現実的な議論と回復の見込みとの

バランスを取ることと，希望の雰囲気を醸し出すことは容易なことではない。このケースでは，病気になってから18年経っているため，娘が完全に回復する可能性はとても低い。しかし，家族は正確な情報を与えられたなら，この病気に対する反応に責任を持ち，このことを念頭に置きながら将来の適切な計画を立て，決定することができる。

- 女の子の集団が歩いているところや走っているところを見ると，彼女たちは笑顔で，幸せなのだろうと思います。いわゆる正常な生活を送っているのです。たとえそれがどのようなものであったとしても。**彼女たちのなかにSがいてくれたらなあ**，と思ってしまうのです。

コメント ── 健康な子どもを失うことを悲しむのは，避けることのできない人間の性質である。治療者はこの言葉を活用して，子どもと一緒に拒食症と関係のない活動を計画するモチベーションを高めるように介入できるだろう［▶2］。たとえば以下のように ──

- ケアを受けずにやっていくことが，あなたの娘さんにとって非常に難しいということが問題なのです。どうすれば彼女がそのような機会を得られるようにサポートできると思いますか？

このような願望的な思考は，不適応的なコーピング反応の可能性がある。治療者は以下のようにして，問題についてあれこれ考えることから解決を見つける方向に，議論を移していくことになるだろう。

- あなたの娘さんが社会に出ていこうとしていることを示唆するサインのようなものが，何かありましたか？

スティグマ

- 私たちがお店に行くと人々が振り返ります。悲しいけれど，彼らが振り返るのはもう一度私たちのことを見たいからです。**私は傷つき，怒りを覚え，恥ずかしく感じます。**

コメント —— 拒食症が他の人にもはっきりと分かるようになってから，不名誉の烙印という問題がとりわけ顕著になる。家族はしばしば他の人の反応によって，恥ずかしさや挫折感，怒りを感じる。これを上手く処理する正しい方法や法則はないが，親がこの問題に率直に取り組むことが，おそらく最も適応的なものである。拒食症の患者は，しばしば他者との関係から撤退し，この病気を秘密にしておこうとするため，訳が分からなくなる可能性がある。このような回避は，家族が適応的に対処するのを邪魔するかもしれないので，このような制約に耐える必要がある。治療者は家族をコーチし，以下のような介入を勧める。

- あなたに問題があることを友達に知らせる必要があるわ。そうしないと，彼らはどこか問題があるのだろうということは分かるけど，それが何なのかが分からないので，心配することになるわ。
- あなたが他の人に自分の病気を知られたくないと言っているのを聞いたわ。でも，私にはあなたをサポートするために，友達からの支援や励ましが必要なの。
- 私は自分自身の感情や反応を，家族や友達に打ち明ける必要があるわ。

先の計画を立てることができない

- 私は自信を持って言いますが，先のことを考えることができないのです。

コメント —— 先の計画を立てることができないということを，多くの人が悲しみをもって口にする。治療者は，家族と共同して，どのようにして計画を立てることができるかを検討すべきであり，危機的状況に対処するための取り決めがなされるべきである。

・彼女が家に帰ってくる週末は，生活が彼女中心に回らないようにするのは難しい。

コメント ── これはケアを提供する方法が揺らいでいることを示しており，おそらく過保護なカンガルー・タイプの過剰反応なのだろう。

原因を理解する必要性

・私は，自分の彼女への揺るぎない愛情は，あらゆるものにつねに勝っているということをMに分かってほしいと思っています。私は，彼女に気持ちを打ち明けてほしいと思っているし，感情を表して，自分の問題とそれがいつ最初に始まったのかということを話してほしいと思っているのです。私は本当にそのことを知りたいと思っているし，何でも聞く用意があります。

コメント ── このような親密さと完璧な理解を求める願望は，過剰な期待につながるかもしれない。拒食症を抱える人は，高い回避傾向を有しており，自分たちの問題を簡単に概念化することができない。さらに，彼女たちは，親と親密な関係を持つことが特に難しい発達段階にいる。一方で，他者とコミュニケーションを取る能力は回復の重要な土台でもある。したがって，治療者は次のように問いかけるだろう。

・あなたの娘さんが安心と安全を感じることができて，あなたにもっと心を打ち明けることができるような状況を作るためには，どうすればいいでしょうか？

　一方で，以下の引用文は，ポジティブな結果を期待しながら患者に報酬を与えるといったような，道具的手段を用いることの困難と無益さを説明している。

・私たちは，Oに食べることを促すために，「目一杯の休暇」を何度か取ってみた。休暇はまだまだ私たちに残されているけれど，そんなことをしても彼女の病気の解決にはならなかった。

コメント ── 拒食症の患者に，じっくり考えて自分自身の感情や長所，困難を

理解する機会を提供することは，物質的な報酬よりも，より有用なスキルと報酬となる。

完璧主義

　親が，患者と同程度の高いレベルの基準と完全主義を持ち合わせていることがある。このために，彼らは自分自身とその能力についてネガティブな判断をしてしまうのである。それゆえ，治療者は，家族と患者の双方の完璧主義的な基準を緩和する必要がある。Bob Palmer は素晴らしいジョークを用いてこのことを説明している。つまり，高度な完全主義を持つ家族は「くそったれ（oh sod it）」遺伝子を欠いており，それを埋め合わせることを学ぶ必要があるということを提案している。

　次の引用文は父親からのものであり，拒食症のリスク・ファクターである完全主義と強迫的な気質が，いかにポジティブな側面と問題となりうる側面の両方を持っているかということを例証している。しかし，親（と学校）がこれらの傾向を強化してしまい，その傾向が意に反して極端なものになってしまう怖れがある。

- O はとても驚くべき子どもでした。**彼女は物事を計画し組織することに関して，ものすごい才能を持っていて，彼女の作業のスピードは私がこれまで経験したことのないものでした。**彼女はあらゆる才能にあふれていたけど，自己非難的であり，成功よりも失敗にばかり関心を向けています。

家族がバランスを取ること

　以下の父親からの引用文は，拒食症患者の親が直面しなければならない難しい決定を明示している。押し付けがましいことと過保護なこと，無関心であることのバランスは，とり扱いが難しいものである。

　　　このような生活は苦痛で気力を萎えさせるものです。愛する人がこのような病気　　　になっているのを見るのは本当に恐ろしいことです。実生活では，来る日も来る

日も，ほとんど信じがたい決定や判断をしなければなりません。彼女が何かを食べたと言ったとしても，その話を信用することができますか？ 彼女が昼食を取るときに誰かがそばにいるように勧めるのでしょうか？ そうしないとしたら，彼女のことを信じますか？ 拒食症が彼女に嘘をつかせているのが分かっているのに，それを信じることができますか？ 彼女の機嫌をとって昔の友人に会わせるようにするのですか？ それは彼女を子どものように甘やかしていることになりませんか？ 自分に任せてほしいというときの彼女は正常なのでしょうか？ たとえ彼女が何もしないということが分かっていたとしても彼女に任せるのでしょうか？ 彼女が不健康で強迫的で間違っていることに固執しているようなときでも，この病気の脅威を黙殺するのでしょうか？ あるいはその問題を回避しようとするのでしょうか？ 何とかやり過ごそうとしますか？ そうすることはこの病気と共謀することになるのではないでしょうか？ 彼女に医師の診察予約を取るように強く勧めますか？「いや，彼女は大人なのだから，自分自身に責任を持たなければならない」と考えるのでしょうか？ たとえ彼女が医師に診てもらう必要があることが分かっていたとしても，あるいは彼女が血液や他の何かの異常で倒れたとしても，そのような態度を取ることができますか？（拒食症の娘を持つ父親）

コメント ── この文章は，保護したり管理することと，自律性を強化したり任せることの至適なバランスを取る際の親の困難を明確に示している。簡単な答えなどは存在しないことは明白である。むしろ，実験的に「試してみて観察する」アプローチを取らざるを得ない。親は，娘の栄養状態が危険なレベルであることを示すサインと兆候にしばしば気づくことができるので，彼らがこれらの情報を娘と専門家にフィードバックすることが役に立つ。理想的には，治療者は，治療開始時の意志疎通の際に，このような率直さについて話し合っておくべきである。親が娘の健康についてひどく心配しているなら，治療者は親をコーチして，次のようなことを言うように勧めるだろう。

• 私は一部始終を見てきて，あなたの命が危険にさらされていると思うわ。もしそれが事実なら私の手には負えない。私たちは親として，あなたの健康を守ることを怠らないように法律で義務づけられているのよ。

病気を外在化する

　病気を外在化するアプローチ，つまり，病気を患者から切り離したり，なかでも共謀することや拒食症，非機能的な行動と交流することを拒むことは，親と子どもの間に争いが生じているという感覚を減じるのに役立つ．

> 以前，私は，悪魔という言葉を使っていたことがあります．それは呪われた中世の時代を思い起こさせるものですが，拒食症がひどいので，彼女と話していると時々そんなふうに思うのです．彼女の目は取りつかれたような様相で，それは私の知っている愛する娘ではありません．彼女は別世界に行ってしまったかのようです．何時間か経つとおさまります．そうすると，私たちはまた落ち着いて話し合うことができます．彼女は声を出して笑ったり，微笑んだりします．Dは自分自身をコントロールできる状態に戻っています．本当に，希望があるから私は生きていけるのです．

コメント ── 治療者が時間をかけて，この微かな希望の光について話し合い，それがどのようにして，そしていつ生じたのかということを検討することが役に立つ．そのねらいは，機能分析を完成させて，このような希望の光がもっと頻繁に生じて拒食症と関係のない行動が強化されるように環境調整を進めることである．

衰弱によって他者のなかに喚起される感情

- 私には，どのようにしてお母さんを手助けしたらよいのか分からない．**Mを見るのがとても怖いので，彼女から距離を置いていた．**

コメント ── 拒食症による衰弱は，それが極端な場合は，他者に怖れと嫌悪の感情を引き起こす．それは，ほとんどパフォーマンス・アートのようなものであり，ある種の反応を引き起こす．しかし，他者が無意識的に後ずさりしたり，距離を置いたりすることは，「怖い．皆は私と一緒にいたくないんだわ」といったような，その人の摂食障害の基盤となっている中核信念を強化してしまうことになる．

「子どもは私に何を伝えたいのだろうか」という作文課題のなかにあるテーマ

　私たちは，拒食症の患者と一緒に生活することについての親の作文内容から生じたテーマについて論じてきた。一方，「子どもは私に何を伝えたいのだろうか」という課題で作文するのはとても難しいことである。これらの作文内容は一様に感謝や愛情といったポジティブな感情を表している。私たちはこれらの文章が，拒食症の患者と親の間を橋渡しして，感情的な結び付きを再び生じさせることができることを見出した。このことは，拒食症の患者が，親が提供したいと思っている養育と愛情を理解し始めることが可能になることを意味しているだろう。私たちはこれらの文章によって関係の修復が促進されることを見出した。拒食症の重要な肯定的側面のひとつは，それによって患者が安心と安全を感じることができるということなので，このことは重要なことである。

結論

　治療における作文課題は，摂食障害の患者を抱える家族と共同で取り組む際に，有用な手段となる。なぜなら，作文課題を用いることによって心を打ち明けることができ，それによって治療者が原因帰属の誤りを発見するのが容易になり，その結果，この難しい病気の改善へとつなげることができる。このような親の語りは，感情面での重要なテーマを示してくれるので有用であり，それによって，その家族に固有のニードや状況に適合した個別の認知行動的フォーミュレーションが作成しやすくなる。さらに，それは感情処理の優れた媒体でもあり，家族の温かさやサポート，理解を増大させ，緊張関係の修復へとつなげることができる。

注

▶1. 私たちの臨床経験からは，意識された意図が存在しているので症状は「意思によって起こしたり止めたりすることができる」という考えは，拒食症よりも過食症に対して，より強く認められる。その結果，家族はしばしば過食症の患者をひどく批判してしまうことになる。このことは，多くの人（親，患者，一般の人々）が，過食

は「貪欲で，勝手気ままなもの」であり，嘔吐は「贅沢なもの」とみなしている事実と関係があるかもしれない。
▶2. 非常に慢性のケースでは，このようなことは，おそらく子どもの拒食症は大きく変わることはないだろうという母親の側の受容を前提としている。

文献

Hunt, M.G. (1998). The only way out is through: Emotional processing and recovery after a depressing life event. *Behaviour Research and Therapy* 36 (4): 361-384.

Leventhal, H., Leventhal, E. & Diefenbach, M. (1992). Illness cognition: Using common sense to understand treatment adherence and affect cognition interactions. *Cognitive Therapy and Research* 16 (2): 143-163.

Páez, D., Velasco, C. & González, J.L. (1999). Expressive writing and the role of alexythimia as a dispositional deficit in self-disclosure and psychological health. *Journal of Personality and Social Psychology* 77 (3): 630-641.

Pennebaker, J.W. (2004). Theories, therapies and taxpayers: On the Complexities of the expressive writing Paradigm. *Clinical Psychology: Science and Practice* 11: 138-142.

Pennebaker, J.W. & Francis, M.E. (1999). *Linguistic Inquiry and Word Count (LIWC)* (Computer software). Mahwah, NJ: Lawrence Erlbaum Associates Software and Alternative Media.

Schmidt, U., Bone, G., Hems, S., Lessem, J. & Treasure, J. (2002). Structured therapeutic writing tasks as an adjunct to treatment in eating disorders. *European Eating Disorders Review* 10: 1-17.

Smyth, J.M. (1998). Written emotional expression: Effect sizes, outcome types, and moderating variables. *Journal of Consulting and Clinical Psychology* 66: 174-184.

Smyth, J.M. & Pennebaker, J.W. (1999). Sharing one's story: Translating emotinal experiences into words as a coping tool. In C.R. Snyder (ed.) *Coping: The Psychology of What Works*. New York: Oxford University Press.

Treasure, J. & Schmidt, U. (2008). Motivational interviewing in the management of eating disorders. In H.Arkowitz, H.A. Westra, W.R. Miller & S. Rollnick (eds) *Motivational Interviewing in the Treatment of Psychological Problems*. New York: Guilford.

Wade, T. & Schmidt, U. (2009). Writing the therapies for eating disorders treatment. In S. Paxton and P.Hay (eds) *Interventions for Body Image and Eating Disorders: Evidence and Practice*. Sydney: IP Communications.

Ward, A., Ramsay, R., Turnbull, S., Steele, M., Steele, H. & Treasure, J.(2001). Attachment in anorexia nervosa: A transgenerational perspective. *British Journal of Medical Psychology* 74(4): 497-505.

Whitney, J., Murray, J., Gavan, K., Todd, G., Whitaker, W. & Treasure, J. (2005). Experience of caring for someone with anorexia nervosa: Qualitative study. *British Journal of Psychiatry*, 187: 444-449.

第11章
家族のためのワークショップ
Family and carer workshops

ジャネット・トレジャー＋アナ・ロサ・セプルベダ＋ウェンディ・ウィテカー＋
ジル・トッド＋カロリーナ・ロペス
Janet Treasure, Ana Rosa Sepúlveda, Wendy Whitaker, Gill Todd and Carolina Lopez

はじめに

　家族は，愛する人が病気を克服するのを手助けするために，できるだけ多くの情報を得たいと思っている。彼らはとても意欲的だが，成人の医療機関からの支援を受けていないことがしばしばある。これには，摂食障害の患者が変わろうとする心の準備ができていないので，治療を受けたことがないという理由と，医療保健の専門家が成人の患者の治療において，家族を治療に参加させることに消極的であるといった理由が考えられる。第4章で論じられたように，医療の専門家に混乱を生じさせる問題は守秘義務の問題である。これらの問題のいくつかを克服するために私たちが開発した解決策は，摂食障害の患者をケアする人々のためにワークショップを開催することである。どのようなタイプの摂食障害（拒食症，過食症）でも，病期や重症度にかかわらずケアを提供するために，私たちはあらゆる人々（親，パートナー，きょうだい）を対象にワークショップを行った。

　ワークショップは，摂食障害の患者が病気と闘うのを手助けするために，良き相談相手あるいはコーチの役割が担えるようになることを目標とし，参加者がスキルを発展させて，「専門的な」援助者となれるように構成されている。私たちには，一緒にワークショップを実施してくれる，動機付け面接のスキル・トレーニングを受けた援助者の仲間がいる。私たちは，慢性疾患のケアに役

立ってきたエキスパート患者（expert patient）という概念が，精神科医療の文脈においても適用できることを見出した。

ワークショップの目的

　すでに述べたように，このワークショップの目的は，家族にスキルを提供することによって，彼らが摂食障害に罹患している家族をより効果的に支援できるようにすることである。基本的に私たちは，摂食障害の治療におけるひとつの研修コースを家族に提供しており，それは，私たちが医療保健の専門家に提供する内容と同じようなものである。これらのスキルは，家族自身のコーピング戦略を改善し，燃え尽きを生じにくくし，ストレスを軽減する。私たちは，摂食障害の症状に対して激しく感情を表出して反応することを避ける方法を教えている。トレーニングは，変化についての超理論モデルと動機付け面接を，家族の文脈においてどのように適用し，どのように摂食障害との関係を変えていくかということに関する説明を含んだものである。最終的には，私たちは，摂食障害の患者が自らの行動を変える手助けをするために，家族に対してそれらのスキルの活用方法を教えることにしている。

　ワークショップの形式は，家族のなかに摂食障害の患者がいることの罪悪感と偏見を和らげるのに役立つ。無用の押し付けやプライバシー，機密保持の問題は生じない。この形式は，摂食障害の患者が必要な資源を手に入れるためにその場に居合わせる必要はないため，早期介入の計画を立てるのにとても有用である。

ワークショップの形式と実施要綱

　ワークショップは6週間にわたって毎週行われ，1回2時間である。実践的なワークショップについていくために，全ての家族に，援助者向けの本のコピーと必要な道具，プレゼンテーションのコピーが与えられる。ワークショップはパンフレットに沿って行われるため，心理教育などの教育的な関わりをする必要性は少なくなる。その結果，ほとんどの時間が，議論をしたり実用的なスキルを身に付けるために使われることになる。これには，シナリオを用いた

り，ロールプレイをしたり，実演してみせたり，といった形で指導することも含まれる。ワークショップの形式は，成人の学習において勧められている方法にしたがっており，じっくり考えたり，観察するための時間を多く取っている。自分についてじっくり考えることを促すために，次回のワークショップまでに記録形式の課題が用いられる。

第1回ワークショップ ── 摂食障害による不適応的な対人行動を変える

　この回では，第5章で述べられた家族のコーピングについてのモデルが紹介される。まず最初に，私たちは，家族のコーピングについてのモデル図のなかの家族が直接コントロールしている領域において，彼らが変化することができるかどうかを考えるように勧める。これには以下のようなものが含まれる。

- これまでよりも接触時間を少なくする
- 他の役割との至適なバランスを取る
- 人間関係においてバランスを取る
- 自分自身をケアする

　はじめに，私たちはバランスの取れた関係を構築し，第6章で述べたような極端な感情反応を示したり，過度に指図してしまうといった罠に陥ることを避けるための方法を説明する。動物の喩えは，このような役に立たない関係性のパターンを説明するのに，興味深い方法である。日々の交流のなかでどのようにしてこのようなパターンが生じてくるのかを観察し，じっくりと考えてみることで，話し合いに光明が生じる。家族は，しばしば極端な感情反応をしてしまうことがあり，苦悩や怒りで強烈な反応をしてしまったり（クラゲ），感情を持っていることを否認して撤退してしまったりする（ダチョウ）。管理という点においては，家族は過度に保護的であり（カンガルー），あらゆる役割を引き受けるか，あるいは，過度に支配するような態度を取り（サイ），極端に理論的になり，摂食障害の症状を否定するような態度を取ってしまう。たいていの家族は，自分たちの関係性のパターンがしばしばこれらの動物で喩えられる役割のひとつに当てはまっていることに気づくものである。

ワークショップでは，家族は少人数のグループに分かれ，自分たちの好ましくない交流パターンについて話し合う。そのねらいは，家族に，自分たちが摂食障害の症状を維持することに加担してしまっていた可能性についてゆっくりと気づいてもらい，考えてもらうことにある。私たちは，家族に，このような交流パターンのなかでの自分たちの役割を変えるかどうか，あるいは変えることができるかどうかということを考えるように勧めることによって，「変化に対する準備性」の問題や変化へのモチベーションを高めるための方法を教える。変わらなければならないのは患者である娘や息子，家族，パートナーであるということに気づくだけでなく，他の家族もまたそれに一役買っているということを認識することが興味深い展開点となる。他の状況においては，このことが障害となる親もいる。自分たちがその問題に関与しているとは思っていないのに，家族「治療」に関わらなければならないと思っている場合は，特にそうである。ワークショップで示される変化のプロセスは，ゆっくりとしたものであり，分かりやすく，構造的に安定したものである。

情動知能

摂食障害を抱える家族の良き相談役となるためには，家族は情動知能に基づいたスキルを磨く必要がある。これには，自分自身の感情反応についてじっくりと考えることができるようになること，感情にとらわれて圧倒されずに感情反応を意思決定の指標として用いることが含まれる。ワークショップでは，穏やかで温かい態度を保つためのアドバイスが絶えず繰り返される。自分自身の感情についてじっくり考える能力は，子どもに対して伝達することが十分に可能な中核的スキルである。摂食障害を抱える人は，このようなことが難しく，感情を回避し，完全に追い払ってしまうことを好む。

それゆえ私たちは，いかなる家族にとっても有益な役割は，感情を取り扱うコーチ役となることであり，情動知能を活用するモデルとなることであるということを提案している。家族は，自分自身の感情反応を否認し，無力化することによって摂食障害に反応してしまうということが，あまりにしばしば起こる。たとえば，自分たちの愛する人が食事を抜いたり，捨てたりしたのではないかという疑念が生じたときに，家族はその人に対して疑いを持った態度を取ってしまい，そのためにその人は怒りで反応し，家族が自分を信用していないと言っ

て非難するかもしれない。家族は，彼らを信用していないときでも，それを否定することがよくある。あるいは，挑発されたときでさえ，怒りやイライラした気持ちを否認するかもしれない。このようなことが，平穏を保とうと努力するなかで起こるのである。しかし，感情をごまかしたり，感情を回避することは，そのこと自体が感情の大切さを失わせることになるため，有害に作用する。このようなことは，摂食障害の患者が自分自身の情動知能を発達させて，それに対して自信を持つことを阻害することになる。波風を立てないようにしようとして，真実と正直さを犠牲にしてはならない。

　私たちは，家族のコーピング・モデルとそのモデルが要求する内容が自分たちに当てはまるかどうかを少人数で議論して，初回のワークショップを終えるようにしている。

第2回ワークショップ

　この回のはじめには，家族に強いストレスを生じさせている状況について分析することが求められる。この少人数での作業は，自分自身の欲求とコーピングスキルを向上させる方法に焦点が当てられている。ほとんどの場合では，このなかに，一歩引いて強烈な反応を減少させるためのスキルが含まれる。ワークショップは，家族に，自分自身も欲求を持った一人の人間であるということを考えさせる機会を提供する。専門家と家族に，ケアの役割から離れて充実した心地よい活動をするための安心できる状況をもたらす。苦悩の多い家族は，効果的な援助ができないということを強調したい。彼らは，子どもたちのためにも，自分自身を慈しむような行動の模範を示す必要がある。

　初期の段階では，家族がケアの仕方と変わりたいと思っているのかどうかを再評価することを考える。摂食障害との関わりのパターンを変えることの重要性と，そうすることに自信が持てるかどうかを考えるプロセスは，摂食障害を抱える家族が，その行動を変える際に経験するプロセスを理解するための枠組みを提供する。

　毎回のワークショップの最初に，世話役の人が，じっくりと考えることを強化し，情報を整理して意味のあるものにするために，前回のワークショップに対する反応を引き出すようにする。たとえば，私たちは，参加者に前回のワー

クショップで学んだことや前回のワークショップ後に実施した新たな行動を，何か1つ話してもらうように依頼している。

　それが終わると次は，どうすれば摂食障害との関係を変えることに着手できるかということを話し合う。私たちはこの病気を外在化するためのテクニックを教える。これは，「彼女はただ単に周りの人をイライラさせたいだけだ」とか「彼女はひねくれていて，人の言うことを聞かないからこうなっているんだ」というような，よくある誤った理解を修正するのに役立つ。それから私たちは，家族の振る舞いが，どのようにして患者の強迫的な儀式を許容し維持させているか，また，家族が摂食障害にどのように支配されているかを議論することによって，摂食障害が家族に影響を与える様式について話し合う。そして私たちは，よくみられる分裂機制や敵意，怒りについて話し合い，それらを容認するようにしている。最後に私たちは，変化についての超理論的モデルを説明して，このコーナーを終了することにしている。

　その後，家族は少人数のグループに分けられ，チェンジ・トークを引き出すために作成された心の準備度スケールを用いて，変化に対する準備性についてじっくりと考えることになる。彼らはしばしば自分たちが複雑な感情を抱いていることに気づいて驚く。彼らは，変わることの重要性についてのスコアと変化する自信についてのスコアの間に乖離があることに気づく。たとえば，彼らは，子どもの食事内容が硬直したものになること（例ウェイトローズの缶詰のセロリだけしか食べない）を手助けしてしまうことは，彼女が摂食障害と闘うことを支援していないことになるということに気づくかもしれない。それでも，彼らは波風を立てることを恐れており，反発されると上手く対処できないのではないかと心配なのである。

　私たちは，家族に少人数で課題をしてもらってワークショップを終了することにしている。その課題は，摂食障害との関係において，自分たちの行動のいくつかを変える準備ができているかどうかをじっくりと考え，変わることのメリットとデメリットについて検討するものである。これには，変わることの重要性と自信の2つについて考えることが含まれる。

第3回ワークショップ

　この回のワークショップは，傾聴するスキルを含めた上手なコミュニケーションのスキルを身につけることと，コミュニケーションの非言語的側面を理解する能力，そして，リフレクティブ・リスニングによって理解したことを言葉にするスキルを身につけることに焦点を当てている。私たちは，このワークショップの重要な側面を促進するために，家族自身の体験に基づいて，実演したり，ロールプレイを用いたりしている。私たちはまた，文章を読むことは簡単にできることなので，家族の摂食障害との交流の記録を分析し，上手く話をする能力を身につけるまで，傾聴や熟慮といった新たなコミュニケーション方法を計画する。

　家族は，少人数の安心できるグループのなかで，問題に焦点を当てた質問をするといったような実際的なコミュニケーション方法を練習する。私たちはリフレクティブ・リスニングのスキルを教え，オープン・クエスチョン（open questioning），是認（affirmation），注意深い聞き返し（reflection），要約（summaries）の頭文字を取ったOARSで表される原理を用いる。多くの家族にとって，この新しいパターンの交流を習得するのは必ずしも容易なことではないが，この方法が非常に解放的なものであることに気づく。家族は，摂食障害との相互交流の様式を変えることに対する複雑な感情を探索するために，これらのテクニックを用いる。家族は，拒食症にどのように向き合うかということを考えながら関係性を保つために，自分自身と子どもの両方の変化に対する準備性とその両者の乖離が意味することをじっくりと考えるようにする。

　第3回のワークショップの最後には，介入の仕方を変化のステージに適合させる方法を話し合う。いったん1つの概念が定義されると，私たちは再び成人学習理論を用いる。家族は，実験的に，それが自分自身の置かれた状況にどのように適合するかを検討することになる。観察の結果がそのグループに還元される。自分たちの行動を変えるためのステップは，実験に基づいて作成され，彼らはその結果を分析し，じっくり考えることになる。私たちは，進歩を深め，観察するための手段として，記述による表現法（expressive writing）（第10章を参照）を導入する。書くことは，距離をおいて物事について考えることや全体を概観すること，物事を別の視点から見ることを助ける。

第4回ワークショップ

この回のねらいは，より高いレベルの動機付け面接のスキルを身に付けることである。このようにして，家族は，微妙な感情を観察し，複雑な振り返りを行うスキルの手ほどきを受ける。それによって，その意味が深まり，感情についてじっくり考えることの重要性や価値が増し，その結果，共感能力が改善されることになる。もう1つの重要なスキルは，摂食障害トークから距離を取り，論争に巻き込まれないようにすることによって，抵抗を上手く処理する方法である。私たちは，人生とその大切な意味という文脈で会話を形作ることによって，摂食障害という細かな事柄からより大きな事柄へと移る方法を家族に教える。家族は，DARN-C（変わりたいという願望（desire），能力（ability），理由（reasons），必要性（need），約束（commitment））の頭文字で表されるスキルを学ぶ。最終的な目標は，家族が，自分たちの愛する子どもが摂食障害について抱いているアンビバレンスを明らかにし，現在の状態とより大きな理想のあいだの乖離を膨らませられるようにすることである。この回の終わりまでに，私たちは家族が自分自身の行動を変えるための計画を実行しはじめることを期待している。

第5回ワークショップ

この回では，家族が自分自身の行動や摂食障害との関わり方を変えることを考えることによって，どのようにすれば摂食障害の行動を変えるように働きかけることができるかという問題に取り組むことになる。行動変容の根拠となる理論が説明される。家族は，望ましくない行動が生じる可能性を増大させたり減少させたりする状況を観察するように教えられる。さらに進んで機能分析を行う。これは言い換えれば，先行する状況と行動の結果を検証することである。問題となっている摂食障害の行動についての機能分析から問題解決のための議論へと進んでいく。小さなグループで，小さな行動変容に向けた目標設定を行うことを促進するために，家族はOARSやDARN-Cといった動機付けのための傾聴スキルを用いることになる。グループワークでは，実験計画を立てるだけでなく，食行動を変化させるように働きかけ，変化することの重要性とその自

信を増大させることに焦点が当てられる。目標を設定し，実行し，振り返るために，コーチングのスキルが用いられる。

第6回ワークショップ

　最後の回では，強迫的行動，かんしゃく，自傷行為といった摂食障害に見られるいくつかの行動を変えるためのリハーサルを行う。強迫症状が拒食症の予後に影響を与えるという一致した見解がある。したがって，両親を支援し，この鍵となる症状を緩和することが重要である。

　私たちは，強迫性障害の行動を変化させる重要な要素を親に教える。強迫性障害を持つ人が強迫行為をしないということが，いかに難しいことであるかを説明するようにしている。というのは，強迫行為を阻止する試みは強い不安を呼び起こすからである。行動の変化に引き続いて，恐怖条件に慣れて不安が減じるまでには十分な時間が必要である。強迫性障害と拒食症の人を治療する際の問題のひとつは，このような習慣となった反応を消し去ることがとても難しいように思えることである。この過程を上手く乗り越えた人たちは，それは地獄のなかを通り抜けるようなもので，血と汗と涙を要するものである，と述べている。家族はそのような苦悩に耐えることは難しいと思っているだろうし，彼らは落とし穴に落ち込み，その過程を妨害してしまう可能性がある。それゆえ，家族は理論的根拠と予測される治療効果を理解しておく必要がある。

　安心を求める行動に反応してしまうことは治療的ではないということを，親が理解しておくことが重要である。強迫性障害に取り組む計画を行う前に，正式な治療契約書にサインをしてもらっておくことが役に立つだろう。重要な点は，その課題は決して変更されることはないということである。強迫性障害を持つ人は，強烈な不安から逃れるためにその課題をしないで済むような逃げ道を探そうとするため，緊迫した状況になるだろう。家族は増えてほしいと思っている行動に注目し，減ってほしいと思っている行動には注意を払わないようにすることを学ぶ。家族は，奇妙な考え方のいくつかを受け入れるようにし，そのような考えは馬鹿げており，道理にかなっておらず，不合理であると言って対立することがないようにする必要がある。通常は，小さな目標を設定し，少しずつ段階的に進めていくアプローチが有効である。この回の最後でも，基

本的な事柄を振り返り，簡単なテストをすることにしている。

結論と結果

　私たちは，摂食障害の患者をケアする家族を対象とした試験的なワークショップを終えた。家族の精神健康状態（General Health Questionnaire : GHQ）は，体験的に学習した援助のための方法を適用した後で，有意に改善した（p<0.001）。さらに，私たちは援助の体験自体に変化が生じていることを見出した。たとえば，ケアの否定的側面（Negative Aspect of Care）（p<0.003）や摂食障害症状スケール（Eating Symptom Scales）（p<0.026）において有意なスコアの低下が認められたのである。

　この介入研究は現在も進行中であり，小規模の無作為割付比較対照試験において，ワークショップの効果と満足度を評価するプロジェクトが進行中である。このプロジェクトでは，私たちは介入後（このグループに参加後）の家族の成果をウェイティング・リストに載っている家族と比較する予定である。私たちはこのワークショップにおいて，学習プロセスを検証しようとしているのである。私たちが測定する行動のひとつは，摂食障害との関わりにおいてよく見られる，挑戦的な発言に対する家族の反応に変化があるかどうかということである。これを測定するために，私たちはよくあるシナリオを配布し，彼らに，自分たちであればどのように反応するかを考えてもらうようにしている。彼らの答えは動機付け面接の原理に従い，スコア化される。私たちは感情表出についても測定する。答えが出ないままに放置されている疑問がたくさん存在する。一例を挙げると，5分間スピーチをしてもらって，その結果で，同じようなニードがある家族を同じグループにするほうが，さまざまな形態のニードを持つ家族（例病気の時期が異なっていたり，思春期か成人か，外来か入院かといった違い）を同じグループにする場合よりも，上手くいくかどうかという疑問である。現時点ではこの疑問に対する答えは明らかではない。

　家族のワークショップに対する反応は，非常に肯定的なものである。家族は，摂食障害の情緒的な側面を理解できるようになったと感じており，助けを求めることにまつわる罪悪感が緩和されたと感じている。

第12章
入院から外来治療へ移行するために
家族のための3日間集中プログラム
An intensive three-day programme with families preparing for transition from inpatient to outpatient care

ウェンディ・ウィテカー＋ジャネット・トレジャー＋ジル・トッド
Wendy Whitaker, Janet Treasure and Gill Todd

はじめに

　本章では，患者とその家族のための3日間にわたる集中プログラムを取り上げる。これは第11章で詳述したワークショップや外来治療の一環として行われる家族療法と比べ，より密度の濃いプログラムであると言えよう。私たちはこのプログラムを主として治療抵抗性の拒食症患者の入院治療中に，退院に向けた準備のために用いてきた。退院後の再発率が高く，入念なプラン作成と準備が欠かせないからである。このプログラムは，外来治療に反応しなかったハイリスク群の患者にも有効であると思われるが，私たちが経験したほとんどのケースは，入院治療を補完するために行われたものである。ここで用いられるスキル・トレーニングという要素は，私たちが家族に対して行うその他の治療的介入と共通している。しかし，実際の手順は，プログラムに参加する二組の家族の個性とニーズに応じて，より柔軟に構成されるものである。本章では3日間集中プログラムの枠組みとタイムテーブルを概説し，ここで用いられるトレーニング法の詳細について述べることにする。

プログラムの構成とタイムテーブル

　入院治療の一環として，まず二組の家族に来てもらい，病棟での3日間集中プログラムに一緒に参加してもらう。家族のモチベーションにもよるが，私たちの経験では，入院早期にこうした治療介入が行われると，より良い結果が得られている。入院早期にこのプログラムを行うことには，もう1つの利点がある。つまり，患者が自宅へ外泊した際に，家族と一緒に新しいスキルを練習したり，これを治療チームと共に振り返る時間が十分得られることである。ちなみに，プログラムのほぼ全過程に患者自身も参加することになっているが，第3日目の最後の心理教育のセクションは，もし患者が希望するなら退室してもらってもよい。家族の方々から「家族だけの時間を持つ機会がほしい」という意見が寄せられ，それに応えるため，私たちは家族のためのワークショップを開発してきた（第11章参照）。できるなら，集中プログラムの3日間全てに参加されることを家族の方々にはお勧めしたい。

　本プログラムの対象は，家族のメンバー全て —— 親（別居中や離婚した親を含む），パートナー，きょうだい，患者の子ども —— である。治療者は，可能な限り，同じような家族構成と，それぞれの患者が同じような病像を示している二組の家族を選んで組み合わせることを原則としているが，一組の家族のみを対象とすることも可能である。また，より短期間のプログラムを組んでもよい。

　プログラムの内容は時とともに充実し，家族や患者からのフィードバックを取り入れて，さらに練り上げられていった。プログラムに対して，どの家族もはじめは不安を抱くものである。プライバシーの侵害と暴露が懸念されるし，多大な時間を割かなければならないからだ。しかし，後から振り返れば，拒食症という病気の深刻さを他の家族と共有し，一緒に協力して解決策を見い出す機会が得られたことを彼らは高く評価してくれる。自分自身を客観的に眺める機会が得られるからであろう。つまり，一歩下がって，自分の家族をこれまでとは違った視点から眺め，拒食症という病気と自分たちの関わりについてじっくり考えるということだ。自分たちの行動パターンをそっくりそのまま他の家族が再現するのを見て，驚くこともしばしばである。治療者との間ではあまり起こりえないことだが，家族同士が対等に，歯に衣着せずやり合うこともある。

　集中プログラムのはじめに3日間のタイムテーブルが家族に配られる。これ

から何が起こるのか，この3日間の目的は何かということを知っておいてもらうためである．治療者は以下のように説明するとよいだろう．

　摂食障害はとても複雑な病気です．正直申し上げて，何が最善の治療法であるのか，私たちにも分かりません．でも，確実に分かっているのは，もし私たちが，患者，家族，治療者の三者からなるチームとして手を組めば，困難な病気に打ち克つチャンスが与えられるということです．

　このような形で治療に参加することは，家族にとって貴重な体験となる．このプログラムは，彼らがこれまでに経験したような家族療法 ── 治療プロセスに家族の介入が許されない ── とは全く対照的なものだからである．

第1日目

9:30am	あいさつと自己紹介
	本日のプログラムの説明
	基本ルール
	『拒食症サバイバルガイド』（ジャネット・トレジャー著）を家族に配布
10:00am	コーヒーとスナック
10:15am	どのような手助けが必要ですか？
	耐えられること，耐えられないこと
	ペアになってエクササイズ，フィードバック，ディスカッション（家族は家族同士で，患者は患者同士でペアになる）
10:45am	家系図の作成，家族の長所をリストアップ
	発病前後の出来事をもとに年表作成
	自分の家族を皆に紹介する
12:00－12:15pm	休憩
12:15－ 1:00pm	昼食
1:15pm	「耐えられること，耐えられないこと」についてのフィードバック
	「変化のプロセス」についてのディスカッション

	あなたの家族は変化するための心構えがどの程度できていますか？
	あなたの子どもはどの程度できていると思いますか？
2:00pm	家族の将来像を描く ── 20××年の○○家 (将来の計画) ── 全員で
3:00pm	スナック
3:20pm	本日のホームワーク ── 作文「摂食障害患者の父親／母親／きょうだい／パートナーでいるということはどういうことか？」「家族のなかで摂食障害患者として生きるということはどういうことか？」
4:00－4:30pm	参加者から本日の感想，終了

第2日目

9:30am	本日のプログラムの説明，前日の内容に関する質疑応答
10:00am	コーヒーとスナック
10:20am	前日のホームワークについてのフィードバック
	作文「摂食障害患者の父親／母親／きょうだい／パートナーでいるということはどういうことか？」「家族のなかで摂食障害患者として生きるということはどういうことか？」
12:00pm	昼食
12:45pm	休憩
1:15pm	ファミリー・スカルプティング (family sculpting)
	今のあなたたちはどのような家族ですか？
	どのような家族になってほしいですか？
3:00pm	スナック
3:20pm	本日のホームワーク ── 家族は患者に手紙を書く「私にとってあなたが意味するもの」／患者は作文を書く「私にとって摂食障害が意味するもの」
4:00－4:30pm	参加者から本日の感想，終了

第3日目

9:30am	本日のプログラムの説明，前日の内容に関する質疑応答
10:00am	スナック
10:20am	前日のホームワークについてのフィードバック「私にとってあなたが意味するもの」「私にとって摂食障害が意味するもの」
12:00pm	昼食
12:45pm	休憩
1:15pm	リフレクティブ・リスニングの練習
2:30pm	「手助けしてほしいこと」を振り返る
3:00pm	スナック
3:15pm	家族からのフィードバック「上手くいったこと」「プログラムのなかでやり直したいこと」 まとめ ── 治療者側が感想を述べる 質疑応答 将来の計画「今後取り組むべきこと」「今後さらに手助けが必要なこと」
4:30pm	参加者から本日の感想，終わりのあいさつ

第1日目

あいさつと自己紹介

　進行役となる2人の治療者が温かく丁寧な態度で家族を出迎え，プログラム出席にあたって彼らが割いた時間と労力をねぎらう。名札を全員に配る。プログラム全体を通して，治療者は「動機付け面接」のスキルを駆使する。治療者はポジティブな点を取り上げ，家族を勇気付けることから始める。

- ご家族の皆さんは，お子さんの健康をとても気遣って，このような形で時間を作り，子どもさんの手助けをしようとお集まりくださったことと思います。

治療者は3日間のタイムテーブルと食事について説明する。また、治療者、家族、患者の三者を橋渡しすることになる本プログラムの目的について述べる。その目的とは、三者それぞれの知識、経験、アイデアを共有することである。参加者全員が他のメンバーに教え、共有すべきものを持っているからだ。この場面では、以下のように言うとよいだろう。

- あなた方のお子さんを助けるために、まず私たちの手助けをしていただきたいのです。
- あなた方のお子さんに関しては、あなた方のほうが専門家です。
- 摂食障害を克服するためには、私たちが力を合わせなければなりません。
- あなた方のお子さんに関して提供してくださる情報は、私たちにとってとても貴重なものです。つまり、退院後、再発防止のためにあなた方を手助けする有効な手立てとなるのです。
- このプログラムの目的は、私たちが持つ情報とスキルを皆で共有することです。私たちの経験によれば、このように協力することで、家族のQOL（クオリティ・オブ・ライフ）が改善し、さらには患者さん自身の予後も改善します。

治療者は3日間の基本ルールについて説明する。これは、良好なコミュニケーションのための一般的なルールと同じである。

- 一緒に参加する他の家族の情報に関して、秘密を厳守する。
- 誰かが話しているとき、他の人は発言しない。一人一人順番に発言する。
- その理由は、全ての人の発言が重要だからである。
- たとえ同意できなくても、他の人の発言を尊重する。

治療者は全員が公平に発言できるように配慮する必要がある。参加者の気持ちを尊重しつつ、次のように言うとよいだろう。

恥ずかしがり屋の方にもどんどん発言してもらうために、そうでない方の発言を少々控えていただくこともあるかもしれません。この3日間、もし皆さんが一斉に発言するようなことがあれば、私たちの基本ルールを思い

出すよう注意を喚起いたしますが，そのうち皆さんもきっと慣れてこられると思います。

時にはメンバーの発言を切り上げさせたり，話題を変えさせる必要があるかもしれないが，ここでも治療者は参加者の気持ちを尊重しなければならない。

これらの問題について皆さんの考えをお聞きしたいと思いますし，率直に発言してくださることに心から感謝しています。一方で，時間の制限もあり，今日こなさなければならない課題もたくさんありますから，先に進めたいと思います。皆さんの家庭生活に関して，できるだけ多くの視点から，できるだけ多くの場面について話していただくことが大切なのです。

参加者にはそれぞれ名札を付けてもらう。プログラムを円滑にスタートさせ，お互いをよく知るために，自分の名前について何か話してもらうとよいだろう。たとえば，名前の由来，誰が名付けたか，自分の名前が好きか嫌いか，ニックネームがあるか，など。このような話題だと誰かがおもしろい逸話を披露し，場をなごませてくれることが多い。同時に，摂食障害に取り組むためにはユーモア精神も不可欠だという好例を示してくれて，とても役に立つ。さらに，家族特有のパターンが分かり，後ほどディスカッションで取り上げることも可能になる（例「おばあちゃんが私の名前を選んだのだけれど，お父さんは別の名前で呼びたがりました」）。はじめに治療者が自分の名前について話すとよい。

この最初のセクションで，治療者は，家族が現在抱えている問題や過去の困難な出来事を含め，家族を取り巻く状況を明確にしていかねばならない。また，治療者はできるかぎりその場を楽観的な雰囲気に保ち，参加者が抱く罪責感を軽くするように努める。さらに，誰かを責めたり，槍玉に挙げることは，このプログラムにふさわしくないと明言する。

過去を振り返ると，失敗ばかりが目に付きがちです。でも，限られた選択肢を最大限に活用するためには，私たちは柔軟でなければなりません。ある決断が，他の決断ほど上手くいかない場合もあるからです。こうして私たちは学習し，経験を積んでいくのです。振り返ってみれば，失敗は宝と

言えるでしょう。つまり，私たちは失敗することによって反省し，出来事の意味を理解し，償うことができるからです。皆さんは上手くいかなかった決断や行動について話したいと思っているかもしれませんね。でも，重要なのは責めてはいけないということです。誰にも将来のことは分かりませんから，私たちはその時々でベストと思える決断を下すほかありません。拒食症を抱える人は，失敗することを極度に恐れる傾向があります。そうした性格が患者さんの生活を制約していると私たちは考えています。ですから，失敗は素直に認めるようにしましょう。このことが，失敗を許しながら，人生を柔軟な態度で乗り切っていくうえでの模範となるはずです。

プログラムのはじめの段階で，治療者は次のような考えを示さなければならない。

どの家族もそれぞれ違いますし，そのニーズも違います。ですから，私たちは第1日目にいろいろな方法で情報を集めます。これからさまざまなエクササイズを行いますが，これは物事を今までとは違った視点から眺められるようになっていただくためです。今まで考えたことがなかったようなことを考えていただくかもしれません。「完璧な家族など存在しない」。これが私たちの信念です。どのような家族でも問題を抱えているものです。これをいかに解決していくかが重要なのです。

心の病気を抱える人の家族の感情表出が高い場合，それが問題になることがよくあります。私たちがこの集中プログラムを考案した理由のひとつがそれです。高い感情表出は，たとえば，批判的・攻撃的な発言や過干渉といった形で現れます。その結果，家族は不安や抑うつに陥ったり，家庭がばらばらになることもあります。このようなことを少しでも減らすことも，このプログラムの目的なのです。

エクササイズ1 ── ペアになり，「手助けしてほしいこと」をリストアップする

　次は，参加メンバーに他の家族の誰かとペアになってもらう。できれば親は親同士，患者は患者同士でペアを作ってもらう。それぞれのペアは，「手助けしてほしいこと」のリストを作成する（これから先，家族のペアは固定せず，いろいろな人とペアを組んでもらう）。このセッションの目的は，家族同士がお互いをよく知り，リストアップされた項目をもとに3日間のアジェンダ作成をすることである。このような作業を通じて，メンバーは新たな視点から物事を眺め，自分の家族の固定化した行動パターンを問い直すようになる。各ペアはグループに戻って，作成したリストを発表する。

　摂食障害患者を抱える家族が「手助けしてほしいこと」の例を，以下に挙げてみる。

- 拒食にどう対処したらよいか
- 嘘にどう対処したらよいか
- 嘔吐，情緒不安定，孤立，再発，自傷行為をどう扱ったらよいか
- コミュニケーションの仕方
- 喧嘩になったときどうしたらよいか

　次に，摂食障害患者が「手助けしてほしいこと」の例を挙げてみよう。

- どうしたら家族から敬意を払ってもらえるか
- コミュニケーションの仕方
- どうしたら独り立ちさせてもらえるか
- どうしたらきょうだいと仲良くできるか

　このセッションではさまざまな問題が浮上してくる可能性がある。これらの問題やその解決法を明確にするために，治療者はリフレクティブ・リスニングの技法を用いる。リスト発表の場面では，治療者は共感を示すことによって家族の批判的態度を和らげ，その場の雰囲気が温かいものになるように配慮する。治療者はまた，リストアップされた項目をできるだけ多く3日間のアジェンダ

に盛り込むように努めねばならない。さらに，項目によっては今後の個人セッションや家族セッションで取り上げる必要があるかもしれないと説明する。どの項目を保留するかは，治療者のスキルに応じて決定すればよい。しかしながら，私たちの経験に基づいて言うと，ほとんどの項目について全員で共感に満ちたディスカッションを行うことが可能である。これまでに話し合われた問題としては，父親の自殺未遂，性的虐待，親の浮気，患者が幼少期に母親を亡くしたことなどが挙げられる。

　ここではリストアップされた項目全てを取り上げないかもしれないが，プログラム後半で詳しく振り返り，解決していく機会があることを必ず言い添えておく。

エクササイズ2 ── 家系図を作成，家族の長所をリストアップする

　このような情報を共有することは，二組の家族と治療者がお互いをよく知るための近道である。メンバーが何らかの抵抗を示した場合は，差し支えない範囲で情報を公開してくれればよいことを強調する。

　それぞれの家族に3世代にわたる家系図を作成してもらう（離婚した配偶者や家族以外の親しい友人など，重要な人々もこれに含める）。名前，年齢，生死（亡くなった人も全て記入），結婚，出生，離婚，別居，重要な出来事，病気，精神疾患についても記入する。家族ごとに家計図の説明をしてもらう。このとき，以下のような質問を加えてもよい。

- あなたが家族だと考えているのは誰ですか？
- 子どもが摂食障害であることを知っている親戚は誰ですか？
- 過去の困難をどのようにして乗り越えてきましたか？（差し支えない範囲でお話しください，と必ず言い添える）
- あなたの家族の長所と問題点は何だと思いますか？
- 頼りにしている人が誰かいますか？
- 困ったときに頼れる人脈をどの程度持っていますか？
- 変化や別離・喪失をどのようにして乗り越えますか？

家族があまりにも率直に語るのには，私たちもしばしば驚かされる。また，家族同士もお互いの類似点に驚くことがしばしばである。ここで私たちが強調するのは，「理想的な」家族など存在しないこと，しかし，どのように家族史が語られるかによって家族の一人一人が影響を受けうるということである（例「あなたはスー叔母さんにそっくりね。スーもあなたみたいに恥かしがり屋／反抗的だったわ」）。母親が自分自身の母親との関係をそのまま子どもとの間で繰り返していたことが判明する，というケースもある。何らかの問題が見え隠れした場合，次のように控えめに尋ねてみるとよいだろう。

　　私の思い違いかもしれませんが……あなたが流産したのを知ったときのお母さんの態度について話されましたね……そのとき，あなたの辛い気持ちがお母さんに無視されたように感じた……そういうことでしょうか？

　このコメントの最初と最後の部分は，困難な感情の表出を促すために役立つかもしれない。
　家族史を語ろうとしない家族は稀である。以前，ある父親が抵抗を示したが，家族のプライバシーを尊重しながら，母親がすでに話してくれた内容をもう少し補足してもらえないだろうかと頼み，抵抗に逆らわなかったのが功を奏したケースがあった。このことによって，娘が語ったある喪失体験が，彼女の摂食障害の維持因子であることが判明したのである。つまり，自分の感情によって父親を煩わせてはいけないと彼女は思っていたのだ。

エクササイズ3 ——「耐えられること」と「耐えられないこと」

　再び家族同士でペアを組んでもらい，「耐えられること」と「耐えられないこと」をリストアップしてもらう。以下はその例である。

- 自分の子どもが落ち込んでいるとき。
- 癇癪を起こしたとき。
- 自分の子どもが死ぬかもしれないという不安。
- 食べることはとても自然で正常な行動であるのに，自分の子どもが食べられな

いという事実。
- 社会的偏見 ── 周囲の人は私たちのことをどう思っているのだろうか。
- 優しく思いやりがあった子どもが、すっかり変わってしまった。怒りっぽくなり、家族が話しかけることすらできなくなった。
- 自分の子どもの現実を目の当たりにすること。
- どうしたらよいか分からない。
- 地域に支援サービスがない。どうすれば支援サービスを受けられるか分からない。

　このエクササイズを通じて、家族には摂食障害という病気とその病気を治りにくくしている要因について理解を深めてもらうようにする。また、親子間のコミュニケーションを良くするためにリフレクティブ・リスニングを活用してもらう。たとえば、患者に対して批判的な態度を取る家族には、まず患者に名前で呼びかけ、彼らが困っている患者の行動について「どう困るのか」を説明してみるように促す。以下は、その例である。

- ジュリー、あなたが孤立しているのを見ると、どうやって助けてあげたらよいのか分からなくて辛いのよ。そんなとき、どのように声をかけてほしいか教えてくれるかしら？

エクササイズ4 ── 発病前後の出来事をもとに年表を作成する

　このエクササイズは、発病の引き金になったさまざまな出来事を客観的にとらえるために行われる。たいていの場合、いろいろな要因が重なったうえで発病に至ったということが分かる。いくつかの要因は家庭外の出来事なので、家族の自責感を軽減するのに役立つ。さらに、試験や死別などといったストレッサーも明らかにしてくれる。このようなストレッサーに対しては、今後、治療的介入が必要な場合や、新たなストレス対処法の習得が必要な場合もあるだろう。摂食障害の現実から距離を置き、事態を客観的に眺めることによって、家族はさまざまな矛盾に気づき、病気を克服するためのモチベーションが高められる。

エクササイズ5 ── 家族の将来像を描く

次に，治療者は参加者に家族の将来に目を向けてもらい，半年後，1年後，5年後に家族のメンバーそれぞれが何をしているかを話してもらう。ホワイトボードか紙に時間軸を描き，メンバーそれぞれが思い描く将来像を記入させる。はじめに，これから予定されている各種の行事を思い出してもらうとよいだろう。このエクササイズはエクササイズ4と同様に，各家族ごとに行うが，その後全員でディスカッションをする。このエクササイズの目的は，将来の目標や，現在の状況が将来どう変わるかを考えることによって，病気を克服するためのモチベーションを高めること，さらにQOL（クオリティ・オブ・ライフ）を改善するために，適切で達成しやすい目標を定めることである。

治療者は，参加者それぞれが変化するためのどのステージにいるかということに注意を払わなければならない。このことは以下の例が示すように必ずしも容易なことではない。あるセッションで，「将来について考えてください」と言われたK（拒食症患者）は激怒した。

K｜ そんなことできないわ。だいたい，ここで家族と一緒にいること自体耐えられないし，家族と一緒に食事するなんてできっこないわよ。将来のことを考えるなんて，そんなことできないわ。

治療者｜ あなたは今とても苦しんでいるみたいですね。将来のことを考えるのは耐えられない……もう少しあなたの気持ちを話してもらえませんか？

Kはいろいろなやり方で自分を変えようとしたこととそれがどれだけ苦しかったかを語った。その結果，Kの家族は，なぜKが先ほど激怒したのかを理解することができたのである。つまり，彼女は将来について考えることができる変化のステージにはまだ至っていなかったのだ。治療者の発言は，患者の抵抗をどのように取り扱えばよいかを示している。これに続くやりとりのなかでKは，体重は増えたものの，心のなかではまだ葛藤していると話した。この例を通して，家族は患者に変化するよう無理強いするのではなく，現在患者が抱いている苦しみに寄り添おうとする態度が重要だということが分かる。患者自身の変化に対する心の準備と，それに対する家族の期待が乖離していると，強い葛藤

や苦悩を生み出す原因となるだろう。

　自分の状況がいかにひどいものか，どんなに辛い思いをしているかについて話し終えると，Kは「4週間したら家に外泊したいの！」と叫ぶように言った。これをとらえて治療者は家族の将来像のテーマに戻り，月や年単位ではなく4週間後に焦点を当て，外泊という目標を達成するためにKはどのようなステップを踏む必要があるのかを検討することができた。

　このとき治療者は手順の誤りを認めて，参加者に以下のような説明を行った。

> 先ほど皆さんに年単位で将来像を描いてくださいと申し上げましたが，これは間違いでしたね。皆さんの話から，もっと現実的に考えて，週単位で将来像を描く必要があることが分かりました。今すぐ実行できるようなステップを皆さんが一生懸命考えてくださるのはとても素晴らしいことです。プランを練って，それを実行するためにどんなステップを踏めばよいのか，一緒に考えましょう。

作文のホームワーク ── 第1日目と第2日目の夜に

　家族向けの最初のホームワークは手紙の作文である。これは，参加者全員が自分自身の考えや気持ちを振り返り，表現するためのエクササイズである。文章を書くことはさまざまな感情の整理に役立つものだが，その根拠については第10章で詳述した。家族が作文に慣れるにつれて，状況を広い視野で眺めたり，違った視点からとらえることが可能となってくる。ホームワークとして，全ての参加者（親，きょうだい，患者自身）に摂食障害によって自分自身や家族全体がどのような影響を受けてきたかを書いてもらう。きょうだいに小さな子どもがいれば，絵を描いてもらってもよい。手紙の作文は，感情について話し合うための良い下準備となる。それは，拒食症患者は自分の感情について考えることを避ける傾向があり，家族もまた同様なので，家庭内で互いに感情を表現することが非常に難しいからだ。作文のエクササイズは困難な感情に取り組むための有効な手立てとなり，一人きりで，しかも自分のペースでさまざまな問題や困難を振り返ることを可能にしてくれる。

　参加者がホームワークに抵抗を示すことはほとんどないが，抵抗を示す場合

はセッションのなかで作文を書いてもらう。治療者は以下のように促してみるとよいだろう。

> 10分間で皆さんの考えを書いてみてください。ボールペンと紙はここにあります。皆さんの考えを共有できなければ，今日のプログラムは予定通りに運びませんから。

　ある父親が「先生に叱られた悪ガキのような気分です」とコメントしたことがある。治療者は次のように謝った。「幼稚園の先生のように聞こえたかもしれませんね。そんなつもりはありませんでした。でも，この作文は必ず書いていただかなくてはなりません」。
　3日間のプログラムを通して，治療者は厳しすぎないことが重要である。参加者全員が一致協力できるように，治療者にはユーモアのセンスと温かさが不可欠である。ホームワークを忘れてきても配慮が必要だ。たとえば，ある母親から「読み書きができない」と打ち明けられたことがある。治療者はこの母親にテープレコーダーを使うように勧め，テープに録音された内容を治療スタッフが書き取った。さらに，治療者の助言に従った彼女は「人前で手紙を読み上げることは難しくてできない」と皆に説明し，隣に座っているメンバーに手紙を読んでもらった。手紙を読み上げるととても感情的になってしまうので，代わりに他の人に読んでもらうことがしばしばある。
　手紙の作文は感情の整理に役立つため，プログラムのなかでとても重要な役割を果たしている。これは家族にとって摂食障害の患者と暮らしていくうえでの手助けにもなる。「何が事態を困難にしているのか」「どのようにして自分の感情に気づけばよいのか」が分からない家族は，手紙を書くことによって，どんなに引っ込み思案な人でも，口に出せずにいることを表現し，他の人に聞いてもらう機会を持つことができる。その結果，家族間で新たなコミュニケーションが生まれる。参加者が手紙を有効な方法だと認めた場合は，コミュニケーションの手段として自宅でも活用してみるように促す。たとえば，家族会議のはじめに手紙を交換し，読み上げるという方法である。人の発言を是認することに慣れていない家族にとって，これはとても有用である（「是認（affirmation）」は動機付け面接の重要なポイントである）。批判的な発言をしがちな家族

の場合は，批判的でない，ポジティブな発言を考え出す時間を持つことができるので，その結果，患者は変化に向けて一歩前進するようになるだろう。

摂食障害患者との生活についての作文からのフィードバック

「摂食障害患者との生活について」のテーマで作文してもらうことは，さまざまな困難や今後取り上げるべき問題を浮き彫りにするのに役立つだろう。これらの作文を治療者がいかに分析し，摂食障害の治療にいかに役立てていけばよいかについては，第10章で解説した。作文中には，高い感情表出とみなされるような極端な否定的感情を示す思考パターンや信念が認められる場合がよくある。たとえば，病気の原因に関する間違った考え，変化や治癒に対して楽観的すぎたり，悲観的すぎる見方といったようなさまざまな誤解が見られるかもしれない。また，作文が書き手の性格を反映していることもある。たとえば，摂食障害に対する過度の恐怖心が記されている場合は，書き手の極度な不安傾向が推察される。これによって書き手の過保護的行動パターンが説明できるだろう。回避的パーソナリティの親は感情を直視することに耐えられず，感情を何か恥ずかしいものとみなすだろう。

拒食症について作文してもらうことで，病気のマイナス面や，病気によって家庭内に引き起こされるさまざまな問題が明らかになる。治療者はそれを利用して変化へのモチベーションを高めたり，プログラムで取り上げるべきテーマを決めることができる。さらに，作文のエクササイズは，病気の原因，結果，治癒などについて家族それぞれが抱いているイメージを描いてもらうのにも役立つだろう。病気に対する不適切な理解が原因で，摂食障害が悪化しているケースもよくある。私たちはできるだけ患者を含む参加者全員に作文を読み上げてもらうことにしている。また，一人が読み終えるごとに，以下のような質問をしている。

- 作文をして，皆さんの前で読み上げてみてどうでしたか？
- 今どんな気持ちですか？

患者に対しては，「今の作文についてどう思いましたか？」「何か質問があり

ますか？」と尋ねるようにしている。他のメンバーにも感想を聞く。困難な感情が書かれていることも多いが，摂食障害を抱える子どもと暮らすことを親がどう感じているのかを想像するのではなく，はっきりとそれを知りたいと患者自身は望むものである。

　これらの作文は，拒食症に対する誤った考え，反応，理解について話し合うための良い材料になる。共通の問題がいくつか浮かび上がった時点で，治療者がこれらを取り上げ，問題が相互に関連しているかどうかを探ってみてもよいだろう。

　　拒食症の患者さんにどの程度セルフケアをまかせてよいのか。短期的・長期的な病気の影響から自分の子どもを守るために親はどの程度介入すべきか。拒食症と付き合っていくうえでこのバランスを取るのは難しい，というのが皆さん共通の問題のようですね。家族の皆さんは正しいバランスを保っているとお考えですか？　今ひとつ自信のない方はいらっしゃいますか？

　この質問は，カンガルー・タイプの対応，つまり過保護的対応の有無を探るために行う。次の質問はサイ・タイプの対応を確認するものである（付録資料1を参照）。

　　物事の白黒をはっきりさせたがる家族もたくさんいます。そういった方々は，人間も生活も一定のルールにしたがっていないと気がすみません。その結果，彼らはそうしたルールを拒食症にも当てはめて，延々と議論したがります。皆さんの家庭でこのようなことが起きてはいませんか？

　作文に含まれるさまざまなテーマは，家族にとって認知を再構成するための絶好の機会を提供する。たとえば，病気の原因についての誤った考え（例「娘が拒食症になったのは自分のせいだ」）が書かれていたら，治療者は「皆さんもその考えに賛成ですか？」と他のメンバーに尋ねてみる。各テーマについてどの程度賛成するかを1〜10の間で点数化させ，点数を互いに比べてもらうのもよいだろう。さらに，専門家ならそうした考えにどのような点数を付けるかを，治療者がフィードバックしてみてもよい。過保護などの不適切な対応パターン

に陥っている家族がいた場合，治療者は他のメンバーにコメントを求めることもある。あるいは，本人に「あなたの友達があなたと同じようなパターンで行動していると想像してみてください。そのとき，あなたはその友達に何と言いますか？」と質問してみるのも一法である。同様に，完全主義に基づく支配的な行動パターンが認められたなら，そのことについて全員で話し合い，より現実的な対応を探求するとよいだろう。もし家族Bが冷静で，患者にセルフケアをまかせるといった対応のできる家族なら，カンガルー・タイプの家族Aが好ましい行動パターンを身に付けるためのモデルになれる。二組の家族が似たような行動パターンを示す場合は，互いの立場に立ってみて，拒食症が彼らをどのように支配しているのかをコメントしてもらうとよい。自分の子どもよりも他の家族の子どもに対してのほうが，本音を言いやすいだろう。また，患者自身も新たな関心を持って，人に話を聞いてもらうことができるだろう。

第2日目

感情の表出と処理

　集中プログラムの期間を通じて感情は重要なテーマである。心の傷を赤裸々に表現するメンバーもいれば，そうすることが困難なメンバーもいる。感情の表出に関して，治療者はグループのメンバーに対して一定の限界設定を行う必要がある。つまり，メンバーは，苦悩や，悲しみ，怒りから笑いにいたるまでの人間的な感情を自由に表出してよい。しかし，このプログラムの目的は否定的な感情を論じることではなく，好ましくない状況を示すサインとして否定的な感情を活用するということである。これを上手く活用すれば，状況をより好ましいものに変えるために家族は何をすべきかということが分かるだろう。別離と喪失はどの家族にとっても重要なテーマである。また，摂食障害という深刻な病気に対する悲しみの表現も，全ての参加者に共通のものである。

ファミリー・スカルプティング

　ファミリー・スカルプティングは家族間の非言語的コミュニケーションのひとつの方法であり，手紙とはまた違ったスタイルのコミュニケーション方法である。拒食症の患者にとって，これは「何をしてほしいのか」「どう感じているのか」を家族に伝えるための良い機会となる。このエクササイズは，現在の家族関係と「将来こうなってほしい」という望ましい家族関係の違いを明確にするために行われる。治療者はこの違いを取り上げて，変化へのモチベーションを高めるようにする。

　このエクササイズの目的は，ファミリー・スカルプティングという手段を用いて，患者がまず自分と家族との現在の関係を表現し，次に「こうなってほしい」という望ましい関係を表現することにある。時間が許せば，家族のメンバーも同じエクササイズを行う。たとえば，きょうだいには病気によって影響される前の家族関係を再現してもらう。スカルプティングを行う患者には次のように指示する。まず彼女自身の役を演じるメンバーを選び，患者は「俳優」（彼女自身の家族Aともう一方の家族B。家族Bには祖父母など，プログラムには参加していないが重要なメンバーを演じてもらう）を配置する「監督」になる。患者は，自分と家族一人一人との，さらに家族のメンバー間の感情的な近さ／遠さを現在どのように感じているのかを，「俳優」を実際に配置してみることで視覚化する。「俳優」は立っても座っても歩いても，あるいは部屋の中，外どちらに配置してもよい。その後患者は，なぜこのように配置したのかを説明する。また，俳優たちもそれぞれの場所に配置された感想を述べる。この時点では，治療者もメンバーも各々の配置や感想について分析やコメントを行ってはならない。拒食症の患者に共通して見られるのは，彼女たちが自分役の俳優を家族から遠く離れた場所に配置して，しばしば感じている深い孤独感，疎外感を表現するという点である。ファミリー・スカルプティングでは興味深い問題提起がなされることが多いので（例　離婚した両親が良好なコミュニケーションを行うにはどうしたらよいか），これらは後で再び取り上げるとよいだろう。

　次に，同じエクササイズをもう一度行うが，今度は「家族にどのようになってほしいか」を表現してもらう。今回もまた，俳優たちがそれぞれの場所に配置された感想を述べる。一般に，患者は家族関係を改善したいと願っているも

のなので，家族のメンバー間の距離がより近い，よりバランスの取れた配置になる。家族Aがエクササイズを終えたら，次は家族Bがエクササイズを行う。

全てのスカルプティングが終了したら，皆でそれを振り返る。スカルプティングを行ってどう感じたか。お互いに質問したいことはないか。家族Aが困っていることがあれば，家族Bが何か良い解決策を助言できないか。第1のスカルプティングから第2の望ましいスカルプティングに変化するために，家族は何をすればよいか。

よく見られるスカルプティングは，家族の1人が部屋の隅に立ち，もう1人がその反対の隅に立って，患者はその中間にいるというパターンだ。望ましい家族関係としてよく見られる例は，家族が円陣を成して，皆がそれぞれ同じくらい近づいて立ち，父母は子どもたちから少しだけ離れて，2人の距離はより接近しているというような配置である。ファミリー・スカルプティングは，手紙と同様に，家族間のコミュニケーションの新しい手段であり，治療者にとっても「拒食症という病気のおかげで，家族関係が何とか良好に保たれているのではないか」というような可能性を探るための機会になる。望ましい家族関係の実現が不可能な場合もあるだろう。たとえば，「亡くなった親に生き返ってほしい」「離婚した両親がよりを戻してほしい」といった場合である。このような要求や，それに関連した悲しみ，怒りなどの感情を表現し，親に受け入れてもらうことは，摂食障害を乗り越えていくうえでの重要なステップである。

ファミリー・スカルプティングを通して浮上するテーマのなかで最もよく見られるのは，「世の中の脅威から守られている安心感」を得たいという欲求である。このような安心感なしでは，家族が変化することも，子どもたちが自立していくことも不可能である。拒食症という病気では，あたかも患者が誰にも依存していないかのような，見せかけの自立を示している場合がよくある。これは彼女にとってプラスにもなる。つまり，手っ取り早くできて，何の期待もしなくてもすみ，困難な人間関係を回避するのに役立つからだ。一方で，マイナス面としては，患者は孤独になり，家族は不安や無気力に陥る。患者が見せかけの安心感から抜け出すのを手助けするためには，過保護にならないように注意しながら，適切なサポートを行う必要がある。スカルプティングの終了後に，患者の多くは治療者に次のような感想を述べている。

- ありがとう。今まで親に自分の気持ちを伝えることができなかったけど，今日はそれができたわ。

　ファミリー・スカルプティングによって表現されたメッセージに，親たちがショックを受けることも多い。

- たいへん驚きました。ここに来ることによって初めて娘の気持ちに気づくことができました。

第3日目

手紙からのフィードバック

　第2日目の終わりに出されるホームワークでは，摂食障害を抱える患者宛に「私（＝家族）にとってあなたが意味するもの」というテーマで手紙を書く。この手紙には温かい気持ちや共感，その他の肯定的な感情を生み出す効果がある。患者の多くは「家族が私に対して肯定的な感情を抱いているとは思ってもいなかった」「拒食症のせいで家族と私のつながりが絶たれていたとは気づかなかった」というような感想を述べる。このような手紙は，患者が病気を克服して行こうとするうえで，大きな支えになるだろう。

　手紙は，患者も含めたグループ全体に公開するのが普通である。その際，感情が高ぶり，涙を流す参加者もいる。ほとんどのメンバーは手紙の公開を希望するが，公開するかしないか，いつ，どのように公開するかは，各自の選択にまかされる。しかし，ほとんどの場合は，プログラムのなかで手紙が公開されて，温かい感情を生み出すのに役立つ。

　さらに，「私にとってあなたが意味するもの」の手紙は，さまざまな感情を引き出す。親が手紙を患者に読み聞かせた場合は，治療者は患者に「手紙の内容をどう思いましたか」「手紙に書かれたことに気づいていましたか」と質問する。ほとんどの答えは「手紙を読んで驚いた」「思いもよらなかった」というものである。ある患者は手紙を読んで非常に感動し，1日中泣き通した。

　一見，お互いの感情に全く無関心な家族もいる。それは，感情を表現せずに

抑制するというその家族特有のパターンがあるためだろう。そのような家族の場合，父親が「娘をとても愛している」と手紙に書くと，たいていの患者は次のように反応する。

- 全く思いがけないことでした。今までそんなことを言ったことがなかったから，お父さんが私のことを愛してるなんて思わなかったし，心配してくれているなんて，夢にも思わなかった。

患者の成長と変化について書く親も多い。

- あなたが生まれたとき，あなたは私の人生で最高の宝物でした。あなたは完璧で，とても可愛かった。でも，摂食障害があなたを変えてしまったことは，苦痛で耐えられないことでした。

患者がまだ胎内にいた頃のことを書いた母親は，手紙を次のような言葉で終えた。

- あなたがどんどん痩せ細っていくのを見るのは耐えられないことです。自分の無力さを感じます。

このような手紙は，患者が変化に向かって進むうえで，大きな助けとなる。特に有効なのは，親子関係が険悪で，温かい感情的交流が欠けている場合である。興味深いことに，ほとんどの場合，手紙のなかでは温かい感情や慈しみ，さらには苦しみにいたるさまざまな感情が表現されるものである。病気に対する感情と患者である子どもに対する感情を区別して，次のように述べられることもある。

- 君に腹を立てているわけではない。僕が耐えられないのは病気そのものなんだ。

患者から拒絶されてきた親にとって，このような手紙は橋渡し的な役割を果たす可能性がある。結果として，家族のなかに新たな絆が生まれるだろう。両

親が離婚し，家族が離れ離れになっている場合，患者は「白か黒か」的な思考に陥って，「お父さんが悪い」「お母さんが悪い」などと特定の人のせいにすることがある。手紙はそうした家族一人一人の言い分を明確にしてくれる。その結果，父母の関係がいかに困難であろうと，両親共に心から自分を愛していることを患者は知るようになる。離婚した両親が憎み合っている場合，患者を助けるためには両親が互いに協力することが重要であることを強調する。彼らは友達同士になる必要はない。ただ一致協力して取り組んでくれさえすればよいのだ。

　患者が書く「私にとって摂食障害が意味するもの」についての手紙には，病気のプラス面とマイナス面が記されていることが多い。患者にとって摂食障害は利益でもあり不利益でもあるということが明らかになれば，それをきっかけに変化することの難しさについて話し合うことが可能となる。家族Bの患者が，家族Aと同じようなパターンで病気から利益を得ていることが分かった場合，家族Aがその問題を率直に指摘するのは難しい。このような場合はリフレクティブ・リスニングを活用するとよい。家族も患者も，お互いを理解し合うのに役立つだろう。

　病気が原因で家族関係が険悪になってしまうことがよくあるが，手紙を書くことによって，家族は厄介な問題について冷静に話し合うことができるようになる。書かれた手紙の内容の全てを取り上げるためには，さらに2，3回のセッションを重ねる必要があるかもしれない。セッションは，非常に感情的なものになり，内容が濃いため，1回だけでカバーすることは不可能である。

コミュニケーション・スキルを教える

　第3日目のセッションでは，治療者は家族と一緒に，健康行動変容モデルと拒食症の基礎知識についてディスカッションを行う。次に，ダチョウ・タイプ，カンガルー・タイプ，サイ・タイプ，クラゲ・タイプの4つの対人関係パターンを紹介し，自分がどのタイプに当てはまるかをそれぞれのメンバーに考えてもらう。さらに，そのようなパターンが家庭内でどう作用しているかを分析してもらう。セッションの中心部分は，良好なコミュニケーションやリフレクティブ・リスニングといったスキルを教えることである。患者とのより効果的な関わり方を考えていくうえで，これは遊び心に富んだ方法でもある。これ

らの課題を行う際，私たちはまず参加者全員に自分自身と家族のメンバーの点数を付けてもらい，課題が進むにつれてどのように点数がアップしていくかをモニターしてもらう。このセッションの大部分をこうしたスキルの練習に用いる。このセッションに関する家族の感想としては，「もっとリフレクティブ・リスニングの練習をしたい」という声が多く寄せられている。

リフレクティブ・リスニングの練習

　リフレクティブ・リスニングとは，話を注意深く聞いていることと，話された内容をしっかり記憶していることを相手に示すことである。つまり，話のテーマを要約したり明確にするといった方法で，相手が話した内容を再確認するようにする。このやり方を用いると，治療者は優しく肯定的な調子で話題を変え，聞き役に回っているところを切り上げて次の課題に進むこともできる（Rollnick et al., 2008：75）。リフレクティブ・リスニングには，言い換え，感情の確認，両価的態度の明確化（例 患者が「食事を終えることが難しい」と思う一方で，「私は疲れている」と感じている場合）などの方法が含まれる。

家族からのフィードバック
　── 「上手くいったこと」「プログラムのなかでやり直したいこと」

　このセクションは参加者がペアになって行う。参加者には，3日間集中プログラムに対する感想や意見を述べてもらう。

まとめ ── 治療者によるフィードバック

　締めくくりのセッションで，治療者は3日間で取り上げたさまざまなトピックを要約する。手紙に書かれていたことや，ファミリー・スカルプティングで表現された家族の問題点と長所に言及するとよい。家族には，この3日間で得たものや将来のプランについて述べてもらうようにする。治療者からのフィードバックは，個別の家族ではなく，グループ全体に対して行う。家族Aのコメントに対して，家族Bからも自由に発言してもらう。治療者は，「3日間集中プ

ログラムは治療の出発点にすぎません。個別の家族セッションの一部として今後も引き続き取り組むことになるでしょう」と説明する。

　家族へのフィードバックは，「家族との共同作業」というニュアンスを強調するために，動機付け面接の手法を用いて行う。そのためには，率直に語るようにし，難解な専門用語を用いず，権威的・教訓的態度を取ってはならない。また，家族に発言する機会を与え，それに耳を傾けることも必要である。治療者はリフレクティブ・リスニングの手法を用いて，家族の発言をより深く理解するように努めなければならない。治療者は温かみのある態度を保ち，それぞれの家族が持つ長所を強調して，短所ばかりを取り上げないように気をつけるようにする。

　今後の進歩のために重要であると家族が気づいた問題を，治療者は要約する。

> 皆さん方がたいへんな努力を払って，数々の困難な問題を語ろうとされる姿に，私はとても感動しました。ひょっとすると，皆さん方はこの3日間で話し合われたテーマのいくつかをもう少し振り返ってみたいと思われているのではないでしょうか。3日間で浮かび上がってきたテーマはいろいろありましたが，これによって皆さんはより深く物事を考えられたことと思います。たとえば，食事時間のことや怒りをコントロールする方法といった実際的な問題がテーマとして挙がりました。また，A子さんときょうだいの仲が険悪になっている，というようなこともありました。そうでしたね？　私たちが取り上げなかった話題が何かありますか？　あるいは，今後どのような問題に取り組みたいとお考えですか？

　治療者は家族と協力しながら目標設定を行う。また，プログラムの良かった点，悪かった点を参加者に挙げてもらう。両親から多く寄せられるのは，以下のような感想である。

・私たちは，結婚してからこれまで話し合ってきたものより，ずっとたくさんのことをこの3日間で話し合うことができました。

締めくくり

　治療者は3日間通して家族がプログラムに参加してくれたことに対して感謝の言葉を述べる。次にフォローアップ・セッションの日程を決める。また，プログラムに参加した感想や意見を今後も募集していることを伝える。個別的な家族セッションが予定されていない場合でも，進歩を振り返るためにフォローアップ・セッションを行うのは効果的である。このようなセッションは未解決の問題を片付けるのに役立つからだ。家族に進展が見られたら，何を実行してみたのかを振り返ってもらうとよい。そうすることで，家族の自信と自己評価が高まるだろう。このような再検討とサポートの機会は大変有用である。

フォローアップ・セッションの進め方

　セッションで取り上げたいテーマを家族に挙げてもらう。さらに，以下の点について考えてもらう。

- 3日間集中プログラムに参加する以前は，家族はどのような困難を抱えていましたか？
- プログラム参加後に何が改善しましたか？　そのためにあなたは何をしましたか？
- 家族としてどのような困難を今も抱えていますか？
- それらの困難を解決するためには，どのようなエクササイズが役に立つでしょうか？

　拒食症の克服が難しいことを認めながらも，家族の長所や進歩した点を取り上げ，励ますことが大切である。

研究成果

　本プログラムのプロセスと結果に関して，私たちは量的ならびに質的研究を行った。まず，プログラムで書かれた手紙の質的解析を行い，そのケア効果を明らかにした (Whitney et al., 2005)。その際，病気に対する誤解と高い感情表出が手紙の文中に高率に認められることを私たちは指摘した。

　予備的な研究の結果は，3日間集中プログラムへの参加の3カ月後と3年後において，従来行われてきた家族療法と同等に，ケアする立場にある家族のストレスと困難が軽減されていることを示した。さらに，拒食症患者に対する個別的な効果も同等であり，ボディ・マス・インデックス（BMI）の平均値が13.3から治療終了時には18.0に改善し，3年後のフォローアップ時には16.5という結果であった。

　3日間集中プログラムの長所と短所について，参加した家族と摂食障害患者にアンケート調査を行うことにより，プログラム自体のフォローアップも行った。彼らからのフィードバックのいくつかは，本書の執筆に際して採用させていただいた。それらのフィードバックによれば，参加した家族が集中プログラムの構造性や明確性をどの程度好むかということと，他の家族と共同で行うことをメリットと感じるかどうかによって，治療介入に違いが生じることが示唆された。

文献

Rollnick, S., Miller W.R. & Butler, C.C. (2008). *Motivational Interviewing in Health Care: Helping Patients Change Behavior*. New York: Guilford.

Treasure, J. (1997). *Anorexia Nervosa: A Survival Guide for Sufferers and those Caring for Someone with an Eating Disorder*. Hove: Psychology Press.（傳田健三・北川信樹＝訳（2000）拒食症サバイバルガイド ── 家族，援助者，そしてあなた自身のために．金剛出版）

Whitney, J., Murray, J., Gavan, K., Todd, G., Whitaker, W. & Treasure, J. (2005). Experience of caring for someone with anorexia nervosa: Qualitative study. *British Journal of Psychiatry* 187: 444-449.

第13章
家族のためのスキル・トレーニング
Coaching methods of supportive skills-based training for carers

パム・マクドナルド＋ミリアム・グローヴァー
Pam Macdonald and Miriam Grover

はじめに

　第11章では，家族のためにワークショップを行う理論的根拠について述べた。また，このようなワークショップが患者の家族やパートナーのスキルを高めて，「援助のエキスパート（expert carer）」になってもらうための機会となることを概説した。家族は，病気に関する知識が不十分であったり，摂食障害にどう対応すればよいのか分からないため，途方に暮れてしまうことがしばしばある。私たちの経験によれば，家族に専門家が用いているスキルを教え，トレーニングを行うことによって，彼らは大切な人の病気に自信をもって取り組むことができるようになる（Treasure et al., 2007）。本章では，より幅広い家族に対してスキル・トレーニングを行うために，ワークショップ以外の方法について解説することとする。私たちに対するそのような要望に応えること，頼るべきネットワークがほとんどない家族や，地理的・時間的制限のある家族をサポートすることが目的である。
　英国内で摂食障害の専門家による治療を受けることが可能なエリアには偏りがある。つまり，ロンドンをはじめとする大都市に集中し，その他の地域では不足しているのが現状である。患者にとって，有効な治療を求めようとするのは，たいへん困難である場合が多い。医療サービスに必要な時間も人材も不足しており，家族に対して本格的な介入を行うのは不可能に近い。このことが，

ほとんどの臨床の場でスキル・トレーニングのためのワークショップが開催できない理由である。さらに，たとえワークショップが定期的に行われたとしても，仕事やその他の事情で家族には参加する時間がないということもありうる。家族によっては，グループ単位で行われるワークショップは気が進まない，他の方法でスキルを習得したい，という希望もあるだろう。ワークショップのようなグループには「競争」という要素が生じうるため（患者のグループの場合と同様である），参加したくないという家族もいるかもしれない。あるいは，あまりにも疲労困憊して，グループ単位の治療的介入には参加する気が起こらないという家族もいるだろう。結果として，拒食症患者の家族にとって必要となってくるのは，治療的介入の多様な選択肢である。このためには，学習方法に関する各人の好みや家族が割ける時間を考慮に入れること，サービス資源や地理的条件によって制約を受けないこと，といったことが欠かせない。

　本章では，家族のためのスキル・トレーニングを遠隔学習やDVD，インターネットといったメディアを用いて行う方法について概説する。これらのプログラムの目的は，ワークショップの場合と同様に，心理教育的な情報を提供すると同時に家族を精神的にサポートすることである。効果的な精神的サポートを提供することは，家族が遠隔地にいる場合は，より困難である。しかしながら，電話によるコーチング・セッション，定期的なガイダンス，電子メールを用いたサポートなどを提供することによって，ワークショップで行われる対面式のトレーニングに十分匹敵する効果をあげることができると考えている。

方法1 ── DVD，マニュアル，電話によるコーチング

　教育とスキル・トレーニングを目的としたワークショップの内容が，5枚1組のDVDに収録されている。そのうちの3枚は基礎編（家族－治療者コラボレーションによる援助），2枚は実践編（問題行動への対応と食事のサポート）である。これらのDVDはロールプレイのシナリオを用いて，異常な食行動を克服するために必要なコミュニケーション，アセスメント，モチベーションに関わるスキルを解説している。家族，元患者との共著である『モーズレイモデルによる家族のための摂食障害こころのケア』（Treasure et al., 2007）〔本書の日本語版は2009年に新水社より出版されている〕がDVDとセットで用いられ，

トレーニングの理論的・実践的根拠を補足している。

パイロット・スタディ（Sepúlveda et al., 2008）によれば，DVDトレーニングの参加者は，トレーニング終了後，ストレスや抑うつ気分が軽快して，高い満足度を示した。DVDは家族にスキル・トレーニングを行うための，適切で，誰でも入手可能な方法であると，その研究は結論付けている。

すでに述べたように，DVDがワークショップの実践面に代わるものとして考案された一方で，動機付け面接のテクニックを応用した電話によるコーチングは，ワークショップが持つ精神的サポートという要素に代わるものとして提供される。これらのセッションでは，家族に，教材で示されたテクニックを用いて対処可能な目標行動を明らかにしてもらう。次に，家族の自己洞察と行動計画作りの能力を高めるために行われるコーチング・プロセスが，心理教育的教材をどのように補強するかを見てみよう。

コーチング・プロセス ── 導入のためのセッション

パイロット・スタディ（Sepúlveda et al., 2008）では，コーチング・プロセスから何が期待できるのかということや，動機付け面接に基づくセッションの理論的根拠について，家族はほとんど知らないという事実が指摘された。そのため，私たちはコーチング・セッションを始める前に，家族にパンフレットを送付して，コーチングについて説明を行うことにした。このパンフレットには動機付け面接を用いたセッションの根拠と，コーチング・プロセスの理論が簡潔に記載されている。

> 研究によると，摂食障害患者をケアする家族は，高度な情緒的かつ実際的なサポートを患者に提供する一方で，このような役割が彼ら自身にも強いストレスをもたらしていることが分かっています。その結果，家族は不適切な感情や行動パターンを示すようになり，病気を助長してしまうこともあるのです。

また本プロセスの目的と並んで，鍵となる動機付け面接の原理についても説明される。すなわち，教材のなかのテクニックやスキルを用いて，患者に良い

効果をもたらすことを期待しながら,家族が患者の症状に対してどのように反応するか,実験を行うのである。

次に,治療者は家族に電話をして,パンフレットの内容に沿って重要なポイントを説明する。この電話は,治療者と家族がお互いに自己紹介し,1回目のコーチング・セッションの前に治療者が基本的な情報を収集する機会にもなる。治療者は家族に対して患者についての質問を行う(例 罹病期間,現在治療中かどうか,入院中かどうか,など。実際的な問題についても話し合われる/例 DVDの収録時間,スキルを身に付けそれを実行できるようになるのにどれくらい時間がかかるか,など)。

その後,家族にアクション・シートを送付する。このシートに,次回のセッションまでに取り組みたいと考える行動と,その行動プラン,現在抱えている困難な問題,用いたり実験しようと考えるコーピング,困難な問題に取り組む際の障害やその対策,を記入してもらうようにする。このアクション・シートは家族が自分自身を振り返るためのガイドにすぎないので,記入するかどうかは自由である。

信頼関係を築く

電話によるコーチングの場合,治療者と家族が信頼関係を築くことは対面式のセッションの場合よりも難しい。治療者の助けになるような視覚的情報が得られないからである。しかしながら,顔の表情やボディ・ランゲージといった非言語的情報を欠いていても,短期間で信頼関係を築くことは可能である。つまり,導入のためのセッションは,家族のテンポ,口調や態度などに注意を向けることによって,建設的な協力関係の基礎を固める絶好の機会になるからだ。これはその後のセッションでも反映され,治療者-家族間の良好な関係を築くのに役立つ。家族側のメリットとしては,スキル・トレーニングによって何が期待できるか,どのような相手と一緒にトレーニングが進められるのかが分かることである。以下に家族から寄せられたフィードバックの一例を示す。

> これからいったい何が起こるのか,どんな人と話をすることになるのか,などいろいろ知ることができて良かった。
> (「導入のためのセッションが役に立ちましたか?」という質問に対する回答)

導入のためのセッションの後，それぞれ約 40 分間のコーチング・セッションが計 3 回，2〜3 週間おきに行われる。

コーチング・セッション 1

　家族が摂食障害という病気に対して，感情面・行動面でどのような反応をしているのかということを一緒に振り返ることが，第 1 回セッションの目的である。これらの情報を引き出すために考案されたオープン・クエスチョンが，家族に対して用いられる。また，コーチ役の治療者は家族に対して動機付け面接のテクニック（第 7 章を参照）を用いる。援助にあたっての固有のスタイルや摂食障害という病気に対する反応の仕方，それが有用であるかどうかについて話し合う。家族の長所をたびたび確認し，家族が話した内容を振り返ることによって，治療者は「ダンスの動き」に喩えられるようなコミュニケーション・アプローチ（引き出す－ガイドする－引き出す）を開始する。このようにして家族のモチベーションを高め，励ますことにより，家族は教材で示されたテクニックのいくつかを自分に合ったやり方で実験し，実行することができるようになる。

　治療者は，家族の対応の仕方によっては病気を維持または悪化させる可能性もあるということを指摘してもよいだろう。そのうえで，それについてどう思うか家族に質問してみるのだ。家族はこうした情報を用いて，目標設定や行動計画作成を行いながら，自分自身の対応の仕方を振り返る。このセッションは半ば構造化されたフォーマットにしたがっているが，セッションの主要な目的は，自分の行動パターンに最もマッチした動物モデルはどれになるか，さらには，教材で示されたテクニックを用いて行動を変えるにはどうすればよいかを家族に考えてもらうことである。セッションの終わり頃に，次回のセッションまでにどのような目標を試してみたいかを質問する。家族は時宜を得た方法で，実験可能で，具体的で達成可能な，現実的な目標を立てる。つまり，失敗しそうなものではなく，適切にチャレンジできるような目標である。第 1 回セッションで用いられる質問の例を以下に挙げる。

- 動物モデルを思い出してください。どの動物があなた自身に当てはまると思いますか？

- 自分自身の行動パターンで，カンガルー／サイ／ダチョウ／クラゲ・タイプだと思う例を挙げてもらえますか？
- 自分自身が変化することをどれくらい重要だと思いますか？
- 自分の行動を変えるためには何が必要ですか？

　第1回セッションで，治療者と家族が「変化すること」について話し合う際に交わされる典型的な会話例を以下に挙げてみる。

治療者｜　動物モデルについてどう思いましたか？　　［オープン・クエスチョン］
家族｜　そうですね。私がどの動物に当てはまるかがよく分かりました。私はとても過保護的なので，カンガルー・タイプではなく，もっとイルカ・タイプになれるように，行動パターンを変える必要がありそうです。
治療者｜　カンガルーですか。たとえばあなたのどのような行動パターンがカンガルー的だと思いますか？　　［単純な振り返り＋オープン・クエスチョン］
家族｜　そうですね。いつも気を揉んでいるような，娘に「自分にはもう何も決められない」と思わせているような，全ての物事に関して……。食べ物のことばかりではないけど，特に食べ物に関して……。娘が食べるものは私が決めなくちゃと思っているのです。たまに一緒に出かけてレストランで注文するときも，娘は自分で選べなくて必ず私に聞くので，代わりに私が選ばなくてはならないんです。私がしなければならないのは，そういったことを止めることですね。その代わりに「自分で決めるのよ」と言うことですね……
治療者｜　食べ物の話は脇に置くとして，食べ物のこと以外で娘さんに自己決定してもらえそうなことは何か思いつきませんか？　さっきあなたは娘さんの生活全般にわたって何でも決めてしまうとおっしゃいましたが……
　　　　　　　　［話題のシフト＋クローズド・クエスチョン＋複雑な振り返り］
家族｜　そうですね。娘は自分でほとんど何もしないので，具体的に思いつくのはけっこう難しいですね。でも，家庭や病気以外のことでもっと積極的になれるように，外に出て人に会ったり，何かをするようにどうやって励ましたらよいか，そのやり方ですね……。つまり，何かしてみるというのは，私たちにとっては大変な問題なのです。娘はパニックを起こしますからね。でも，娘はそれがしたいのだから，いろいろなことが自分でできるように励まさなくてはいけませんね。
治療者｜　カンガルー・タイプの行動パターンを止めることは，あなたにとってどれくらい重要なことですか？　　［オープン・クエスチョン］

家族 | そうですね。娘が行動を変えるためには，まず私自身が変わる必要がありそうです。

コーチング・セッション2

　第2回セッションでは，はじめにコーチ役の治療者が家族に，前回のセッションからどのような経過をたどったかを簡単に述べてもらう。目標について取り上げ，目標を達成できたかどうかを話し合う。もし目標が達成されていなかったら，何か上手くいっていることはないか尋ねるとよいだろう。たいていのケースでは，改善点が認められるものである。もし家族が改善点を挙げるのが難しければ，手助けのために治療者は前回のセッションで認められた良い点を再び取り上げてみるとよい。いかなる場合でも，動機付けの姿勢を忘れてはならない。

　第2回セッションの目的は，患者である子どもが「変化」のどのステージにいるのかをたしかめ，家族が「変化」という概念を理解するようになることである。次に家族は，第11章で述べたOARSやDARN-Cの質問法を用いて，それぞれの状況に応じて親子間のコミュニケーションを修正するように求められる。もし家族が子どもに変化を促す方法を考えつくことが難しければ，変化のステージ（前考慮期，考慮期など）に応じてさまざまな提案をしたり，他の家族が試みた作戦を一緒に振り返ってみてもよい。第2回セッションでよく用いられる質問や振り返りの例を以下に挙げてみる。

- あなたの子どもが変わろうとするためには，どのような作戦や行動プランを用いて手助けすればよいでしょうか？
- オープン・クエスチョンを使うことができましたか？　もしできたなら，どんな質問をしましたか？
- あなた自身が断固とした態度を取れないために，いろいろなテクニックを試すことができないと感じているように見えますが。
- 子どものために全てが上手くいくように，繰り返し努力をされたようですね。あなたがいくぶん自信を回復するきっかけとなった良い出来事は，どのようなものでしたか？

次に 2 つの会話例を挙げて，コーチ役の指導者がオープン・クエスチョンや振り返りなど OARS のテクニックを用いるのを見てみよう。最初の例ではコミュニケーションの問題を指摘し，次の例ではチェンジ・トークを促している。

コミュニケーションの問題に取り組む

家族 ｜ M は仕事を辞めて，美術大学で勉強したいと言っています。大学で勉強すること自体は問題ないのですが，娘はこれまで美術などはしたことがないのです。だから，「美術の経験もないのに，美術大学でやっていけるわけがない」と思うのです。その点について，私たちの考えは全く異なっています。私なら，あらゆる事実を確かめて，利益・不利益の全てを秤にかけてからでないと決して仕事を辞めないでしょうが，娘はその反対です。美術大学の話になったとき，娘は「お母さんは私がすることに何でも反対する」と言って，怒り出しました。

治療者 ｜ M の衝動的な行動に手を焼いているということですね。もう少し詳しく話してもらえますか？　　　　　　　［振り返り＋オープン・クエスチョン］

家族 ｜ そうですね……私なら早まった行動はしないでしょうね。だから，正直言ってどうしたらよいのか分からないのです。それが本当に娘のやりたいことで，娘にとって良いことなら，もちろんするべきです。でも，私は慎重なタイプですから，「美術大学に行ってどうするの？　学費はどうするつもり？　仕事を辞めたらお金はどうするの？」と思ってしまうのです。現実的な問題を考えなくてはなりませんが，私には切り出せません。そのような話をすると，娘は私のことを「マイナス思考だ」と言って責めるでしょう……

治療者 ｜ あなたは自分自身のことを振り返って問題解決するための優れた能力をお持ちですね。子どもを幸せにしたいと望む一方で，現実的な心配もされている。ちょっと突飛な提案をしてもいいでしょうか？
　　　　　　　　　　［是認＋矛盾点の指摘／振り返り＋クローズド・クエスチョン］

家族 ｜ ええ，どうぞ……

治療者 ｜ もし「その通りね。素晴らしいアイデアだわ」と言ったら，どんなことが起きるでしょうか？　娘さんはどのような反応をするでしょうか？
　　　　　　　　　　　　　　　　　　　　　　　　　　　　［オープン・クエスチョン］

家族 ｜ たぶん娘は振り向いて……まぁ，大丈夫ですね……。私が間違っているのかもしれません……娘の性急な決断を私が受け入れられなかったのです。そのご提案は，試してみる価値がありそうですね。

チェンジ・トークを促す

家族 ｜ 娘の試験が終わって私が仕事に復帰したら，娘は夏の間ずっと家に一人きりでいるのではないかと心配です。娘は以前このように言っていました。「一人でいると調子が悪くなるのが分かっているから，できるだけ忙しくして，できるだけ多くの人に会いたいのよ」。でも，娘は朝起きたときに気分が落ち込んでいたら，決して自分から外に出ようとはしません。だから，私が「さあ，出かけるんでしょう？　一緒にお散歩に行かない？」と声をかけるのです。

治療者 ｜ あなた一人で全部考えたのですね。素晴らしいことです。でも，かなり大変そうですね。　　　　　　　　　　　　　　　　　　［是認＋振り返り］

家族 ｜ そうかもしれません……

治療者 ｜ 「一人でいると調子が悪くなるのが分かっているから，できるだけ忙しくしていたいの」というのは注目すべき発言ですね。自己責任とセルフコントロールで自分の健康を守れるようになるには，どのようなオープン・クエスチョンを娘さんにすればよいでしょうか？

　　　　　　　　　　　　　　　　［複雑な振り返り＋オープン・クエスチョン］

家族 ｜ そうですね，「忙しくしておくためには，どんな方法があるかしら？」と聞いてもよかったかもしれませんね……

治療者 ｜ それは素晴らしいオープン・クエスチョンですね。　　　　［是認］

家族 ｜ ……そのことについて考えてみます。娘と一緒に行動計画を立てる必要がありますね。

コーチング・セッション3

　第3回セッションは，現在の状況や良かったこと，悪かったこと，どのようにしてそれに対処したかを報告してもらうことから始める。このセッションの目的は，何よりもまず行動変容を目指すにあたって用いられる心理面の基本ルールと作戦を，ABCアプローチ法（引き金－行動－結果）を用いて明確にし，次いで，教材用DVDの内容を復習することである。家族は，ABCアプローチ法を家庭で実行することが難しいと感じる場合もあるので，DVDに登場するロールプレイのシナリオを使って，患者の問題行動の引き金について治療者と話し合ってもよいだろう。このような引き金は，「ハイリスク」の環境的要因と考えられる。つまり，人や場所，状況が特定の行動を引き起こすのである。引

き金は内的なものであることがある。たとえば，患者の考えや感情が過食に先行する場合もある。引き金を探るのは有用である。なぜなら，引き金を探ることにより，問題行動は予見可能な外的ないしは内的要因に影響されるということを，家族と患者の両方が理解することができるようになるからである。問題行動を助長している要因や上手く対応した場合の結果について話し合うのもよいだろう。第3回セッションで用いられる質問の例を以下に挙げる。

- 過食する直前に，子どもさんはどんなことを考えていると思いますか？
- 過食する直前に，子どもさんはいつもどのように感じていると思いますか？
- 子どもさんが前進するのを手助けするために，何か良いアイデアはありますか？
- もしあなたが友達にアドバイスをする立場にいるとしたら，どう言いますか？
- あなたが避けているのは，どのような結果ですか？
- そのような変化をすることについて，どう思いますか？

以下の会話例によって，許容できない問題行動に対して限界設定を行う方法や，治療者がリフレクティブ・リスニングやオープン・クエスチョンを用いて，家族が解決法や行動計画を考え出して問題行動と取り組むように促す方法が分かるだろう。

許容できない問題行動に対して限界設定を行う

　　家族｜　入院中の娘を見舞いに行くと，娘がやたらと歩き回るので，いったいどうすればよいか分かりません。
　　治療者｜　そのような変わった行動についてとても心配されているのですね。
　　　　　　　　　　　　　　　　　　　　　　　　　　　　　［複雑な振り返り］
　　家族｜　その通りです……いつ心臓発作を起こしてもおかしくないと思うのです。でも，それだけではありません……娘は危険な状態なのです。だから，ベッドで寝ていなければならないはずです。
　　治療者｜　とても心配ですね。あなたに何ができるでしょうか？［長い沈黙］娘さんが歩き回ることに不安を感じているようですが，それは心臓に負担がかかって危険だからですね。
　　　　　　　［共感(動機付けに関連)＋オープン・クエスチョン＋複雑な振り返り］

第13章 家族のためのスキル・トレーニング

家族 ｜ 私たち親子のこれまでの関係そのものと言えます。「よちよち歩きのいたずらっ子」のようなもので，そのような子どもを扱うには，限界設定が必要なのです。昨日は，娘が歩き回るのをそのままにしていました。そうすべきではないと思ったのですが……娘と二人でクロスワードをして楽しんでいたのですが，私がそうさせたのかもしれません……娘がうろうろ歩き回るので，「やめて」と頼んだのですが無視されたため，私がそうさせているように感じたのです。

治療者 ｜ ABC アプローチ法を使って，上手く振り返ることができていますね。
［是認＋複雑な振り返り］

家族 ｜ ええ……

治療者 ｜ あなたにとっては，とても辛いことでしょうね。そのような行動は受け入れられないということですね。　　　　　　　　　　［複雑な振り返り］

家族 ｜ 娘自身のためにも受け入れられないことなのです。もう耐えられません……決心しました……もうこれ以上耐えられません……その場から離れることもできるわけですね。

治療者 ｜ あなたは今，娘さんとの相互作用について ABC アプローチ法を用いて，とても良い振り返りをしていますね。結果を変えるために，何か試してみようと考えているように見えますが……その方法によって，あなたが許容できない行動が変わるだろうかと。
［複雑な振り返り＋是認＋複雑な振り返り］

家族 ｜ その通りです。もう耐えられないと思ったのです……それが私の選択です。娘に手紙を書いて，あのような行動は受け入れられないと伝えるつもりです。面会には行くけど，もしあのような行動をすれば私はすぐに帰ると。そうするつもりです。それが正しいことのように思えます……

治療者 ｜ ひとつ提案してもいいでしょうか？
［許可を得る－クローズド・クエスチョン］

家族 ｜ ええ，どうぞ。

治療者 ｜ あなた自身の行動はどのように変わるのか，そして，あなたが何を受け入れることができて，何を受け入れることができないのか，このようなことを伝えるのはどうでしょうか。手紙に書くと分かりやすくなるはずですよ。
［是認と複雑な振り返り］

家族 ｜ それは良いアイデアですね。ありがとう。さっそく実行してみます。

フィードバック

　しかしながら，このような観察は，現時点ではまだ確実な裏付けに乏しいものである。この問題については，今後さらなるデータが集積され次第，取り上げていきたい。ここでは，DVDを用いたコーチングに参加した家族の声を挙げることにする。

　　セッションが終わって，私はまた深い孤独に陥りました……私たち家族にはサポートが必要なのに，それが欠けているのです。私たちは多くの時間を割いて，来る日も来る日も子どもを助けようと努力しているのに，地域社会から何のサポートもないのですから……だから，最後のセッションを終えたとき，私は電話口で取り乱してしまいました。つまり，これは，セッションのことを肯定的に評価しているということです。　　　　　　　　　　　　　—— ある患者の母親

　　妻以外の人と話ができたことは，とても良かったです。あまりに近い関係だとそんなことはできないのです。私たち二人は距離が近すぎて，別のことを試してみることができないのです。　　　　　　　　　　　　　　　　—— ある患者の父親

　　家族以外の第三者がいてくれたのは，とても心強いことでした……本当に元気を回復することができました。　　　　　　　　　　　　　　　—— ある患者の母親

　　とても役に立ちました。それまでは五里霧中でしたから。セッションは，心穏やかに過ごせる時間でした。心穏やかに，人を思いやることができました。真夜中以外には，そのことを考えないようにすることがずっと容易にできるようになりました。真夜中はたまらないですね。　　　　　　　　　　—— ある患者の母親

　　DVDで学んだことをセッションで話し，それを妹に試してみるのはとても良かったです。頑張って続けていこうという気になりました。目標ができたということです。もし，電話によるコーチングを受けずに，そのような目標が持てていなかったとしたら，DVDで学んだことをできるだけたくさん実行してみようとは思わなかったでしょう。　　　　　　　　　　　　　　　　—— ある患者の姉

方法2 ── 電話，Eメールによるサポート付きのインターネットによる介入

「遠隔学習」のスタイルを用いて家族にスキルに基づいたトレーニングを提供するためのもうひとつの方法は，対話式のインターネット・プログラムである（インターネットで拒食症を乗り越えよう（Overcoming Anorexia Online：OAO））。家族はワークブックを用い，電話かEメールによる週1回の臨床家によるサポートを同時に受けることができる。

プログラムOAO（Schmidt et al., 2007）は，ワークショップやDVDと対応しているが，独自に開発されたものである。内容的にはワークショップやDVDと重なる部分もあるが，重要な相違点もある。つまり，同プログラムは，Lorig & Holman（2003）による慢性疾患治療の哲学，概念，目的に根ざしており，体系化された認知行動モデルとそのテクニック（Dummett, 2006）を採用している。

インターネット・プログラムの中心は，さまざまな指針をベースにしたアプローチである。つまり，利用者が各指針をそれぞれの状況に応じて用いるように指導する。援助を担う家族のメンバーそれぞれに指針が与えられるが，各指針は相互に関連している。これらは，家族が拒食症患者の苦しみや病気に関連して彼らが抱える問題を理解し，取り組むのに役立つようになっている。このために，食事時における両親と拒食症の子どもとのやりとりといった困難な状況や，家族の各メンバーが示す悪循環，彼らが相互に与える影響，さらに，それらが拒食症を治りにくくしている状況が，実生活に即したシナリオによって再現される。また，そうした悪循環から抜け出すためのさまざまな方法が提示される。それらは，極端な／無益な思考パターンを克服する方法，生理学的反応をより正確に理解する方法，自分自身の感情をよく知りこれまでとは違ったやり方で反応する方法，困難な状況に対してこれまでとは違ったやり方で対処する方法，といったものである。

OAOはインターネットで24時間アクセス可能であり，その他にも家族にはさまざまな教材が与えられる（例ワークブック，リラクセーションCD）。プログラムは9回のセッションからなり，オンライン・アセスメントや音声・ビデオによる解説，ロールプレイ，文書の情報など，さまざまなメディアが駆使されている。各セッションとワークブックの内容を要約したものを表13.1に示す。

家族は，彼らが家族として直面している特殊な状況をよく知っている，経験

表13.1 「インターネットで拒食症を乗り越えよう (Overcoming Anorexia Online)」の内容

モジュール1と ワークブック1	拒食症の症状，診断について基本的な情報を提供し，病気にまつわる誤解を取り除く。問題を概念化し理解するために5つの領域アプローチ法と認知行動療法のプロセスを説明する。また，リラクセーションのひとつである不安コントロール訓練 (Anxiety Control Training：ACT) を紹介する。
モジュール2と ワークブック2	「変化のステージ」モデル (Prochaska & DiClemente, 1984) を用いて，変化に対する両価的な態度，変化することの難しさを家族が理解できるように支援する。変化に対して両価的な態度を示す患者と良好なコミュニケーションを図るために必要なスキルを高めること，無益なコミュニケーションをどうすれば避けることができるかが，本モジュールのテーマである。
モジュール3と ワークブック3	拒食症が家族に及ぼす影響を述べ，5つの領域アプローチ法を用いて，困難な状況から問題行動や回避が発展していくプロセスを説明する。家族は5つの領域アプローチ法を利用して，家庭内における問題行動や回避を理解し，これらの悪循環を断ち切るように求められる。
モジュール4と ワークブック4	食事サポートについてどのようにして患者と話し合えばよいか，そして，それを行うためにどのように協力すればよいかを取り上げる。回復を促進するために，食事サポートを行うにあたって役立つテクニックを教える。
モジュール5と ワークブック5	病気のリスクと予後がテーマである。具体的には，医学的リスクを理解し，そのことを患者と話し合い，医師の診察を予約するためにどのような準備をすればよいかを取り上げる。さらに，どのような状況で医学的リスクが高まるか，そうした状況にどう対処すればよいかを明確にする。
モジュール6と ワークブック6	過食，嘔吐，自傷といった問題行動が果たしている役割を理解する。患者がこれらの行動を理解し，コントロールできるようになるのを支援するために，家族自身がこのような問題行動に対する否定的な信念を修正することが求められる。
モジュール7と ワークブック7	再発防止がテーマである。つまり，家族が再発のリスクを見極められるように手助けすること，患者が自力で良い状態を保つのを手助けすること，場当たり的な気休めの悪循環に陥らないこと，再発した場合の対処法，医学的なサポートの見つけ方を取り上げる。
モジュール8と ワークブック8	さまざまな専門家の役割の違い，拒食症のさまざまな治療法，どうすれば治療が受けられるか，各治療法の根拠となるエビデンスを取り上げる。支援団体，参考書，ウェブサイトなど，役に立つ情報を紹介する。
ワークブック番外編 ——家族自身のニーズ	これは家族自身のニーズに対応するものである。家族が自分自身の要求を明らかにし，それに応えるにあたって生じる否定的な信念を修正し，自分自身の要求に応えるために必要なプランを立てることを支援する。

のある他の家族によってサポートされたいと感じていることが多い。こうした要望に応えて，OAOプログラムではオンライン・フォーラムを設けて，アドバイスやサポートを求めたり，他の家族たちとチャットするため，掲示板にメッセージをアップロードできるようにしている。この掲示板は現在，誰でもアクセス可能となっており，広い範囲で利用されている。

OAOワークブックと，治療者による週1回，20分以内の電話またはEメール・サポートの有効性を調べるためのパイロット・スタディが続けられている。プログラムを修了した家族からは，数多くの良い変化が報告された。たとえば，不安や抑うつ，感情表出，患者の世話に関するネガティブな体験が著明に減少し，援助に関するポジティブな体験が増加した，などである（Grover et al., in preparation）。

現時点では，OAOプログラムを，有効性と認容性において，beat（摂食障害患者とその家族をサポートするための英国最大の慈善団体）によって行われているプログラムと比較する予備的な無作為割付試験（RCT）がようやく始まったところである。したがって，OAOによる介入の有効性と認容性をこの研究プログラムのなかで論じることは時期尚早である。しかしながら，インターネットを利用したマルチメディア・プログラムはワークブックのみを用いた場合と比べて多彩であるため，家族の関心を引きやすく，彼らが情報を処理し吸収することがより容易になるだろう。家族が同時に同じ場所に集まることなく集団療法の利点（他の家族との交流など）を提供できることも，OAOのもう1つの意義であろう。

インターネットを用いたプログラムにとって，ワークブックは重要な構成要素である。ワークブックの利用というのは，現代のハイテク社会においてはいささか原始的な方法に思えるだろうが，ワークブックの利点のひとつとして，それ自体がどこでも持ち運び可能で，目立たず，簡単に使えるということが挙げられる。パイロット・スタディに参加した家族からは次のような使い方が報告された。ある家族は通勤途中のバスのなかでワークブックを使い，他の家族は職場の休憩時間に使ったという。ワークブックを綴じ直して目次を付け，自分に最も関わりのある箇所を容易に探し出せるように工夫している家族もいる。家族旅行にワークブックを持っていき，困難な問題にぶつかった際に参照したという家族もいた。

治療者によるサポート

　先に述べたように，OAO は治療者による最小限のサポートを受けながら利用できるように構成されている。その目的は，どのモジュールに取り組み，各家庭の事情に応じてどのような順序でこれを行うかを家族に決定してもらうことで，家族がプログラムを最大限に利用し，それぞれのニーズに応じて活用するのを手助けすることにある。したがって，サポートは画一的でなく，治療者はもっぱら家族のニーズを優先する。これは，「拒食症のための専門家による臨床的サポート（Specialist Supportive Clinical Management of anorexia nervosa）」（MacIntosh et al., 2005）に似た手法である。家族は E メールによるサポートと電話によるサポートのどちらを受けたいかを選ぶことができ，好みやコンピューターと電話の有無，サポートを受ける際にどの程度プライバシーが守られるかによって，自分で決めるように促される。いったんサポートの方法を選択しても，状況やニーズの変化に応じて家族はいつでもこれを変更できる。ワークブックに関するパイロット・スタディでは，50％の家族が E メールを，50％が電話を選択した。

　第1回目のサポートでは，セッションの構成と，家族にプログラムを最大限に活用してもらうためのサポート・セッションの役割について話し合う。さらに，家族に最も適したモジュールとワークブックを選んでもらい，それらについて説明する。この場合，サポートの利用の仕方に正解や間違いはないことや，サポートをどれくらいの頻度で利用するかは家族の自由であることを強調する。また，サポートに期待する事柄に関するさまざまなアイデアや選択肢が家族に提示される。たとえば，援助者として過去に経験した困難な問題やプログラムが進むにつれて経験する困難な問題に的を絞ってもらうのもよいだろう。あるいは，1週間のうちに起きたさまざまな出来事を振り返り，出来事の意味や自分自身の反応をどのように理解すればよいか，結果はどうだったか，その出来事に対して別の反応の仕方がなかったか，ということを話し合うためにサポート・セッションを利用してもらうのもよいだろう。サポートを受けることにより，自分自身の感情を振り返り，困難やニーズに対して親身になって支えてくれる専門家からの支援を得たいと思う家族もいるだろう。ニーズに応じて，これらのさまざまなサポートを組み合わせながら受けてみたいと考える家族もい

るだろう。

　重要なことは，家族がどのようなメディアを選ぼうとも，臨床家は，定期的に，一貫したサポートを家族に対して行うということである。パイロット・スタディでは，家族と治療者は毎回決まった時間に電話によるサポートを実施するように話し合い，家族が十分な時間を持ち，プライバシーが保たれるように配慮した。そうすることによって，サポート・セッションの有効性と一貫性が保たれる結果となった。Eメールを用いれば，特定の時間に制約されずにサポートを提供できるが，その場合に重要なのは，たとえ返信がなかったとしても，治療者は毎週定期的に家族にEメールを送るということである。そうすることで，家族は「忘れられていない」と感じることができるからである。つまり，たとえ時間がなかったり，治療者とコンタクトを取りたくないと思っていても，治療者が自分に関心を寄せてくれていると知って，家族は安心することができる。こうした見解を裏打ちしてくれたのは，パイロット・スタディに参加したある家族の言葉である。「治療者にEメールを送る時間がなかったり，必要だと思わなかったときでも，『返事を待っています』というような親切なメールを受け取ると，気にかけてもらっていることが分かって，安心することができました」。

信頼関係を築く

　すでに述べたように，電話による介入の場合，家族と信頼関係を築くのはより難しいことである。お互いの顔が見えないため，コメントの真の意味を理解することが困難となるため，治療者と家族はこのことを意識し，意思疎通において曖昧さを避け，明確さを心がける必要がある。誤解を避けるために，正しくコミュニケーションできているかどうかを頻繁にチェックすること，治療者と家族は，発言内容に対する疑義や誤解があれば，その場ですぐに取り上げるように初回セッションから確認し合うことが重要である。

　このような問題は，Eメールによるサポートの場合，意思疎通のための手がかりが少ないため，電話の場合よりも重要になってくる。Eメールによるサポートでは，情報交換を可能な限り明確に行うことが大切である。絵文字の挿入は，感情内容を分かりやすく伝えるのに役立つだろう。こうした制限があるため，

Eメールによるサポートはあまり好ましくない方法だと思われるかもしれない。しかし，このようなマイナス面にもかかわらず，Eメールを介してのサポートにはユニークな利点もある。たとえば，忙しく，不規則な生活パターンの家族にとって，Eメールは電話のような時間的拘束がなく，利用しやすい。夜中の2時に誰かにメールを送っても，何ら問題はないからである（即答を期待しなければであるが！）。しかし，Eメールによるサポートの最大の利点は，実際面よりも治療的な意義にある。文章によるコミュニケーションを通して，どの問題をいかに取り上げるのか，これまでに試みたことをどう文章化し，なぜそれが上手くいったのかあるいは上手くいかなかったのか，出来事についてどのように感じたか，どのような質問をしどのような解決策を目指すのか，などを考えることによって，家族は自らが置かれた状況をじっくりと振り返ることができるからである。問題を認知的側面ならびに感情的側面から振り返り，これらを文章化して，共感的な姿勢で批判を加えず，しかも専門的知識を備えた他人（＝治療者）に向けて発信するということには，治療的効果があり，書き手に変化をもたらすものである（Pennebaker, 2004）。さらに，家族はEメールを送信する前に，相談したいことを全て書いたかどうか確かめることができ，読み返したいときのためにメールを保存することができる。保存されたメールは，治療者から得たアドバイスをさまざまな状況で応用するのに役立つだろう。

　サポートを受けるためにどのメディアを選択するかによって，家族と治療者の間での情報の共有のされ方が変わってくる。電話によるサポートを行っている間，治療者は認知行動療法的なコミュニケーション・スタイルをより明確に適用することができる。その一例が，「ソクラテス的対話法」の採用である。つまり，治療者はその質問法を用いて，家族が問題の本質とその解決方法を理解するのを手助けし，困難な問題を解決できるように導くようにする。実際のところ，「ソクラテス的対話法」はEメールを用いて行うのはかなり困難であり，直接の会話を通してしか実行できないと言えよう。しかし，前述のように，Eメールを用いると，家族も治療者も状況をつぶさに振り返ることができるようになる。また，治療者はEメールで取り上げた特殊な状況だけではなく，もっと広い視野で状況をつかむための時間を得ることができ，これを返事に盛り込むことができる。家族は問題をよりよく理解し，その解決方法を考え出すように促されるとはいえ，Eメール・サポートは電話サポートに比べて，しばしば

指示的であるかもしれない。困難な問題に対する意見やアイデアをEメールで受け取るということは，家族にとって非常に重要であり，将来においても参考になるであろう。

　以下は，ワークブックを用いたパイロット・スタディからのEメールの抜粋である。

効果的に援助するために自信を高める
ある成人患者の母親からのEメール

> 　ワークブックの課題を仕上げるのが少し遅れてしまいました。意図的にそうしたところもあります。最近，娘が栄養士の指導を受けて，頑固な食習慣を変えようと努力している最中だったからです。上手くいったりいかなかったりですが。個人的には，「ワークブック4」が私たちの現状に合っていると思います。娘はもう大人ですし，自立しているので，当初は，ワークブックは私たちにあまり関係ないと思っていました。でも，進むにつれて，メッセージの意味が分かり，とても重要なものだと感じるようになりました。
> 　娘はカロリー計算にとても詳しく，拒食症ミンクスの声はとても強力なので，私には娘をサポートする自信が全くありません。拒食症が娘の健康を損ねることが心配ですが，娘との関係が損なわれるのも心配なのです。昨日，娘の診察に同行しました。先生は，娘の健康状態がとても心配であること，病気が重いことをはっきり言われました。私もとても不安ですが，娘が拒食症ミンクスの声を聞き分けることも，それに反抗することもできないのだということがよく分かりました。
> 　家族関係は時々ぎくしゃくします。今週，夫とけんかをしてしまいました。娘の病気とは全然関係のないことが原因ですが，こういうことがよくあります。仲直りはしましたが，不安です。けんかなどしている場合ではないのに。全体としては，私たちは上手くいっており，互いに支え合っているのですが，何年間もの外国暮らしに慣れていた娘にとっては，家に戻り，子どものときに使っていた寝室で寝起きするという生活は耐えられないようです。家族のなかで「冒険家」的存在だった過去を，娘は忘れられないのです。

治療者の返事

　「ワークブック４」が役に立つと書いてくださり，うれしく思いました。娘さんの年齢を考えると，ワークブックの内容があなた方の現状には無関係のように当初思われたのも無理はありません。しかし，あなたがおっしゃるように，メッセージの意味は変わりませんし，書かれたアイデアは患者さんの年齢，家族関係に合わせることで応用が可能です。

　娘さんが病気で苦しんでおられ，しかも悪化していると聞き，お気の毒に思いますが，同時に，治療が始まったことを知り，うれしく思います。彼女が病気の罠にはまっているという現実をあなたが理解できているのは，とても良いことです。あなたのような母親がいて，娘さんはとても幸運です。彼女には病気が見えないけれど，あなたは拒食症が娘さんの健康を損ねている事実が分かっているからです。娘さんを支えるために，あなたがどれだけ努力してきたか，彼女にも分かるときが必ず来ます。

　あなた方ご夫婦がすぐにけんかをしてしまう今の状況はよく分かります。あなた方は強いストレスに曝されていますし，それが何かの形で現れるのは当然です。些細なことでけんかをしてしまうのが人間です。そのことで自分を責めないでください。ちゃんと仲直りされたのだし，結局のところ，こうした困難を解決することこそが重要なのです。

　娘さんはお気の毒ですね。以前は「冒険家」であったのに，今はただ家にいるだけという状況をどれほど辛く感じておられるでしょうか。拒食症で苦しんでいても彼女の本質は変わりませんし，本来の自分に戻るためには病気を克服する必要があります。

　また，あなたご自身のこともお気の毒に思います。娘さんのことをとても心配しておられますね。「ワークブック８」をお試しになってはいかがでしょうか。ご家族の皆さんをサポートするために書かれた部分です。あなたは非常に大きなストレスを抱えて，気持ちが落ち込み，不安が強くなっていますから，必ず役に立つと思います。ご夫婦で一緒に取り組まれてもよいでしょう。ワークブックをもとに話し合い，たいへん困難な時期をどうすれば乗り切れるか，お互いにアイデアを出し合ってみてはいかがでしょうか。

コメント

　家族は，ワークブックに書かれた一般的なアプローチを，自分自身の状況に合わせて修正し，応用するということを理解しており，治療者もそれを奨励している。また，治療者は返事のなかで，家族が娘をサポートすることに不安を感じている一方で，病気と，それが娘の健康に与える影響についてよく理解していること，さらに，そのこと自体が大切なスキルであり，娘を助けるために必要なステップであることを述べている。これは，家族の自信を回復させ，自分自身がすでに示しはじめている変化に気づかせて，それを活用させるためである。また，出来事の意味をどのように受け止めて理解するかは，その人の物の見方によって時とともに変化するということ，母親のサポートを現在のところ娘は快く思っていないとしても，受け止め方はいずれ変わるかもしれないということも，治療者が伝えたいメッセージである。また，治療者は一般的な視点から家庭の困難な状況を振り返っている（体系的な認知行動療法モデルを強化するため）。そのためにまず，家族と娘の両方の困難に対して共感を示している。さらに，援助者が夫と協力して2人が抱える問題を明らかにし，相手の問題をよりよく理解して，互いに支え合うためにはどうすればよいかを話し合うように促している。

家族が感じるジレンマにどう対応するか
ある男性拒食症患者（糖尿病合併）の父親

　息子がインスリン注射の量をまた減らして，ケトン性昏睡にならないか心配です。病気が始まったのは，クリスマス・イブの日に，息子の友達がたまたま息子の顔の形について何か言ったときだったように思います。息子はまるで腹にパンチでも食らったかのようでした。そのとき以来，息子は抗うつ薬を飲まなくなり，いろいろな症状が目立つようになりました。つまり，疲れやすく夕方ソファで眠り込む，ボードゲームをしていると混乱してしまい駒を正しく進められなくなる，喉が異常に渇き大量の水を飲む，一晩中それが続き頻繁に尿意を催す，食事のときや間食のときに過食になり大量に食べる，といった症状です。そして，一番心配なのが，息にケトン臭がすることです。
　……毎食後，「インスリン注射をしなさい」と言われると決まってイライラし，体重や血糖値について私たちに何も教えようとしないのです。ここ数カ月で見かけ上はそう変化はありませんが，どれだけたくさん食べているかを考え

ると，少しも太らないのは驚きです。
　前回の高血糖発作のときは何週間かICUにいなければいけなかったほどでした。それは，ちょうど1年前のことでした……
　息子の糖尿病の主治医にこのことをEメールで伝えるべきかどうか迷っています。主治医は年配のとても良い先生ですが，直接コンタクトを取ることが失礼に当たらないかと心配です。過去に息子のことで直接Eメールを送ったことがありますが，何しろ年配の先生ですから，再度メールを送る勇気がありません。でも，息子がまたケトン性昏睡に陥るリスクが高まっているのなら，重症になる前に主治医に伝えることが何より重要だとも思うのです。
　どうぞアドバイスをよろしくお願いします。

治療者の返事

　あなたからのご質問についてよく考えてみました。息子さんの主治医はあなたから直接メールを受け取ることで多少気を悪くするかもしれませんが，息子さんの糖尿病が抱えるリスクの大きさを考えると，息子さんの様子を糖尿病の主治医と摂食障害の主治医の両方に説明されるほうがよいと思います。また，あなたがそのようにするつもりであることとその理由，つまり過去にも起きたことがある重篤な事態に陥るかもしれないと心配していることを，前もって息子さんに話しておいたほうがよいでしょう。そうすることで，息子さんに対して後ろめたさを感じることなく，それぞれの主治医に情報を伝えることができます。
　そのうえで，それぞれのクリニックを訪ねて，息子さんの様子とあなたのご心配について話してください。父親が主治医と会うことを息子さんは嫌がっているようだということも付け加えるとよいでしょう。主治医に会うことを息子さんに伝えてあることも話してください。後はそれぞれの主治医に任せればよいのです。手ごたえがあるとは限りませんが，間違いなく主治医の注意を促すことになります。
　息子さんを怒らせることになるかもしれない行動を取らざるをえないあなたのお立場は，たいへんなものと推察いたします。でも，親として，家族として，息子さんが自分自身の健康を守れるように手助けすることが何よりも大切なことです。

コメント

　これは難しい状況にいる家族がアドバイスを求めてきたEメールの例である。この家族は，息子の不幸な体験と，彼がいかに傷ついたかを強調しているが，このことが息子の行動にどのように影響したかについては関心を払っていない。息子が過去に陥ったことのある状態の目に見える症状やサインに基づき，息子の健康について恐れを感じている。一方で，父親は，(観察に基づいて)摂食障害やインスリン注射の中断が引き起こされたと思われる状況のなかで，非常に心配し，息子の健康を守りたいと思っており，もう一方では，息子や主治医が，自分の介入を嫌がるかもしれないと思っている。それがこの父親の抱えるジレンマである。こうした特殊な状況が当てはまる患者や家族は少数であろうが，このようなジレンマは，どのように行動するのが最善なのか試行錯誤している家族に共通して見られるものである。治療者の返事は，家族の心配をしっかりと受け止め，こうしたジレンマは家族だからこそ抱えるものであるということを教えている。治療者は，このような問題を治療チームと話し合いたいという家族の気持ちは，責任感の表れであることを保証することで，家族がそのような行動を取ることに対して一種の「許可」と自信を与えている。

一致協力するために
ある女性拒食症患者の母親

　家族皆が，とりわけ私の夫が，娘の行動にどう対応するか，そのバランスの取り方がもう1つの大きな問題です。夫の発言が娘をいらつかせているように見えるのです。私は全てを良くしたいですし，思い切っていろいろ試してみて，事態を円満に収めたいのですが，夫は私が事態を悪化させ，娘の言いなりになっていると言います。夫は私が娘の味方をして，彼をのけ者にしていると感じているのです。

治療者の返事

> 　私たちが親御さんによくアドバイスするのは，まず夫婦で膝を突き合わせて，今の状況にどう対応すればよいかをよく話し合ってくださいということです。そうすれば，お互いに相手を「悪者」と思わずに済むでしょう。娘さんの病気へのお互いの対応の仕方をどう思うか，夫婦それぞれの気持ちを正直に話す必要がありますし，これから先，2人の対応の仕方を一致させる必要がありますので，そのためには，かなりの時間がかかるかもしれません。

コメント

　拒食症患者を援助する家族が，患者とのコミュニケーションの仕方や困難な状況への対応において食い違うというのは，しばしば見られることである。つまり，一方の親が調停者の役割を果たしていると思う一方で，もう一人の親は「仲間はずれ」にされていると感じる場合がある。治療者は援助者にこのことを夫と話し合うよう促している。また，ある状況下でのお互いの思考パターンや，それらが行動に及ぼす影響を理解することによって，そうした状況に対する相手の気持ちや考えを理解するように努力することを促している。これは体系的な認知行動療法の手法に沿うやり方である。その目的は，お互いの行動が困難な事態を解決することもあれば悪化させることもあるという事実を理解し，そうした事態に一致協力して取り組む決断をさせることによって，困難を解決していくことである。

　要約すると，電話やEメールによるサポートは，コミュニケーションという点では制約があるにもかかわらず，長所や利点もあるということである。家族と治療者の間に当初は遠慮があるかもしれないが，潜在的な諸問題が最初の時点から明確にされ，それらの取り上げ方について合意が形成されていれば，家族との確かなコミュニケーションとチームワークが築かれるだろう。また，以下のことを覚えておくことも重要である。つまり，よく知っている人よりも，匿名で見知らぬ人のほうが率直に話ができる場合もあるということである。社会的偏見を受けるかもしれない話題となるとなおさらである。インターネット上のフォーラムや，コンピューターを用いたセルフヘルプ・プログラムが人気があるのはそのためである。つまり，まるで「友達」のような感覚でコンピューター・プログラムによる治療を受け，価値判断や社会的偏見を恐れることなく，

自分が抱える問題の深刻さを正直に打ち明けることができるからである（Duffy & Waterson, 1984）。

　ワークブックを用い，電話またはEメールによって治療者がサポートを行ったプログラムの有効性と認容性を調べたパイロット・スタディに参加した家族の皆さんが，このような経験に関するアンケートやインタビューに応じてくれた。どの家族も「プログラムがとても助けになった」「子どもが初めて病気になったときに，このようなプログラムを利用できていたらよかった」と述べている。

フィードバック

　家族の回答を要約したものを以下に挙げることとする。

治療者によるサポートについて

　「Eメールと電話のどちらによるサポートを受けたいですか？」と尋ねられたのは，とても良かったです。好きなほうを選ぶことができるからです。Eメールでも電話でも，本当に親身になってもらえる感じがしました。
　　　　　　　　　　　　　　　　　　　── 10代女性患者の母親

電話サポート

　プログラムの最大の利点のひとつと言ってよいでしょう。ものすごく役に立ったと思います。　　　　　　　　　　　　── 10代女性患者の母親

　私の状況をよく分かってくれそうな人と話ができるのは，とても良いことだと思います。皆がそう思うわけではないですし，それと，もしかしたら気の毒に思って手助けしたいと言ってくれる人もいるかもしれませんが，病気のことをよく知らなければ，違う結果になりますね。つまり，とても難しい病気なので，なかなか他の人には理解できないのです。　　　　　　　── 10代女性患者の母親

Eメール・サポートについて

> Eメールだとどんなメッセージをはっきりと伝えたいか，じっくり考える時間があります。電話だと，話したいと思っていたことを忘れてしまうこともあります。Eメールだと，もっとゆっくり考えて，伝えたいことを文章にする余裕があります。
> ── 成人男性患者の父親

> 私はEメールのほうがいいです。Eメールだと，保存しておいて，いつでも読み返すことができるからです。私にとっては，物事がはっきりしていたほうがいいのです。電話で話すこともできますが，電話だと「彼女は今，何て言ったのかしら？　何か良いことを言ってくれたはずなのに！」ということになりかねません。だからEメールのほうがいいのです。
> ── 成人女性患者の母親

ワークブックについて

> ワークブックのおかげで摂食障害についての知識が広がりました。一番良かったのは，コミュニケーションの練習ができたことです。これは素晴らしい経験でした。それから，参考図書のリストも，インターネットでいろいろ調べるのにとても役に立ちました。
> ── 成人男性患者の父親

> ワークブックはとても役に立ちました。ワークブックを使うことで，よく考えて，自分が置かれた状況を見つめ直し，物事をこれまでとは違った見方で眺めることができるようになりました。
> ── 成人女性患者の母親

> ワークブックはとても役に立ちます。親である自分も治療に参加しているように思えますし，前向きに何かできるので，娘の回復のために，自分も役に立っていると感じられるのです。
> ── 成人女性患者の母親

> ワークブックにとても感動しました。もっと早く始めていたらよかった。内容がとても分かりやすいし，構成もよくできているからです。子どもが拒食症の診断を最初に受けた時点でこのワークブックを利用すれば，とても役に立ち，助けになることでしょう。
> ── 成人女性患者の母親

> ワークブックは内容が非常に幅広いです。摂食障害に苦しむ子どもをケアするにあたって，家族が知っておくべきあらゆる領域がカバーされています。ワークブックは知識や自信，誰かに支えられているという安心感を与えてくれるので，家族が自分自身の困難を乗り越えるうえで，大きな助けになります。さらに，患

者にも良い効果をもたらします。ですから，長い目で見れば患者の回復にとって，ワークブックはとても重要な役割を果たすのです。　　――成人女性患者の母親

不安コントロール訓練（Anxiety Control Training：ACT）について

リラクセーションCDはとても助けになりました。こういうものは一度も試したことがありませんでした。ストレスや不安に対処するための良い方法ですね。このようなことに時間を割くということを，これまであまり考えたことがなかったのです。効果があるとは思いもしなかったのですが，とても心が落ち着きました。本当にびっくりしました。　　――成人女性患者の母親

結論

　DVDとコーチング・セッションによる介入やインターネットを用いたOAOの有効性，認容性に関する研究は，現在も進行中である。現時点での量的データと質的データが集められ，解析されているところである。このような介入は，サポートを受ける方法が他にない多くの家族にとって，費用対効果の高い手段である。それぞれの介入法に長所と短所はあるだろうが，短期間の「遠隔学習」のスタイルをとった家族向けの介入は，たとえ長期的サポートが欠かせないケースであっても，家族を手助けするという大きな課題に応えるのにふさわしい方法であると思われる。

　これらのプログラムの有効性が臨床試験で確認されれば，それぞれ異なるアプローチについてのさらなる問いが生じてくるだろう。なお，そうした問いのいくつかはすでに予想されている。それぞれのプログラムの構成要素にはいくつかの違いがあるため，その有効性が特定の構成要素に起因するのか，あるいは全ての構成要素が必要であるのかを明らかにする必要があるだろう。

　現時点で，家族のためのプログラムが数種類用意されている。どのような動機によって家族が特定のプログラムを選ぶのかについては，私たちはほとんどデータを持っていない。家族に対するサポートの方法や治療方針，プログラムの提供方法が，家族の選択に影響していることも考えられる。

　さらに，前述したそれぞれのプログラムを比較する研究は，これまでのところ完了していない。したがって，それらが有効性において同等かどうかについ

てはまだ分かっていない。保険診療のもとで家族が個々のニーズや好みによってプログラムを選択できるようにすべきかどうかを決定するためには，引き続き調査が必要であろう。

本章で述べた介入法は全て，摂食障害患者とその家族のために働き，知識と経験を積んだ専門家によるサポートと一緒に提供される。専門家以外の人々（プライマリーケアや地域医療のスタッフなど）によるサポートでも可能かどうかは，今後の課題である。

テクノロジーの進歩がこうしたプログラムに味方するかもしれない。たとえば，家族のサポートやコーチングは，ウェブカメラを用いたリアルタイムのオンライン映像を通して行うことも可能だろう。このようなテクノロジーを利用すれば，言葉だけでなく映像を通したサポートを実施することができ，家族にとって有益なものとなるであろう。また，一度に複数の家族が参加したり，患者本人が参加することも可能になる。こうした媒体を用いたプログラムは，遠隔学習の利点と，インターネット上とはいえ対面によるコンタクトの利点を併せ持つことになる。

これまで述べてきた介入法は，他の精神障害を抱える患者の家族に対してすでに試みられているが，摂食障害の分野では比較的新しいものである。これらのプログラムを開発し研究を行っている臨床家や研究者は，どのような介入法が，どのような人に対して，どのように有効であるかを明らかにするために，多くの問題に取り組むことになるだろう。

文献

Duffy, J.C. & Waterton, J.J. (1984). Underreporting of alcohol consumption in sample surveys: The effect of computer interviewing in field work. *British Journal of Addiction* 79: 303-308.

Dummett, N. (2006). Processes for systemic cognitive-behavioural therapy with children, young people and families. *Behavioural and Cognitive Psychotherapy* 34 (2): 179-189.

Grover, M., Williams, C., Eisler, I., Fairbairn, P., McCloskey, C., Smith, G. et al. (in preparation). An off-line pilot of a web-based cognitive-behavioural intervention for carers of people with anorexia nervosa.

Lorig, K.R. & Holman, H.R. (2003). Self-management education: History, definition, outcomes, and mechanisms. *Annals of Behavioral Medicine* 26 (1): 1-7.

Mclntosh, V.W., Jordan, J., Carter, F.A., Luty, S.E., McKenzie, J.M., Bulik, C.M., et al. (2005). Three psychotherapies for anorexia nervosa: A randomised, controlled trial. *American Journal of Psychiatry* 162 (4): 741-747.

Pennebaker, J.W. (2004). Theories, therapies and taxpayers: On the complexities of the expressive writing paradigm. *Clinical Psychology: Science and Practice* 11 (2): 138-142.

Prochaska, J. & DiClemente, C. (1984). *The Transtheoretical Approach: Crossing the Traditional Boundaries of Therapy*. Homewood, IL: Dow Jones Irwen.

Schmidt, U., williams, C., Eisler, I., Fairbairn, P., McCloskey, C., Smith, G. et al. (2007) *Overcoming Anorexia: Effective Caring*. Series of nine unpublished workbooks.

Sepúlveda, A.R., Lopez, C., Macdonald, P. & Treasure, J. (2008). Feasibility and acceptability of DVD and telephone coaching-based skills training for carers of people with an eating disorder. *International Journal of Eating Disorders* 41 (4): 318-325.

Treasure, J., smith, G. & Crane, A. (2007). *Skills-based Learning for Caring for a Loved One with an Eating Disorder. The New Maudsley Method*. London: Routledge.（友竹正人・中里道子・吉岡美佐緒＝訳（2008）モーズレイ・モデルによる家族のための摂食障害こころのケア．新水社）

第IV部
特別なケース
Special cases

　第14章と第15章では2つの特別な領域に関する知見を述べる。第14章では，摂食障害の患者が子どもを持った場合に生じうるさまざまな問題を探る。その長期的影響を考察し，子どもが摂食障害にならないようにするためにはどうすればよいか，摂食障害の兆候や症状が現われたらどうすればよいかについて述べる。遺伝や妊娠に関連したさまざまな要因とともに，育児スタイルに影響を与える性格特徴についても考察する。

　第15章では，子どもの摂食障害の発症リスクを増大させる可能性がある父親の振る舞いと，発症リスクを減らし病気の回復を支えるうえで父親が果たす保護的な役割について探求する。また，摂食障害の維持要因としての父親の役割についても検討する。最後に，自信と回復力の源であるコミュニケーションの領域における治療の可能性について考察し，病気の回復プロセスのために良好なチームワークを育むことの重要性を強調している。

第14章
摂食障害患者の妊娠・出産・育児
Reproductive function and parenting in people with an eating disorder history

ジャネット・トレジャー＋ナディア・ミカーリ＋ファブリス・モネイロン
Janet Treasure, Nadia Micali and Fabrice Monneyron

はじめに

本章では，摂食障害を患ったことがある人が妊娠・出産した場合に起こりうる問題を取り上げる。よくある疑問を以下に挙げてみよう。

- 摂食障害が妊娠，出産，育児に及ぼす長期的な影響はどのようなものか？
- 摂食障害に罹患している母親から生まれた子どもが，将来摂食障害を発症しないように予防するにはどうすればよいか？
- 両親のどちらかが摂食障害に罹患している場合，摂食障害の子どもの治療をどのように進めればよいか？

摂食障害が妊娠・出産・育児に及ぼす長期的な影響はどのようなものか？

摂食障害が生殖機能に及ぼす長期的な影響についてのエビデンスは，そのほとんどが臨床例の研究に依拠している。これらの報告を解析するうえで問題となるのは，各研究間で症例数に偏りがあることである。十分な数の対照群を欠いている場合がほとんどであり，多くの研究は説得力に乏しい。ここでは，親と子どもに関するエーボン長期研究 (the Avon Longitudinal Study of Parents and

Children : ALSPAC) のような疫学的に妥当とされる研究のなかから, 最も信頼できる研究成果を優先的に取り上げることとする。

妊娠・出産の割合

拒食症患者が妊娠・出産する割合は健常者に比べて低いが (Brinch et al., 1988 ; Hjern et al., 2006), 過食症患者の場合は健常者と変わらない。

妊娠中の摂食障害の症状

一般的に, 摂食障害患者が妊娠した場合, 妊娠中は症状が軽減すると言われている。しかし, 症状が完全に消失するわけではない。また, 摂食障害の罹患歴のある女性は, 妊娠中に症状が再発することがある (Micali et al., 2007b)。妊娠中にむちゃ食いが見られたケースの報告もある (Bulik et al., 2007)。

妊娠中や出産後の不安・抑うつ症状

拒食症や過食症を抱える女性では, 妊娠中や出産後に高度の不安, 抑うつが認められる。これらが摂食障害症状を伴う場合もある (Micali et al., 2009b)。

周産期に認められる影響

拒食症患者は低体重児を出産しやすい傾向がある。その原因として, 妊娠前の母親の BMI が低いことや喫煙が挙げられる。摂食障害の罹患歴のある女性は流産しやすいことが知られている (Micali et al., 2007a)。早産の割合が高いことも報告されている (Brinch et al., 1988 ; Bulik et al., 1999)。スカンジナビア諸国における統計でも同様の結果が認められている (Sollid et al., 2004 ; Ekeus et al., 2006)。

授乳・食事の問題

　摂食障害の罹患歴のある母親や現在摂食障害に罹患している母親は，子どもの授乳や食事に関して問題が認めたとの報告がある（Stein et al., 1994；Agras et al., 1999）。出産後1年以内に認められる問題として，以下のようなものが挙げられる。(a)授乳・食事のスピードが遅い。(b)子どもが摂取する1回当たりのミルク・食事の量が少ない。(c)授乳や食事の後でも満足しないままであるか空腹なままである。(d)授乳や食事の間隔が不規則である（Micali et al., 2009a）。

　過食症に罹患したことのある母親から産まれた子どもは，生下時から9カ月まで成長曲線が標準を上回り，生後9カ月の時点で肥満であったケースが高率に認められた（Micali et al., 2009a）。Steinらは，摂食障害患者である母親が出産後数年間にわたって子どもの授乳・食事に困難を抱えたケースを報告している（Stein et al., 1994；Stein & Fairburn, 1996；Stein et al., 1996, 2001, 2006）。

摂食障害に罹患している母親から生まれた子どもが将来摂食障害を発症しないように予防するにはどうすればよいか？

　摂食障害に罹患している母親の子どもは，摂食障害を発症するリスクが高い（「健康な」母親の子どもよりも約5％ハイリスクになる）。これはある程度は遺伝的な影響である。また，彼女たちの発達は，摂食障害の親を持つことで作り上げられる家庭環境によって決定される（Bulik et al., 2005）。ある程度推測されるリスク因子が図14.1に要約されている。この図は，このようなメカニズムがどのようにして後年の精神医学的問題へとつながるのかということを説明して

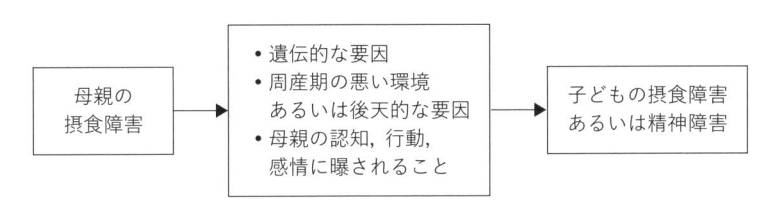

図14.1　推定される世代間伝達のリスク・メカニズム

いる。

摂食障害の世代間伝達に関与しているメカニズムと脆弱性を含んだリスク因子は，以下のようなものである。

- 遺伝的要因
- 妊娠関連要因（母親の不安，低出生体重児，など）
- 食べ物，体重，体型についての顕著な特徴を伴った母親の摂食障害の再発
- 親のパーソナリティの特徴と，養育スタイルと夫婦関係を形作る不安と強迫性障害の合併

遺伝的要因

双生児研究から，摂食障害の発症リスクの50％以上は遺伝的要因に由来することが示唆されている。遺伝的リスクは，ある程度は，不安，抑うつ，嗜癖と重なる広範な脆弱性である。これは活発な研究が行われている領域であり，新しい技術はこの領域において急速な変化を生み出している。関与している遺伝子は，食欲や不安，抑制，強迫と関連したものを含んでいる。

妊娠関連要因（母親の不安，低出生体重児など）

子宮内の環境と早期周産期の環境が，胎児のプログラミング効果を介して，発達を形作る。概して，これは後天的な影響によって媒介される。その過程によって，環境がどの遺伝子を転写するかを調整するのである。ストレスと栄養学的要因は，神経伝達物質の機能における変化を通して，神経発達に影響を及ぼしており（Mokler et al., 2007），両者は摂食障害患者の母親において関連性が認められている。

栄養学的要因

人生の早期において不十分な栄養状態に置かれると，人生を通じて代謝系のプログラミングに大きな影響を及ぼす可能性がある。この理論は，Barkerと共同研究者たちによって明らかにされた（Barker, 1998 ; Hales & Barker, 2001）。中

国とオランダの飢饉といったような極端な自然実験（natural experiments）は，この理論を支持するエビデンスを提供した。胎児の低栄養は，脳の発達に影響を及ぼし，神経精神系の病気のリスクが高まる（Altschuler, 2005 ; Kyle & Pichard, 2006 ; Penner & Brown, 2007）。

ストレス関連要因

動物実験によって，子宮内のストレスが発達期間を通して，ストレス反応に影響を及ぼすことが見出された（Meaney et al., 1996 ; Durand et al., 1998 ; Gorman et al., 2002 ; Wadhwa et al., 2002）。早期のホルモン環境がこの影響の顕在化に一定の役割を担っていると考えられている（Sarkar et al., 2007, 2008）。O'Connor et al.（2002）は初めて，妊娠中の母親の不安と抑うつが子どもの感情面と行動面の問題に影響を及ぼすことを示した（O'Connor et al., 2002）。最近の研究では，妊娠中のストレスが，幼少期の認知発達と恐怖レベルに影響を及ぼすことが示された（Bergman et al., 2007）。

食べ物，体重，体型についての顕著な特徴を伴った母親の摂食障害の再発

摂食障害の再発は，家庭環境に作用し，体重や体型，食べ物の重要性が増大してしまい，いくつかの影響を及ぼしうる。

- 摂食や体型，体重に対する母親の極端な考え方は，子どもに直接的な影響を及ぼす可能性がある（たとえば，肥満恐怖は授乳量の不足と食べ物についての心配へとつながるかもしれないし，体型の問題は食事の葛藤と批判へとつながるかもしれない）。
- 母親の乱れた食行動は，良くないモデルとなるかもしれない。
- 母親の食べ物と体型，体重についての没頭は，彼女の全体的な集中力を損ない，その結果，ワーキングメモリーが損なわれ，子どものニードに対する感受性も低下する可能性がある。
- 母親の摂食障害は，養育関係の質に悪影響を及ぼすかもしれない。

いくつかの縦断的調査の結果はこれらの関連を支持している。摂食の問題を

持つ子どもは，しばしば摂食障害を持つ母親に育てられている（Pike & Rodin, 1991 ; Stein et al., 1995 ; Whelan & Cooper, 2000）。母親の摂食障害の症状が子ども時代のリスク要因に与える影響が前方視的研究において報告されてきた。母親の体型不満，過食症状，食事制限，高いBMI値は全て，子どもの摂食の問題の予測因子である（Stice et al., 1999）。その影響は女の子においてより顕著である（Agras et al., 1999 ; Jacobi et al., 2001）。親の過度な支配，食べすぎ，痩せへのプレッシャー（特に父親からの）は，子どもが痩せに没頭するようになることと関連している（Agras et al., 2007）。体重や体型，食べ物の問題でからかわれることと痩せ理想が強く内在化されていることが，特に過食症状の形成に顕著な影響を及ぼしている可能性がある（Jackson et al., 2002）。

親のパーソナリティの特徴と，養育スタイルと夫婦関係を形作る不安と強迫性障害の合併

　柔軟性のない思考や，細部へ向かう注意，完全主義といった強迫的な特徴と不安は，摂食障害と関係があり，通常は回復後にもパーソナリティの特徴として残る。摂食障害の母親は，この疾患に罹患しやすい特徴を有している。それは，たとえば，完璧主義を併せ持った強迫性パーソナリティや細部へ向かう注意，柔軟性のない思考といったものであり，それら全てが，過度な支配といくぶん独裁的な養育スタイル，そして／あるいは，高い不安状態を招きやすいものであり，母親であることの不安と関連している。これらのパーソナリティの特徴は，親の役割を含めたあらゆる関係に顕著な影響を及ぼしうるものである。
　完全主義は養育にも影響を及ぼしうる。世代を超えた不適応的な完全主義の伝達は，親の心理的に支配する行動，特に父親のそのような行動を介して起こる（Soenens et al., 2005, 2008）。このことは過食症について特に当てはまる（Soenens et al., 2008）。親の完璧主義は，子どもの世話や教育，時間の過ごし方において，親が極端な努力をするということを意味している。これらの信念は，時には白黒思考や破局的思考のスタイルを伴う不適応的な前提によって支えられている。

- 毎晩子どもの宿題を徹底的にチェックしなければ，私は失敗したことになる。
- 子どもが友達のところに泊まったとしたら，悪い睡眠習慣を身に付けるかもしれず，宿題がきちんとできないかもしれない。

　親子の相互交流における過度の統制といった親の支配行動は，中程度から大きなエフェクト・サイズで，内気さや不安と関連している（Chorpita & Barlow, 1998）。親が子どもが自己達成的な行動を取れる機会を提供しないなら，彼らは自己コントロール感と達成感を発達させることができない。自律性の発達が妨げられ，子どもは依存的になり，低い自己評価を持つようになる（Chorpita & Barlow, 1998 ; Barlow, 2000）。摂食障害に罹患歴のある母親の養育スタイルは，過度な支配に向かう傾向があり，食事時間の「混乱」や遊びのなかで探索することに耐えることが難しい（Stein et al., 1994）。親の批判によって，子どもは用心深くなり，自分自身と他者についての否定的な見方が形成されてしまうだろう。

　親の不安は，不安を増大させ維持させることにつながりうる。たとえば，子どもが見慣れない状況に直面しているとき，脅威や生理的興奮と関連した信念に焦点を当てたり，過度に注意を向けることで子どもの不安を増強してしまうことが起こりうる。そうすると，後に遊びや社交活動が脅威や不安を引き起こし，そのために親が回避と過保護を形成してしまう可能性がある。たとえば，Stein et al. (1994) は，摂食障害に罹患歴のある母親は，過度に巻き込まれ，「正しい」遊び方を示すことで子どもの遊びに侵入していく傾向があることを見出した。もう1つの過保護の形態は，親元から離れるのを妨げようとすることである（Shoebridge & Gowers, 2000）。

　不安を生じさせるような状況で，親が過度に反応したり心配しすぎたりすると，不安を増強するだけになってしまう。このような養育行動に反応して，不安が即座に軽減されるということになると，親のそのような行動が強化されて維持されるかもしれない。このことによって，子どもはそのような状況に対して敏感になり，暴露されることによって慣れることが妨げられ，その結果，学校や大学への入学や家から離れて生活する，友人のところに泊まる，といった人生の大きな節目が，子どもと若者により多くの困難をもたらすことになる。社交状況で抑制が強い子どもは，新しい状況に慣れるのに多くの時間がかかる

かもしれない。このことは，新しい状況に対処する方法を子どもが学ぶことを妨げるような，親の保護的な行動を引き出すことになる。

摂食障害を持つ母親には，自分自身の感情反応を抑制しがちな人もおり，これは役立たない感情制御のモデルとなったかもしれない。このことは，もし彼女らの子どもが過度な恐怖を示したとしたら，そのことに耐えられないということを意味している。それゆえ，彼女らは子どもに恐怖に対して平然と無視して隠すことを奨励する。それはおそらく，たとえば「怖がってなんかいないわよね」といったような，その感情反応を認めないといった回避を用いることによってなされる。

しかし，これまでの研究からその反対のことも報告されている。摂食障害を持つ親が養育上の要求に圧倒されていると感じたときに，役割が交代してしまい，子どもがケアをする役割を担うことも起こりうる (Woodside & Shekter-Wolfson, 1990；Franzen & Gerlinghoff, 1997)。摂食障害を持つ親は，自分自身の摂食障害に対処するために，子どもの手助けを求める可能性もある。

Byrant-Waugh らは，乳幼児を持つ摂食障害の母親が困難を感じている問題について検討した (Byrant-Waugh et al., 2007a)。彼らの質的研究によって浮かび上がったテーマのいくつかは，「特性の伝達」「食べ物の用意と供給」「食べ物と食事の時間をめぐるやりとり」「母親の摂取」「セルフ・ケア」「自己同一性と親の期待」「親子関係全般への影響」「コントロール欲求」といったものである。彼らはこれらの問題に取り組むために，女性にとって有益と思われるようなグループセラピーを発展させた (Bryant-Waugh et al., 2007b)。以下に，彼らが用いた治療戦略の詳細を説明する。

伝達を阻止するために何ができるか？

一次予防の視点から，リスク領域を和らげることが可能である。

- 妊娠中の栄養状態を至適なものにする。
- 妊娠中の母親のストレスと不安のレベルを軽減するために，サポートできるネットワークを作り上げる。
- 食べ物や体型，体重の問題についての母親の心配に対処する。

- 母親の極端なパーソナリティの特徴を和らげる（その結果，彼女たちは人間関係や妻，母親としての役割に，悪い影響を及ぼさなくなる）。
- 問題解決に取り組む。

妊娠中の栄養状態を至適なものにする

　妊娠中の健康な体重の維持は，重要な最初のステップであるが，妊娠補助技術によって「健康な体重」を保つ必要性を回避することができる。慢性的に食事を制限してきた女性では，妊娠中に時々食べすぎてしまい，過度の体重増加が見られることがある。彼女たちは出産後に，再び厳格な食事制限を行う。妊娠中の過食と嘔吐はグルコース値の大きな変動を引き起こす可能性がある。このような極端な代謝の変動は，プログラミングを通して，胎児の発達に悪影響を及ぼす可能性がある。

食べ物や体型，体重の問題についての母親の心配に対処する

　食べ物は，摂食障害の既往を持つ母親にとって非常に目に付くものであるため，大きな困難をもたらすものとなりうる。幼児が適正な食事量を知ることができなくなったり，栄養摂取に必要なスキルを獲得することができないといった懸念が生じる。過度に支配したり，完全であろうとする傾向によって，このプロセスが妨げられる可能性がある。幼児期には，簡単で実際的な方法によってこのプロセスの進展を支援することができる。たとえば，ビニールシートを床の上に広げて，2つの茶碗とスプーンを一緒に用意するだけで幼児と母親の両方を食事に参加させることができる。

　以下に，摂食障害の既往を持つ母親が，家庭環境を悪くしている食べ物と体型に関する偏った見方を修正するために，必要と思われるいくつかの治療戦略を示す。

- カロリー表示に注目せず，「良い」食べ物や「悪い」食べ物といった評価をしすぎないようにする。
- 家族と一緒に食事をするようにして，他の家族と同じくらいの量を摂取する。

- 食べることに関するあからさまに道具主義的で融通の利かないルールを口にしないようにする。それは，たとえば，「夜遅く食事に出かけるので，昼ご飯を食べない」といったようなことを口にするのを避けることである。
- 他人の体型や体重，人のいるところで食事をすることについて，批判的なことを口にしないようにする。

母親の極端なパーソナリティ特徴に取り組む

　自尊心と自律性を育むために，自身の強い支配欲求と子どもを自由にさせる必要性とのバランスを上手く取ることについて，母親と一緒に検討することがしばしば役に立つ。

　過度に支配したがる傾向に対する有効な分かりやすい方法があり，それには極端な過保護の理屈についてよく考えてみることが含まれる。「最悪の場合，どんなことが起こるのでしょうか？」とか「何を避けようとしているのでしょうか？」といった質問によって，母親が脅威に対する現実的な評価を行う手助けをすることができる。「安全な」リスクを経験する計画を立てるために，一連の小さなステップを準備することができる。これらは，子どもの自律性と自尊心の発達を強化するものであり，いくつかの保護的な階層を有している。この支配性の少ないアプローチが首尾一貫して行われるようにするためには，計画の段階から父親も一緒に参加することが役に立つだろう。

　支配のレベルと完全主義の傾向を調和させるには，3つの領域におけるスキルが必要である。

- 上手く自己主張し，年齢相応のルールを設定する方法
- ルールを守り通すように，子どもをコーチする方法
- 子どもがルールを破ったときの対応の仕方

　まず第1に，現実的で年齢相応なルールを設定する必要がある。理にかなったルールを設定するために，両親がきちんと議論する時間が必要であり，必要なら，他の家族や友人からの支援を得ることもある。第2に，実施に向けて，ある程度干渉を控えたアプローチが要求される。子どもが困難を乗り越えるの

をコーチしながら，全体的に望ましい行動が取れるように促すことに，積極的な注意を払うのである。第3に，ルールが守られないときには，親は感情的な反応を上手く処理して，自分のなかに生じる怒りや恐れ，失望といった強烈な感情を和らげる必要があるかもしれない。このような強烈な陰性感情によって，子どもは，失敗することや間違うことに対する恐れを植え付けられる可能性がある。親が体型や性格についての批判を頻繁に行ってしまうと，子どもの警戒心と全般的な不安が増大するかもしれない。このような敵意に満ちた環境で養育されると，子どもは自分自身についての否定的な見方を発達させてしまう。

　対照的な養育スタイルは，子どもが問題解決の方法と世の中での対処の仕方を学ぶために，親が子どもの自律性をある程度認めて，必要なときに手助けするといったものである。これは，時には親が容認できない行動に対して，手助けしないで結果に対する責任を負わせることを意味する。それゆえ，親がある行動に対して懸念や不承認を表すことや，子どもに自分自身でその行動について検討させて結果を悟らせる，といったことを子どもは受け入れなければならなくなる。このようなやり方は，コントロール感を内在化し，特定の行動を行うかどうかを決める自分なりの根拠を明確にするのに役立つだろう。「失敗は宝」という格言は，覚えておくべき有用な言葉である。

　表14.1は，親のさまざまな行動を対比して示したものである。

問題解決に取り組む

　摂食障害を持つ人は回避傾向があるので，重要な養育スキルは，さまざまな状況と問題に対して，積極的に，そして上手く自己主張しながらアプローチする方法を子どもに教えることである。最初のステップは，問題が何であり，なぜそれが問題なのかということをはっきりさせることである。どのような解決が求められているかについて，ある程度の明瞭さがあると役に立つ。第2のステップは，親が子どもにさまざまな解決策を生み出す方法を教えることである（これらは遊び心と真剣さという両方の要素を持ちうる）。次のステップは，じっくり考えるプロセスを創造することであり，それによって，解決策とその結果が検討される。最後の段階は，計画の作成や目標設定の方法を決めることであり，その状況を検討し評価することである。危険な状況にいる人の特徴と

表14.1 摂食障害の発症を食い止めたり促進したりする親の行動

支配	高い	・子どもの個性をはねつけてしまう以下のような親の行動。傾聴しない，無視する，子どもの考えや行動を邪魔したり批判したりする，すべきことを肩代わりする。
	低い	・他の家族の個性を尊重し，その考え方と行動を認めることによって，自律性を促進する親の行動。 ・傾聴し，他人の考え方に対して関心と尊敬を示す親の行動。 ・時間を取って，子どもが考えていることと特定の状況にどのようにアプローチしたいと思っているかを理解し，明らかにしようと努力する親の行動。
温かい態度	高い	・傾聴していることを非言語的に示す。 ・アイコンタクトを保ちながら愛想の良い口調で話す。 ・他の人の事情に合わせる。
	低い	・苛立ちや無関心さを非言語的な方法で示す。 ・取り乱し，目をそらす。
疑念	高い	・たとえば，「本当にそんなことができるの？」といったような，その人の課題を達成する能力に対して繰り返し疑問を投げかける。
	低い	・難しい計画を実行するために，自己効力感を強化し，コーチと助言を行い，ロールプレイを行う。 ・以前に同じようなことが起こったときのことについて話し合う。 ・友達が同様の問題にどのように対処しているかという実例について，じっくり考えて，それを勧めるようにする。 ・計画を作成するために，問題解決法のようなスキルを教える。 ・自分たちの子どもが問題を解決したり，成果を達成することができると信じていることを表明する。 ・子どもが達成可能な目標を設定する手助けをする。 ・自立と自律を促進する。 ・自立的な考え方を作り上げる。 ・他の家族が考えることを奨励する。 ・「そのことについてもっと私に話してくれる？」といった質問によって，子どもの発達を促進するために提案されたアイデアについて，じっくり考えてみる。 ・過去の上手くいった出来事についてじっくり考えてみたり，友人や他の家族が問題にどのように取り組んでいるかを考えてみる。
回避	高い	・議論することを避ける。 ・イライラしたり，興味がないことを示す。 ・目をそらす。 ・「もうこんなことはうんざりだわ」「どうすれば分かるの？」といったような話をして，会話から撤退する。
	低い	・正直で直接的なやり方で困難や失敗について話を切り出し，行動するために隠し立てしないようにする。 ・他の人に難しい感情を表出させ，意見に異議を唱える。 ・真新しい，あるいはいくぶん不確かな状況で，先頭に立って行動する。

して，硬直した思考や失敗に対する恐れといったものが挙げられるので，このスキルが特に役に立つ。問題解決技法によって，柔軟に考える方法を指導することができる。

　参加者全員が率直かつ正直に取り組んだ場合に，予防が最も効果的に成し遂げられる。摂食障害を取り巻く不名誉な烙印を考えると，これは，必ずしも容易なことではないし，多くの女性（そして彼女たちの夫）は自分自身の摂食障害を無視するほうを好む。しかし，潜在的な落とし穴に対する気づきを高めることによって，子どもの摂食障害の発症を防ぐことが可能となる。

ケース研究 ── ジョイの母親

　以下の文章は，摂食障害を持つ母親が，娘について述べたものである。

> 私には9歳の娘がいます。彼女には，かなり長期間にわたって，かすかではあるけれども，はっきりと認識できる拒食傾向が認められます。娘のジョイは，生まれつき食べ物に対する恐怖心が強く，馴染みのない食べ物を食べることを嫌がるため，特定の食べ物だけを食べているのです［このことは，この娘の気質として，真新しいものに対する恐れを抱く部分があり，それによって行動が制限されていることを示唆している。この娘と食べ物との関係性は，他人や世の中との関係性と同じものである］。この数カ月で明らかになったことは，彼女が自分の感情に対処するために食べ物を用いるという，意識されていない欲求を持っているということです。ジョイは不安になると時折食べるのを拒否し，見つからないように食べ物を捨てようとするのです。明らかに，私には長い拒食症歴があるので，その兆候に気づくことができますし，その問題に彼女と一緒に取り組むことができます。
> 驚くべきことではありませんが，ジョイには高い達成欲求があって，完全主義者です。私たちが学業面で彼女に何かを期待することはないということを何度も説明しているのに，彼女は自分自身にものすごいプレッシャーをかけてしまうのです。彼女は極端に不安の強い子どもであり，他人の欲求にとても敏感です。ジョイはまた非常に強迫的であり，下の2人の子どもたちもそうなのです。皆がとても幼い頃から強迫性障害の特徴を示していて，私はそれに本当に苦しめられてきましたが，今では何とか対処できています。付け加えますが，私は子どもを自分自身の病気から守り，良い手本となるように最大限のことをしました。私はこの

ような特徴は遺伝的なものだと確信しています。

幸運にも，ジョイは体型や体重のことを強迫的に考えるようなことはありませんでした。でも，彼女は食べ物の栄養成分に興味を持っていて，それは強迫的なものではなかったのですが，拒食を悪化させました。

彼女の自尊心はとても低く，私は彼女がどれほど自分自身のことを嫌っているかということを記したメモをよく見つけました。夫と私は，子どもたち全員に多大な愛情を注いできたし，自尊心の源となるようなものを注ぎ込もうとしてきました。私は，ジョイが全く私のコピーだと思うようになっていて，そのことで大いに悩んでいるのです!!!!! ジョイはこれまでの人生においてトラウマに苦しむようなことはなかったけれど，彼女の性格の特徴は，拒食症を引き起こす要因となるように思えるのです。

この母親は，摂食障害の発症につながる可能性のある気質特性について，確信を持って強調している。これらの特性はデリケートに扱われる必要がある。ここで私たちは，摂食障害の既往のある女性が，同様の問題を持つ子どもを守るために用いた方法を概説する。そこには，自分自身の人生においてこのようなスキルを身に付ける際に経験した母親の困難さがうかがえる。

1. その子らしく自然に振る舞えるようにする。期待を押し付けてはいけない。子どもの可能性を発展させるためのスペースを与える。
2. 自分自身や家族を孤立させないようにする。友人と家族の両方と交流するようにする。必要なときは，助けとサポートを求めるようにする。そして，自分だったらこうするだろうと思う通りのことを子どもがしなくても認めてあげる。
3. 食べ物とボディ・イメージに関する心配を胸の内にしまい込むようにする。他の人や自分自身の容姿について大っぴらに批評しない。そして，自分自身の長所をできるだけ上手く活用する。子どもはあらゆることに関する親の評価にとても素早く気づくように見える。実際に実行することは難しいことだが，自分自身や自分の身体を愛し尊重すればするほど，子どもも同じようなことをするようになる。
4. 子どもに失敗したり上手くできないところを見せるのを怖がってはいけない。最も重要なことは，それがこの世の終わりではないということを

見せることである。思わしくない仕事をできるだけ上手く行う方法を学ぶほうが，最初からきちんとしようとするよりもずっと重要である。
5. そうすることが発達的に見て適切なのであれば，食べ物，教育，人間関係，趣味などの人生の多くの領域において，子どもにできるだけ決定権を与えるようにする。
6. 子どもの先生と落ち着いて話し合うようにし，先生に息子や娘の生来的な特徴，つまり，完全主義，強迫傾向，高いレベルの達成欲求，心配し過ぎで敏感といったような特徴を知っておいてもらうようにする。そうすることで，教育システムのなかで求められるものによって摂食障害が引き起こされるのを防ぐために，これらの特徴を注意深く取り扱うことができる。
7. 子どもが自分の不安に対処するために食べ物を用いているのが明らかであれば，優しく子どもの注意を食行動に向けるようにする。食欲の喪失は，それが生理的なものであろうと気分的なものであろうと不健康のサインである。衝動的な間食や食べすぎは，典型的ではないが，心理的ストレスのサインとなりうるものである。食べ物と関連した行動における変化の背後に，心配や動揺があるかどうかを試しに尋ねてみるようにする。感情面のテーマと彼らが伝えようとしていること，たとえば，悲しみ（失ったものを悲しみ，関係を修復する必要性），怒り（目標を達成できないことのフラストレーション，その目標を達成するために必要な手助けは何か），不安（安心するために必要なものは何か）について取り上げるために，穏やかで静かな時間を見つけるようにする。食事や食べ物との関係は感情を隠し鈍らせているのではないだろうかと提案してみる。感情反応を理解し賢明な意思決定を行うために，いつ，そして，どのようにそれらを用いるかを判断できることが重要であることを子どもに伝える。感情を避けるようなコーピングには危険がつきまとう。
8. 良い健康状態を維持するために，いろいろな種類の食べ物を摂取することが重要だということを子どもに教育する。「いろいろなものを，ほどほどに」という言い伝えを用いる。
9. 母親の摂食障害の体験について，隠し立てしないで正直に話すようにする。身体面，精神面，感情面での健康に対する脅威を強調するようにする。

親も摂食障害に罹患している場合に子どもの摂食障害をどのように取り扱うか？

気づくことと早期発見

　ヨーロッパの多施設共同研究は，摂食障害の家族歴があると治療結果が悪くなることを示唆している（Steinhausen et al., 2008）が，私たちの研究の予備的な結果からは，摂食障害の親を持つ子どもは，概して，その他の摂食障害の子どもよりも治療を開始するのが早い傾向があることが示唆されている。早期治療で良い結果が得られるため，このことは，長期的な予後の悪さと関連したリスクのいくつかを埋め合わせることになるかもしれない。

　以下では，子どもの治療の成功の妨げになる親の要因について議論することとする。子どもも同様に摂食障害になってしまったということが分かった場合に，摂食障害の親が極端な罪悪感を抱くことはよくあることである。彼らは，どうしてこのような病気にさせてしまったのだろうと考えるかもしれない。さらに事態を悪くすることは，いったん子どもの摂食障害の症状が顕著になれば，そのことで彼ら自身の摂食障害の症状に火がつくかもしれないということである。強い罪悪感と自己非難は，母親の異常に強いストレス反応の引き金になるかもしれない。そしてそれは拒食症の自己永続的なサイクルへとつながる可能性があり，そのなかに母親と子どもの両方が閉じ込められることになるかもしれない。

さまざまな問題

　摂食障害の親を持つ子どもが同様に食行動の問題を起こしたときに生じる問題と困難は，以下のようなものである。

- 食行動の問題に対して鈍感になるか，あるいは過剰に敏感になる
- 食行動において競争が生じ，量を測って比べたりする
- 治療について役に立たない期待をする
- 成果と予後について役に立たない期待をする

- 摂食障害に家族が順応してしまう

治療に関連した特別な問題は以下のようなものである。

- 治療目標を受け入れようとしない
- 治療をやり遂げて維持する能力に疑念を抱く
- 回復について完全主義的な目標を設定する
- 親が罪悪感を抱き，イライラした気分になる

これらの問題は全て，摂食障害の家族歴がない場合にも起こることであり，それゆえ，家族機能の詳細なアセスメント（Treasure et al., 2008）と，情報とスキルを家族と共有するような一般的なマネジメント戦略が重要である。治療者は予期される強い罪悪感と恥の感覚に対して思いやりを示し，敏感でなければならない。

治療者に関係した問題

治療者に関係した，慎重に取り扱わなければならない問題がいくつかある。それらには以下のようなものが含まれる。

- 家族の秘密に対する寛大さと誠実さが欠如している。親の摂食障害が秘密になっている場合に，そのことを「オープン」にするかどうか？
- 家族が必要なスキルと知識を全て身に付けていると仮定しないようにすべきである。間違った情報，役に立たない原因帰属，克服しようとする際の葛藤といった，より多くの障壁が存在するかもしれない。
- 非難と不名誉感の問題を客観化するために，リスク要因に関する議論をパーソナリティの特徴といった広範囲の領域に拡大することが役に立つ。
- 摂食障害に罹患していないきょうだいが締め出される傾向が増大する可能性がある。

摂食障害の既往を忌避する

　摂食障害について話すことがとても苦痛な母親もいて，彼女たちは自分自身の問題について考えるのを避ける。彼女たちは，自分自身が摂食障害を患っていることや患っていたことを否定するかもしれない。このことは他の家族を困惑させることになる。なぜなら，家族は目に見える低栄養のサインや食べ物に対する普通ではない反応に気づくのだが，それは口にすることのできない秘密なのだから。

　母親が自分自身の摂食障害について打ち明けることができないなら，それが罪意識からであろうと羞恥心からであろうと，治療を困難にする可能性がある。摂食障害を持つ子どもは，腹を立てて恨みを抱くようになり，母親の秘密を「暴露」したくなるのである。子どもは，偽善や不正と思えるものに対してとても敏感である。摂食障害を持つ人は，自分たちの食事摂取を手助けしようとしているその人自身が食事制限をしたり，食事を抜いたとしたら，とても腹を立てる。

　いくつかの治療設定において，母親が自分自身の問題について率直であることが役に立つだろう。しかし，家族面接において母親の摂食障害について議論するのは適当ではない。というのは，そうすることで非常に混乱してしまうからである。そのような場合は，母親が食事摂取と体型に関連した自分自身の問題についてじっくり考えることができて，可能な限り適切な行動を取れるように，個人治療を受けることが役に立つだろう。

　母親が手助けを求めに来るのを邪魔する障害物が存在するかもしれない。それは以下のような考えである。彼女は「本当に」拒食症だったのだろうか？　彼女の病気はそれほど深刻なものだったのだろうか？　彼女はわざとそうしていたのではないだろうか？　彼女は治療者の時間を浪費させていたのではないだろうか？

二世代にわたる摂食障害に関する治療上の問題

　母親が食べ物や体重，体型の問題に過敏であると，食事計画や摂食に関するルールについて，配偶者と一緒に取り組むことがとても難しくなるだろう。たとえば，そのような母親は，配偶者がフルーツクリームの代わりに甘いプリン

を用いるといったような大まかな見積もりをすると，彼が不当なことをしていると思ってしまうかもしれない。そのような問題で細かなところに母親の注意が向かうことは，子どもの栄養状態を良くするように支援するという大きな目標を見失わせてしまうことになるかもしれない。それゆえ，このような状況にいる親は，子どもの摂食障害のマネジメント計画を一緒に検討する時間を十分に取ることが重要である。理想的には，摂食障害に罹患していない親が，食事や体型，体重に関するルール作りにおいて，中心的な役割を担うべきである。しかし，このようなことをするのはしばしば不可能なことがある。というのは，たいていの場合は母親が中心的なケアの提供者であり，食事について指導するために多くの時間を費やしているからである。このようなケースでは，合意に至った取り決めを有する注意深い計画が必要とされる。父親にできるだけケアに関わってもらうことが役に立つ。たとえば，私たちは父親に家族のためのスキル・ワークショップに来てもらうように勧めている。父親は情報を教わることに良い反応を示すが，おそらくこれは父親が感情的に過剰な反応をすることが少ないということがその理由だと，私たちは思っている。このため，父親がこれらのスキルを用いることがいくぶん容易になるようである。

　ここで，摂食障害の既往を持つ母親による娘の治療過程に対するコメントをいくつか紹介する。

>　娘が摂食障害になると，一人の親として，また一人の患者として，強い罪悪感を抱いています。責任を取らなければなりませんし，以前この病気で苦しんでいたため，罪悪感や自責の念には慣れています。
>　娘が拒食症になるのを見ることは，自分自身が拒食症になるよりもずっと不愉快なことです。そのときは，この病気をコントロールしたし，そうできたと思っていました。でも，娘のことになると，彼女が吐いているところや苦しんでいるところ，引きこもって次第に存在感が薄れていくのを眺めることしかできないのです。彼女は抱きしめたりキスしたりすることで良くなるようなレベルを超えてしまっています。彼女はそういったことを拒否しているのです。
>　ジェーンが拒食症を克服できるようになるために，私がしなければならないことは，彼女を一貫してサポートし，気の合う友人であり続け，援助者であり続けることだと思っていました。彼女は悪くなりました。私は，ジェーンに愛情と関心の全てを注ぎ込むことで，彼女がこの病気を克服できると思っていました。でも

そうではなかったのです。
役に立ったことは以下のようなことでした。

個人面接 ｜ ジェーン一人で受ける面接で，かなり役に立ちました。彼女は体重を安定させることができたのです。

家族療法 ｜ 主に，ジェーンと父親と私で面接を受け，2〜3週に一度，兄も一緒に加わりました。このような面接は明らかに私の罪悪感を増強させました。特に自宅で面接が行われたときはそうでした。私が悪い影響を与えていて，ジェーンが回復できない原因になっているにちがいないと感じたときには，家を出て行こうかとさえ思いました。

自分自身の個人面接 ｜ これは私にとって大きな進展でした！　その面接のおかげで私は自分自身の感情を口にすることができたのです。自分の生活に関する記録を書くことはとても役に立ったし，決定的でもありました。その記録で，状況にどのように反応しているかを理解し，どうして怒りや苦しみを表現できず，感情を抑えることになっているのかを悟り，他の人の行動を不愉快に思うときはそのことを話してもよいのだということを理解することができたのです。まず調子が悪いということに気づかなければ，どうやってそれを治す方法を考えつくことができるでしょうか？

このことによって，次に私は，ジェーンも同じようなことを感じているのかもしれないと考えるようになりました。ジェーンにこのことを試してみたところ，上手くいきました。これは私にとって本当に役に立つ方法となったし，私たち双方にとって役に立ったのです。この方法は，ジェーンのストレスのサインを見つけて，彼女の心配を辛抱強く和らげることでした。ジェーンに明らかな進展が認められたのです。

15〜18カ月。家族のためのワークショップ。

すごい！　私は生活を取り戻すことができました。きっと私はカンガルー・タイプだったのですね。ジェーンに自分の人生を管理させる必要があったのです。失敗や成功を自ら体験するために。それ以外に，どのようにして彼女が学び，自尊心を取り戻すことができたでしょうか？

私は目立たないようにして，ジェーンが自立することを許容しました。夫がカンガルー・タイプのケアをしたときにちょっとした問題がありました。それは私が5日間留守にしていたときでした。彼はまだ少しカンガルー・タイプのケアをしますが，少しは良くなってきています。彼は私が外出しているときには，最初にしていたようなカンガルー・タイプのケアをする傾向がたしかにあります！！

結論

　本章で,私たちは,母親の摂食障害の既往が生殖機能と子どもに及ぼす長期的な影響について検討してきた。生殖能力と妊娠の転帰,母親の心理的な健康状態,授乳に何らかの影響が認められ,さらに,親の極端な強迫傾向や不安傾向は,養育や夫婦関係に影響を与える可能性がある。私たちは,子どもが摂食障害を発症するのを防ぐために用いることのできる戦略のいくつかを述べた。最後に,このような状況で生じる可能性のある治療上の問題と困難な点のいくつかを要約した。

予防の秘訣の要約

- 摂食障害に罹患していたり,罹患歴のある女性は,妊娠中に十分な栄養を取るようにする。
- 妊娠中と出産後に,ストレスと不安のレベルを和らげるようにサポートしてくれるネットワークを構築する。
- 食べ物や体型,体重の問題についての母親の心配に対処する。
- 人間関係と妻や母親としての役割に悪い影響を及ぼすことのないように,母親の極端なパーソナリティの特徴を検討し,修正していく。
- 母親が子どもの独立心と自尊感情を高めることを支援する。
- 母親が子どもに対して寛大になることを支援する。

文献

Agras, W.S., Hammer, L.D. & McNicholas, F. (1999). A prospective study of the influence of eating-disordered mothers on their children. *International Journal of Eating Disorders* 25: 253-262.
Agras, W.S., Bryson, S., Hammer, L.D. & Kraemer, H.C. (2007). Childhood risk factors for thin body preoccupation and social pressure to be thin. *Journal of the American Academy of Child and Adolescent Psychiatry* 46: 171-178.
Altschuler, E.L. (2005). Schizophrenia and the Chinese famine of 1959-1961. *Journal of the American Medical Association* 294: 2968-2969.
Barker, D.J. (1998). In utero programming of chronic disease. *Clinical Science* 95: 115-128.
Barlow, D.H. (2000). Unraveling the mysteries of anxiety and its disorders from the perspective of

emotion theory. *American Psychologist* 55: 1247-1263.
Bergman, K., Sarkar, P., O'Connor, T.G., Modi, N. & Glover, V. (2007). Maternal stress during pregnancy predicts cognitive ability and fearfulness in infancy. *Journal of the American Academy of Child and Adolescent Psychiatry* 46: 1454-1463.
Brinch, M., Isager, T. & Tolstrup, K. (1988). Anorexia nervosa and motherhood: Reproduction pattern and mothering behavior of 50 women. *Acta Psychiatrica Scandinavica* 77: 611-617.
Bryant-Waugh, R., Turner, H., East, P. & Gamble, C. (2007a). Developing a parenting skiils-and-support intervention for mothers with eating disorders and pre-school children. Part 1: Qualitative investigation of issues to include. *European Eating Disorders Review* 15: 350-356.
Bryant-Waugh, R., Turner, H., Jones, C. & Gamble, C. (2007b). Developing a parent-ing skills-and-support intervention for mothers with eating disorders and preschool children. Part 2: Piloting a group intervention. *European Eating Disorders Review* 15: 439-448.
Bulik, C.M.,Sullivan, P.F., Fear, J.L., Pickering, A., Dawn, A. & McCullin, M. (1999). Fertility and reproduction in women with anorexia nervosa: A controlled study. *Journal of Clinical Psychiatry* 60 (2): 130-135.
Bulik, C.M., Reba, L., Siega-Riz, A. & Reichborn-Kjennerud, T. (2005). Anorexia nervosa: Definition, epidemiology, and cycle of risk. *International Journal of Eating Disorders* 37: S2-S9.
Bulik, C.M., Von, H.A., Hamer, R., Knoph, B.C., Torgersen, L., Magnus, P. et al. (2007). Patterns of remission, continuation and incidence of broadly defind eating disorders during early pregnancy in the Norwegian Mother and Child Cohort Study (MoBa). *Psychological Medicine* 37: 1109-1118.
Chorpita, B.F. & Barlow, D.H. (1998). The development of anxiety: The role of control in the early environment. *Psychological Bulletin* 124: 3-21.
Durand, M., Sarrieau, A., Aguerre, S., Mormede, P. & Chaouloff, F. (1998). Differential effects of neonatal handling on anxiety, corticosterone response to stress, and hippocampal glucocorticoid and serotonin (5-HT) 2A receptors in Lewis rats. *Psychoneuroendocrinology* 23: 323-335.
Ekéus, C., Lindberg, L., Lindblad, F. & Hjern, A. (2006). Birth outcomes and pregnancy complications in women with a history of anorexia nervosa. *BJOG* 113: 925-929.
Franzen, U & Gerlinghoff, M. (1997). Parenting by patients with eating disorders: Experiences with a mother-child group. *Eating Disorders* 5 (1): 5-14.
Gorman, J.M., Mathew, S. & Coplan, J. (2002). Neurobiology of early life stress: Nonhuman primate models. *Seminars in Clinical Neuropsychiatry* 7: 96-103.
Hales, C.N. & Barker, D.J. (2001). The thrifty phenotype hypothesis. *British Medical Bulletin* 60: 5-20.
Hjern, A., Lindberg, L. & Lindblad, F. (2006). Outcome and prognostic factors for adolescent female inpatients with anorexia nervosa: 9- to 14-year follow-up. *British Journal of Psychiatry* 189: 428-432.
Jackson, T.D., Grilo, C.M. & Masheb, R.M. (2002). Teasing history and eating disorder features: An age- and body mass index-matched comparison of bulimia nervosa and binge-eating disorder. *Comprehensive Psychiatry* 43: 108-113.
Jacobi, C., Agras, W.S. & Hammer, L.D. (2001). Predicting children's reported eating disturbances at 8 years of age. *Journal of the American Academy of Child and Adolescent Psychiatry* 40: 364-372.
Kyle, U.G. & Pichard, C. (2006). The Dutch Famine of 1944-1945: A pathophysiological model of long-term consequences of wasting disease. *Current Opinion in Clinical Nutrition and*

Metabolic Care 9: 388-394.

Meaney, M.J., Diorio, J., Francis, D., Widdowson, J., LaPlante, P., Caldji, C. et al. (1996). Early environmental regulation of forebrain glucocorticoid receptor geneexpression: Implications for adrenocortical responses to stress. *Developmental Neuroscience* 18: 49-72.

Micali, N., Simonoff, E. & Treasure, J. (2007a). Risk of major adverse perinatal out-comes in women with eating disorders. *British Journal of Psychiatry* 190: 255-259.

Micali, N., Treasure, J. & Simonoff, E. (2007b). Eating disorders symptoms in pregnancy: A longitudinal study of women with recent and past eating disorders and obesity. *Journal of Psychosomatic Research* 63: 297-303.

Micali, N., Simonoff, E. & Treasure, J. (2009a). Infant feeding and weight in the first year of life in babies of women with eating disorders. *Journal of Pediatrics*154 (1): 55-60.

Micali, N., Simonoff, E. & Treasure, J. (2009b). Depression and anxiety in pregnancy and the postpartum in women with ED: Results from a longitudinal prospective cohort. Submitted manuscript.

Mokler, D.J., Torres, 0.I., Galler, J.R. & Morgane, P.J. (2007). Stress-induced changes in extracellular dopamine and serotonin in the medial prefrontal cortex and dorsal hippocampus of prenatally malnourished rats. *Brain Research* 1148: 226-233.

O'Connor, T.G., Heron, J., Golding, J., Beveridge, M. & Glover, V. (2002). Maternal antenatal anxiety and children's behavioural/emotional problems at 4 years: Report from the Avon Longitudinal Study of Parents and Children. *British Journal of Psychiatry* 180: 502-508.

Penner, J.D. & Brown, A.S. (2007). Prenatal infectious and nutritional factors and risk of adult schizophrenia. *Expert Review of Neurotherapeutics* 7: 797-805.

Pike, K.M. & Rodin, J. (1991). Mothers, daughters, and disordered eating. *Journal of Abnormal Psychology* 100: 198-204.

Sarkar, P., Bergman, K., Fisk, N.M., O'Connor, T.G. & Glover, V. (2007). Amniotic fluid testosterone: Relationship with cortisol and gestational age. *Clinical Endocrinology* 67: 743-747.

Sarkar, P., Bergman, K., O'Connor, T.G. & Glover, V. (2008). Maternal antenatal anxiety and amniotic fluid cortisol and testosterone: Possible implications for fetal programming. *Journal of Neuroendocrinology* 20 (4): 489-496.

Shoebridge, P. & Gowers, S.G. (2000). Parental high concern and adolescent-onset anorexia nervosa: A case-control study to investigate direction of causality. *British Journal of Psychiatry* 176: 132-137.

Soenens, B., Elliot, A.J., Goossens, L., Vansteenkiste, M., Luyten, P. & Duriez, B. (2005). The intergenerational transmission of perfectionism: Parents'psychological control as an intervening variable. *Journal of Family Psychology* 19: 358-366.

Soenens, B., Vansteenkiste, M., Vandereycken, W., Luyten, P., Sierens, E. & Goossens, L. (2008). Perceived parental psychological control and eating-disordered symptoms: Maladaptive perfectionism as a possible intervening variable. *Journal of Nervous and Mental Disease* 196: 144-152.

Sollid, C.P., Wisborg, K., Hjort, J. & Secher, N.J. (2004). Eating disorder that was diagnosed before pregnancy and pregnancy outcome. *American Journal of Obstetrics and Gynecology* 190: 206-210.

Stein, A. & Fairburn, C.G. (1996). Eating habits and attitudes in the postpartum period. *Psychosomatic Medicine* 58: 321-325.

Stein, A., Woolley, H., Cooper, S.D. & Fairburn, C.G. (1994). An observational study of mothers with eating disorders and their infants. *Journal of Child Psychology and Psychiatry* 35: 733-748.

Stein, A., Stein, J., Waiters, E.A. & Fairburn, C.G. (1995). Eating habits and attitudes among mothers of children with feeding disorders. *British Medical Journal* 310: 228.

Stein, A., Murray, L., Cooper, P. & Fairburn, C.G. (1996). Infant growth in the context of maternal eating disorders and maternal depression: A comparative study. *Psychological Medicine* 26: 569-574.

Stein, A., Woolley, H., Murray, L., Cooper, P., Cooper, S., Noble, F. et al. (2001). Influence of psychiatric disorder on the controlling behaviour of mothers with 1-year-old infants: A study of women with maternal eating disorder, postnatal depression and a healthy comparison group. *British Journal of Psychiatry* 179: 157-162.

Stein, A., Woolley, H., Cooper, S., Winterbottom, J., Fairburn, C.G. & Cortina-Borja, M. (2006). Eating habits and attitudes among 10-year-old children of mothers with eating disorders: longitudinal study. *British Journal of Psychiatry* 189: 324-329.

Steinhausen, H.C., Grigoroiu-Serbanescu, M., Boyadjieva, S., Neumarker, K.J. & Winkler, M.C. (2008). Course and predictors of rehospitalization in adolescent anorexia nervosa in a multi-site study. *International Journal of Eating Disorders* 41: 29-36.

Stice, E., Agras, W.S. & Hammer, L.D. (1999). Risk factors for the emergence of childhood eating disturbances: A five-year prospective study. *International Journal of Eating Disorders* 25: 375-387.

Treasure, J., Sepúlveda, A.R., Macdonald, P., Whitaker, W., Lopez, C., Zabala, M. et al. (2008). The assessment of the family of people with eating disorders. *European Eating Disorders Review* 16: 247-255.

Wadhwa, P.D., Glynn, L., Hobel, C.J., Garite, T.J., Porto, M., Chicz-DeMet, A. et al. (2002). Behavioral perinatology: Biobehavioral processes in human fetal development. *Regulatory Peptides* 108: 149-157.

Whelan, E. & Cooper, P.J. (2000). The association between childhood feeding problems and maternal eating disorder: A community study. *Psychological Medicine* 30: 69-77.

Woodside, D.B. & Shekter-Wolfson, L.F. (1990). Parenting by patients with anorexia nervosa and bulimia nervosa. *International Journal of Eating Disorders* 9 (3): 303-309.

第15章
摂食障害のケアと治療における親の影響と重要性
The influence and importance of parents in care and treatment of an eating disorder

オリビア・キリアコフ＋ジャネット・トレジャー＋サイモン・レンカー
Olivia Kyriacou, Janet Treasure and Simone Raenker

はじめに

　食行動への親の影響と親子関係（特に母親と娘の関係）は，摂食障害の臨床研究において，熱心に検討されてきた（Barber & Thomas, 1986；Arevalo & Escursell, 1997；Fassino et al., 2002, 2003；Woodside et al., 2002）が，父親の役割はいくぶん軽視されてきた。父親は特に重要な要因となりうるというといくつかのエビデンスがあるため，私たちは本章でこのバランスを正すことにする。最初に私たちはリスクと保護的な要因に関係した父親の役割について検討し，次に，回復に貢献するだけでなく，リスクを和らげるという点でも父親が保護的な役割を持ちうることを示唆するエビデンスについて検討する。

　これまでの研究における誤解は，「拒食症は母子関係が原因である」というものである。父親だけでなく母親を非難することもまた無益なことである。というのは，そのようなことをすると，彼らは支援することに自信をなくし，自分たちの行為によって事態がさらに悪化するかもしれないと思って怖くなり，身動きが取れなくなるからである。

　本章では，私たちは，摂食障害の発症と維持における母親と父親の関与について強調している文献，それも最も妥当性の高いエイデンスを優先し，体系的なレビューや前方視的研究を要約している。それから私たちは，摂食障害に反応して引き受けてしまいがちな役割について議論する。彼らの反応は，その障

害をうかつにも永続させてしまう要因となりうるものである。最後に私たちは，親，特に父親を治療に関わらせる方法について論じることにする。

摂食障害における親の重要性 ── エビデンスのレビュー

　摂食障害の発症リスクを増大させる多くの要因のなかで，母親と父親の影響は注目に値するものである。これは，養育スタイル，摂食障害についての共有された脆弱性（中間表現型），そして，より特異的には，食べ物，体重，摂食の特徴と関連している。

養育スタイル

　父親の愛情，コミュニケーション，そして触れ合う時間が，摂食障害のリスクと密接に関係している（Johnson et al., 2002）。このように，子どもの頃に父親との距離が遠く，交流が少ないほど，娘が後年摂食障害を発症しやすくなるのである。父親の愛情と摂食障害のリスクとの関連は，臨床研究における養育に関する後方視的な報告においても認められている（Wonderlich et al., 1996 ; Rojo-Moreno et al., 2006）。侵入的な行為を伴った父親の境界の弱さも見出されている（Rorty et al., 2000 ; Agras et al., 2007）。

摂食障害の共有された脆弱性

　Soenens et al.（2005, 2008）は，ケース・コントロール研究において，父親の心理的な支配と摂食障害の症状との関係を調べた。彼らは，摂食障害の中核的な脆弱性である不適応的な完全主義は，親（特に父親）の心理的な支配と摂食障害の症状の間のひとつの重要な媒介因子であると結論付けた。このように，父親の支配的な行動は，摂食障害の症状に影響を与えているように思える。

食べ物，体重，摂食の特徴の伝達

　不適切な摂食と体重に対する考え方や行動の世代間伝達の 2 つのモデルが，摂食障害の研究において明らかになった。

- 痩せていることと，体重管理の重要性，そして，容姿と食事についてからかうことを含めた批判的なコミュニケーション
- 問題行動を模倣すること

　この両方が家庭内で生じているように思える。

　痩せていることに高い価値を置く父親は，この理想を娘に伝達する。このように，娘の痩せることへの理想化に，父親が強い影響を持ちうることを示唆する研究が次第に増えている（Agras et al., 2007）。父親のからかうような行為が，体型についての不満足，人と自分を比べること，痩せ理想の内在化，摂食の制限や過食，抑うつ，低い自己評価，といったものを有意に予測していた（Keery et al., 2005）。父親のからかうような行為は，きょうだいのからかうような行為，特に男性のきょうだいのそのような行為と関係していた。

　父親の問題のある食行動は，子どもが摂食障害を発症するリスクを増大させる可能性がある。たとえば，むちゃ食い障害の若年発症は，父親の肥満とむちゃ食いの有意な高い比率と関係していたが，母親の肥満やむちゃ食いとは関係していなかった（Marcus et al., 1995）。

摂食障害の維持要因における親の関与

親の特徴と治療に対する反応

　Engel & Stienen（1988）は，父親と娘の関係を，摂食障害を予見する最も重要な 10 の要因のなかの 3 番目に位置付けたが，最近のいくつかの研究はこのことを支持している。過食症に罹患している人のなかで，父親が肥満体型である人は正常な体重の親を持つ人よりも，治療に対する反応が良くなかった（Fairburn et al., 1995）。Castro らは，親の拒絶が，初期段階の治療に強い影響を及ぼ

すことを見出した。両親からの強い拒絶と支配や過保護は，全般的な予後の悪さと関係していた（Castro et al., 2000）。父親のケアの乏しさが，拒食症の治療における不十分な結果と関係しており（Bulik et al., 2000），父親の感情表出の高さが，治療からの脱落と関係していることが見出された（Szmukler et al., 1985）。

摂食障害が親の感情に及ぼす影響

　父親は，娘が摂食障害になっても，普通は母親ほどは感情的に巻き込まれない（Whitney et al., 2005）。父親は過保護な反応が少なく，不安や抑うつの程度も母親よりも有意に低い（Kyriacou et al., 2008）。

　しかしながら，父親からの面接報告は違った内容を示しており，特に拒食症の娘をケアしている父親の場合はそうである。それらの報告によると，父親も同じくらい影響を受けて動揺するが，何とか気持ちの整理をつけてケアを続け，病気からある程度適切な情緒的距離を取ることで，上手く対処しているように見える（Kyriacou, 2008）。

親のケア体験と関連したいくつかの重要なテーマの説明

　拒食症の女性の家族と，拒食症あるいは過食症の女性や彼女たちの父親に対する面接と集中的なグループ討論を分析した結果，以下のような性質のテーマが見出された（Kyriacou, 2008）。参加者の発言例がテーマの説明として提供されている。

摂食の困難は病気なのだという気づき

　父親は摂食の困難を病気としてとらえることがとりわけ難しい。拒食症の娘は，父親の印象について，満たされない欲求を理解するのではなく，硬い態度で論理的な説明を求め，病気の症状に過剰に注目することで自分たちの体験を認めようとしない，と報告した。

それが男性に特有なことなのかどうか，私には分からないけど，父がそれを受け入れるのはとても難しいことだったと思います。父が完全にそう思っているかどうかは分からないけど。他の病気の場合は，それが本当に病気だということをじっくり説明したり，どれほど具合が悪いかを証明したり，病気の根拠を示そうとするなんてことは，決してないでしょうね。合理的に説明することなんてできないけど，父はこの病気を理解することができなかったので，私に合理的な説明をしてほしかった。でも私だって同じで，この病気のことがよく分からなかった。
―― 拒食症患者 3

医学的な問題が起こった場合には，理解できるのですが……。それは私の知識を超えているし，たぶん私は，事実や数字を扱うほうが得意なんです。
―― 過食症患者の父親

分割統治の原理を用いる摂食障害

　ケアを提供する際に求められる役割について，両親間で反応や考え方が極端に違っていると，ケアをするうえで困難が生じる可能性がある。ケアに際してお互いが助け合いながら共同的に取り組むことが強調されるのだが，スキルを家族に教えるという重要な局面においては，両親間のコミュニケーションを改善することに焦点を当てる必要がある。父親は，母親の過度な巻き込まれに対してバランスを取るために，しばしば一歩引き下がることがある。このようなことは，ケアの不一致を生むので，必ずしも有益ではないことがある。

　家族が率直に自分たちの考えについて議論し，責任を分かち合い，課題を上手く乗り越えられるようにすることは，家庭内の軋轢と役割に関連した重荷を減らすのに役立つ。ケアをする際にバランスの取れたアプローチを採用することは，両方の親にとって有益なものとなる。片方の親が責任をもってケアをしている間に，もう片方の親が休息を取って，リフレッシュすることができる。

私は，彼女は支配しすぎだと思うのですが，彼女は私を情の乏しい人間だと思っているでしょう（笑）。
―― 拒食症患者の父親 6

私は，娘の前では落ち着いた態度を取るようにして，不安な様子を見せないほう

がよいと彼女に言い聞かせています。そんなことをすると娘が影響を受けるにちがいないと思うのです。だから，私がしようとしていることは，落ち着きを保って，距離を取り，そのことについて話すことを避けようとすることなのです。

―― 拒食症患者の父親3

私は，ある部分では，娘に対して過保護であり，過度に愛情を注いでいると思うけれど，それは父親との親密な交流が欠けているのを補うためです。だから，父親が関わったとしても，それが十分なものでなければ，私はそれを補おうとします。母親と子どもの関係性を調べないうちに，父親と子どもの関係性を検討することはできないのです。なぜなら，それは完全に絡み合っているのですから。片方を切り離したまま，もう片方を検討することはできないと思います。

―― 母親3

癒しとしての父親の関わり

娘は，父親の役に立つケア行動を同定した。それは，穏やかな態度で促すという特徴があり，母親の不安と過保護とはしばしば対照的である。バランスの取れた感情反応と食事や療養指導を上手くこなす能力が，とりわけ際立っていた。

母親と比べて，父親は「ホットな感情」から一歩下がって距離を取ることができ，ただちに娘を満足させるということではなく，長期的な視点から有益なことに目を向け続けることができる。父親は，この病気に圧倒されないようにするためには，情緒的に過度に巻き込まれないようにする必要があるということを理解することができた。父親は，違ったやり方ではあるが，経済的に責任を負い，妻をサポートしてそのストレスを和らげるといった重要なやり方で，ケアを提供した。母親はそのサポートを歓迎した。それゆえ，父親を治療に関与させる必要があるのは明らかである。

もし私のお父さんが関わってくれていたとしたら，こんなに長引くことはなかったでしょうね。なぜなら，私は，お母さんは怒らせてしまったけど，お父さんには喜んでもらいたいと思ったでしょうから。

―― 拒食症患者5

私は，お父さんが気に入らないことは言わないようにすることができるし，私の

考えを変えようと努力することもできます。というのは，お父さんは実際のところは事態を全く分かってなくて，それで当惑してるだけなのよ。だから，お父さんはそのままでいいんです。私はそれが分かっているので，自分のほうを変えるのよ。女の人ならそうすると思います。お母さんは私を叱りつけるし，私のことがストレスになっているのでしょうね。お父さんと一緒だと素直になれるの。お母さんは私のことを批判するけど，お父さんはそんなことはしないと思います。
—— 過食症患者4

多くの女の子と同様に，彼女にとって父親はとても大切な存在だし，その関係の重要性も理解しています。どうしてそうなんだろうかと考えていたけど，その理由が分かるかしら？　それは自然の法則のようなものであって，安心感や寛大さであったり，抱きしめたりすることや娘を安全で守られているように感じさせるものなのよ。このように包み込むことについては，何か特別なものがあるように思います。
—— 母親7

食べ物は特に女性にとってはあれこれ考えてしまうものだから，父親のほうが，食事のときに上手く関わることができていると思います。食べ物を買うことや拒食についても父親のほうが上手に対応できていると思うの。私は，子どもに食事をとらせることができないとイライラするのよ。もっと落ち着いて，巻き込まれないようにするほうがずっといいし，男の人はとても上手にそれができているときがあります。
—— 母親10

　拒食症とは対照的に，過食症の娘は，父親を治療に関わらせることを避けようとする傾向があり，病気のことで自分自身を責めたり恥ずかしい気持ちを表明し，病気のことを解決しなければならない個人的な問題だと考えていた。

治療の意味 —— 共同的ケアとチームワークを促進する

　家族同士が共同することは，回復過程において鍵となる重要な要因である。臨床家のねらいは，親が共同的なアプローチを展開することを手助けすることである。このようにして，母親はケアの責任を負うことを期待されるのではなく，支援され，サポートを受けることができる。いくつかのケースでは，父親がケアの提供者としてより大きな役割を果たしているかもしれないので，逆のシナリオが生じる。重要な点は，両親が，共同的で一貫しており，お互いをサ

ポートし合う肯定的なやり方で関わる必要があるということである。父親が関与することは、家族の共同的な作業を助け、心の安定を維持しやすくするための良い方法となりうる。父親は、普通は喜んで手助けしようとするが、何をすべきか分からないので、構造化された問題解決型のアプローチを好む。私たちの経験では、彼らは、書物と構造化された方法で情報を共有したり、スキル・トレーニングを通して新しいスキルを学ぶ機会を提供されることに対して、肯定的に反応する。

> これは確実なことではないのですが、私の経験では、男の人は病気に関する本を必死になって読む傾向があります。というのは、問題に対処するためには、実際に相談するよりも、簡単な方法だからです（参加者のなかの他の男性も私に同意してうなずいたり、そういった話をします）。そして、男の人は、可能な限り全てのことを学ぼうとして、すごく強迫的に取り組みます。　　　　── 父親4

以下は、ある父親からのフィードバックを引用したものである。彼の場合は、妻と娘の両方が摂食障害であった。

父親 | 私は、理解しなければならないことがあるとは思っていなかったので、この本（Treasure et al., 2007）を読むことで本当に目が開かれ、物事に対する見方が完全に変わりました。私は、この病気の原因のいくつかと、Sがなぜあんなふうに振る舞うのか理解できるようになり、病院以外の場所で支援するためにどんなことができるかということが、ある程度分かりました。このようなことは、私たち、特に私自身が関わることができることなのだということに気づいたのです。上手くいく見込みがかなりあったのだろうと思います。Sのことをもっとよく理解することもできたと思います。長い間、私はSがわがままなのだと思っていたのです。でも、今はそうは思っていません。自己中心的な人と関わるのはとても難しいことです。それが自分の娘だったとしても。
治療者 | そうですね。そのために関わることができなかったのでしょうか？
父親 | そうです。私の妻はこの病気について全部知っていると言います。なぜなら、彼女自身もその病気なのですから。でも私の見たところでは、正直に言うと、彼女の行動と症状はSのものとは大分違っているのです。彼女は決して自己中心的ではなく、内向的でもなかった。彼女との経験は、Sには全く役に立たなかったのです。

結論

　本章で提示された所見は，摂食障害への母親と父親の多面的で大きな関与と，父親と娘の関係を過少評価してきたことを示唆している。そして，父親がこの障害の予防と治療に影響を及ぼすことのできる有効な資源となりうることを強調している。

　家族は，治療における資源，そして病気と対峙する同盟者とみなされるべきである。この病気の性質と原因についての心理教育は，この病気についての誤った認識に取り組む認知再構成のトレーニングと同様に役に立つものである。父親は，自らの役割が妻と子ども（病気に罹患している場合も，罹患していない場合も）や家族全体の幸せに影響を与えていることに気づいていないのかもしれない。だから，父親はもっと関わることを積極的に勧められる必要があるだろう。研究のエビデンスは，娘の心理社会的な発達と病気から健康的な大人の人生への移行において，父親が重要な役割を担っていることを一貫して示している。

　父親は，子どもとの一貫した支持的な関係を維持することによって，思春期や大学進学の際に家を離れるといったような心理社会的な変化を促進するうえで，重要な存在である。同様に父親は，学校や職場への復帰といった，摂食障害の治療の後に来る健康な生活と再統合への移行を可能にする特別な面をサポートする重要な資源となりうる。摂食障害の回復と再統合への父親の寄与を明らかにするためには，治療開始時と病気の経過の途中，そして回復時の父親の特徴と関与をアセスメントする実証的な研究（理想的には縦断的な）が必要である。

　臨床的な文脈においては，患者と家族は，父親の関わりが増えることによって大きなメリットが生じることを認めるだろう。また，多くのケースで，父親と娘の関係は治療の主要な焦点となるだろう。縦断的研究と遺伝学的研究によって，実証的に解明されなければならない問いが存在する。それは，神経発達と摂食障害の発症・治療に関わる環境要因における，父親の特徴の特異的な影響に関するものである。父親が保護的で支持的に振る舞うことによって，予防的介入の有効性も増大するかもしれない。なぜなら，娘の人生を通じて一貫した関与を続けることは，摂食障害の進展を防ぎ，心理社会的機能の改善に役

立つ可能性があるからである。

　要約すると，父親の関与は以下のような点で役に立つ。

- 母親の過保護な関わりを減らすことができる
- 批判や非現実的な期待，そして条件付きの関心と受け取られるような接し方を少なくすることができる
- 肯定的なコミュニケーションを発展させることができる
- 安心をもたらす父親との結びつきを促進することができる

謝辞

　この仕事は，NIHR生物医学精神保健研究センター，サウスロンドン・モーズレイNHS財団，キングスカレッジ・ロンドン精神医学研究所からの助成金によって支援された。さらに，オリビア・キリアコフの博士課程における研究をサポートしたニーナ・ジャクソンとREIDにも感謝の意を表したい。

文献

Agras, W.S., Bryson, S., Hammer, L.D. & Kraemer, H.C. (2007). Childhood risk factors for thin body preoccupation and social pressure to be thin. *Journal of the American Academy of Child and Adolescent Psychiatry* 46: 171-178.

Arevalo, R.V. & Escursell, R.M.R. (1997). The role of family in eating disorders. *Psicologia Conductual* 5: 391-407.

Barber, B.K. & Thomas, D.L. (1986). Dimension of fathers and mothers supportive behavior: The case of physical affection. *Journal of Marriage and the Family* 48: 783-794.

Bulik, C.M., Sullivan, P.F., Wade, T.D. & Kendler, K.S. (2000). Twin studies of eating disorders: A review. *International Journal of Eating Disorders* 27: 1-20.

Castro, J., Toro, J. & Cruz, M. (2000). Quality of rearing practices as predictor of short-term outcome in adolescent anorexia nervosa. *Psychological Medicine* 30: 61-67.

Engel, K., & Stienen, M. (1988). Father types of anorex nervosa patients: The bonding, the brutal, the weak, and the absent father. An empirical study based on a comparison with fathers of a representative normal group. *Psychotherapy and Psychosomatics* 49: 145-152.

Fairburn, C.G., Norman, P.A., Welch, S.L., O'Connor, M.E., Doll, H.A. & Peveler, R.C. (1995). A prospective study of outcome in bulimia nervosa and the long-term effects of three psychological treatments. *Archives of General Psychiatry* 52: 304-312.

Fassino, S., Svrakic, D., Abbate-Daga, G., Leombruni, P., Amianto, F., Stanic, S. et al. (2002). Anorectic family dynamics: Temperament and character data. *Comprehensive Psychiatry* 43:

114-120.

Fassino, S., Amianto, F., Daga, G.A., Leombruni, P., Garzaro, L., Levi, M. et al. (2003). Bulimic family dynamics: Role of parents' personaiity. A controlled study with the temperament and character inventory *Comprehensive Psychiatry* 44: 70-77.

Johnson, J.G., Cohen, P., Kasen, S. & Brook, J.S. (2002). Childhood adversities associated with risk for eating disorders or weight problems during adolescence or early adulthood. *American Journal of Psychiatry* 159: 394-400.

Keery, H., Boutelle, k., Van den, B.P. & Thompson, J.K. (2005).The impact of appearance-related teasing by family members. *Journal of Adolescent Health* 37: 120-127.

Kyriacou, O. (2008). Risk and maintenance factors in eating disorders: The role of the father. PhD thesis, University Of London.

Kyriacou, O., Treasure, J. & Schmidt, U. (2008). Expressed emotion in eating disorders assessed via Self-report: An examination of factors associated with expressed emotion in carers of people with anorexia nervosa in comparison to control families. *International Journal of Eating Disorders* 41: 37-46.

Marcus, M.D., Moulton, M.M. & Greeno, C.G. (1995). Binge eating onset in obesepatients with binge eating disorder. *Addictive Behaviors* 20: 747-755.

Rojo-Moreno, L., Livianos-Aldana, L., Conesa-Burguet, L. & Cava, G. (2006). Dysfunctional rearing in community and clinic based populations with eating problems: Prevalence and mediating role of psychiatric morbidity. *European Eating Disorders Review* 14: 32-42.

Rorty, M., Yager, J., Rossotto, E. & Buckwalter, G. (2000). Parental intrusiveness in adolescence recalled by women with a history of bulimia nervosa and comparison women. *International Journal of Eating Disorders* 28: 202-208.

Soenens, B., Elliot, A.J., Goossens, L., Vansteenkiste, M., Luyten, P. & Duriez, B. (2005). The intergenerational transmission of perfectionism: Parents' psychological control as an intervening variable. *Journal of Family Psychology* 19: 358-366.

Soenens, B., Vansteenkiste, M., Vandereycken, W., Luyten, P., Sierens, E. & Goossens, L. (2008). Perceived parental psychological control and eating-disordered symptoms: Maladaptive perfectionism as a possible intervening variable. *Journal of Nervous and Mental Disease* 196: 144-152.

Szmukler, G.I., Eisler, I., Russell, G.F.M. & Dare, C. (1985). Anorexia-nervosa, parental expressed emotion and dropping out of treatment. *British Journal of Psychiatry* 147: 265-271.

Treasure, J., Smith, G. & Crane, A. (2007). *Skills-based Learning for Caring for a Loved One with an Eating Disorder: The New Maudsley Method*. London: Routledge.（友竹正人・中里道子・吉岡美佐緒＝訳（2008）モーズレイ・モデルによる家族のための摂食障害こころのケア．新水社）

Whitney, J., Murray, J., Gavan, K., Todd, G., Whitaker, W. & Treasure, J. (2005). Experience of caring for someone with anorexia nervosa: qualitative study. *British Journal of Psychiatry* 187: 444-449.

Wonderlich, S., Klein, M.H. & Council, J.R. (1996). Relationship of social perceptions and self-concept in bulimia nervosa. *Journal of Consulting and Clinical Psychology* 64: 1231-1237.

Woodside, D.B., Bulik, C.M., Halmi, K.A., Fichter, M.M., Kaplan, A., Berrettini, W.H. et al. (2002). Personality, perfectionism, and attitudes toward eating in parents of individuals with eating disorders. *International Journal of Eating Disorders* 31: 290-299.

第Ⅴ部
結論と補遺
Conclusion and appendices

　本書を通じて，私たちは，読者の皆さんが家族の声を聞けるように数多くの機会を提供してきた。私たちは，このことによって，摂食障害を抱える大切な人と一緒に生活しながらケアを行うことがどのような体験なのかということを，かなり分かってもらえたのではないかと思っている。彼女たちにとって「共同的なケア」が意味するものについて，他の2つの非常に重要な見方，つまり，患者の考えと，この数年間にわたり共同的なケアのプログラムを構築し取り組んできた多くの経験がある2人の臨床家の考えを述べて，そろそろ本書を終えたいと思っている。私たちはまた自分自身がかつて家族であり，その後研究者となって，家族に動機付け面接をコーチするようになった方からも便りをもらっている。

　第16章では，家族と患者の両方の視点からケース研究を行っている。そこでは，プロセスについての患者の考えを提示するのと同様に，治療者のガイダンスの背後にある理論的な根拠についても説明している。データ解析はまだ途中であるが，この章はまた，家族が共同的ケア・プロジェクトに参加することが，患者にどのような影響を及ぼすかということについて，いくつかの質的研究に基づいた理解を提供している。第17章は，摂食障害患者の家族と共に取り組む際に，家族モデルと動機付け面接の理論を用いている3人の専門家のコメントで締めくくられている。

　本書には，本文中で提供された素材と説明に関係した3つの付録資料が付けられている。

　付録資料1は，「家族のためのツールキット」であり，家族が自分たちのケア

のスタイルを自覚するのに役立つように作成されたワークシートである。そこには，本書のなかで言及した動物のモデルに関する十分な解説がなされており，家族の内省を促すことを狙った質問が含まれている。このツールキットは，サポートするためのいくつかの方法についても述べている。

付録資料2と付録資料3は，2種類のアセスメントツールであり，専門家と家族の両方にとって役に立つだろう。

付録資料2は，摂食障害症状インパクトスケール（Eating Disorders Symptom Impact Scale：EDSIS）であり，摂食障害患者を援助する人が体験する特別な問題を評価できるようにデザインされたものである。そのスケールは24項目からなり，飢餓の影響（Impact of Starvation），罪意識（Guilt），社会的孤立（Social Isolation），行動制御の障害（Dysregulated Behaviours）の4つの下位尺度を有している（Sepúlveda et al., 2008）。このスケールのスコアの範囲は0～96点であり，スコアが高いほどさまざまな局面で援助を提供することをネガティブに評価していることを示している。

付録資料3は，摂食障害アコモデーション・イネイブリング・スケール（Accommodation and Enabling Scale for Eating Disorders：AESED）であり，身近にいる家族がどのようにその病気と対峙しているかを評価するために用いられる。このスケールは33項目からなり，回避と日課の修正（Avoidance and Modifying Routine），保証の追求（Reassurance Seeking），儀式的な食事（Meal Ritual），家族の支配（Control of Family），黙認（Turning a Blind Eye）の5つの下位尺度を有している。このスケールは，ケアの提供者に認められるアコモデーション行動と態度を評価するものである。総合尺度のα係数は0.92である。このスケールのスコアの範囲は0～132点であり，スコアが高いほど摂食障害の症状に対する家族の適合が，よりネガティブなものであることを示している。

文献

Sepúlveda, A.R., Whitney, J., Hankins, M. & Treasure, J. (2008). Development and validation of an Eating Disorders Symptom Impact Scale (EDSIS) for cares of people with eating disorders. *Health and Quality of Life Outcomes* 6: 28. Available at www.pubmedcentral.nih.gov/articlerender.fcgi?artid=2365933

第16章
患者の思い
家族の介入について患者がどう思っているかを検討する
What the patients say : an examination of what patients think about family interventions

ジャネット・トレジャー＋パム・マクドナルド＋リズ・ゴダード
Janet Treasure, Pam Macdonald and Liz Goddard

はじめに

　本章のねらいは，摂食障害の患者さんの声を紹介することである。彼女たちはこのような介入についてどのように思っているのだろうか？　親の行動の変化に気づいているのだろうか？　このような変化を歓迎しているだろうか？　現時点では，私たちはこれらの問いを解決するための量的研究に基づいたエビデンスを持ち合わせていない。しかしながら，これまでのところ，私たちは，質的な研究による患者からのフィードバックをいくつか得ている。私たちは，このような介入について，患者は複雑な考えを持っていただろうと思っている。親がワークショップに参加することに反対し，そこに行こうとすることすら邪魔する人がいるということを耳にしている。家族がDVDを観る前にそれを捨ててしまった人がいることも聞いている。この後の短い章で，私たちはジュリーのケースを提示する。彼女は親と一緒にこの介入についてじっくり考えてみたのだ。最後に，質的な研究による親からのフィードバックの例をいくつか紹介することにする。

ケース研究 ── ジュリー

　このケースでは，親はケアする際に，サイ・タイプのアプローチを取っていた。しかし，このアプローチは上手くいかず，彼らに，より懲罰的な態度を取らせることになってしまった。その結果，強固な悪循環が形成され，家庭の雰囲気は非常に敵対的なものになった。本ケースで，私たちは，フォーミュレーションの仕方と治療について報告することにする。ジュリーは，相当な改善をした後で，治療過程を振り返って報告している。

　　ジュリーは，10年の間に，拒食症を何度も再発していた。試験の時期には症状が悪化した。しかし，休日に実家に帰ったときは体重を増やすことができた。家族は援助を求めようとしなかったが，ジュリーが学業を続けることができる程度には良い状態を保てるようにサポートしようとした。ジュリーの両親は，彼女が進路を変更し，第二学位を取得しようと決めたとき，とても心配した。ジュリーは，心に持ち続けた希望をかなえようとしており，それは彼女の父親の後を追って法律の仕事をすることであった。両親はこのことでさらなる試験のストレスを招くことになると思ったので，強く反対した。しかし，ジュリーはこの過程に留まり続け，第2学年の試験の前には，再び問題を抱え，家に戻らなければならなかった。両親は短い休暇から帰った後で，ジュリーがこれまでで最低の体重になっているのを知って怖くなった。ジェリーの両親は非常に心配になり，自分たちではもうどうすることもできないと思った。彼らは，ジュリーが入院する時が来たと思い，急いでその方法を調べた。
　　私的な部分のアセスメントにおいて，治療者は，身体，心理，教育，家族，社会性，宗教といったあらゆる人生の領域におけるジュリーの活動について尋ねた。治療者は，ジュリーから，病気についての懸念と変わるための理由や必要性をいくつか引き出した。ジュリーは骨の状態を心配していたので，避妊薬を服用していた。彼女は，治療を始めた理由のひとつとして，両親が留守にしている間に，胸の痛みのせいで夜中に目が覚めたからだということを認めた。彼女の足首もむくみはじめていた。治療者は現状を変える必要性を引き出した。ジュリーは，拒食症は自分の経歴に悪影響を及ぼしていると思った。宗教的な事柄は彼女にとって重要なことであり，面接中に何度か彼女の愛らしい表情が崩れることがあったが，そのなかのひとつは，彼女が自分は教会に行くのにふさわしくないと感じていると述べたときであった。彼女は自分がこの病気で苦

しんでいると思われるだろうと考えていた。

　摂食障害が困難を引き起こしていることにジュリーが気づくのは，家で家族といるときであった。ジュリーは，両親は，自分が彼らを罰するために摂食障害を利用しているのだと考えていると思うと述べた。彼女は，一緒についてきた父親が，彼女がすぐに入院できるように準備しようとして，スーツケースを車に乗せようとしたのだと述べた。家庭の雰囲気はとても緊迫したものとなった。このままでは死んでしまうという話が繰り返された。両親ともに彼女の病気と関係したストレスによって，血圧が上がっていると感じていた。口論した後で，彼らはお互いの血圧を測ろうとした。このような「激しい」やりとりの間，ジュリーの母親は，父親を殺すつもりなのかと言って彼女を責めた。家庭の雰囲気と会話はますます辛辣なものとなった。父親は彼女のことをとても心配するようになり，彼の実家に行って，ジュリーの病気がどれほど深刻な状態かということを知らせた。

　治療者がジュリーの父親をアセスメントの対象とみなしたとき，彼はとても熱心に自分自身の懸念について話し，ジュリーの病気の深刻さを強調した。彼はジュリーが家で改善できる可能性はほとんどないと思っていた。アセスメントは本筋を逸れて議論に変わり，マネジメント計画について合意することは難しかった。ジュリーの両親は彼女に入院してほしかったが，彼女はそれを拒否した。結局，1週間後のアセスメントの結果で判断するということになった。このように時間を取ることで冷静になることができ，ジュリーに，拒食症を克服するために前向きに取り組む姿勢を両親に見せる機会を与えることができる。

　治療者は，家で栄養を摂取して活動するにあたって，受け入れられることを明確にするためにしっかりした計画を立てようとして，家族と共同で取り組んだ。家族は入院治療病棟を訪れ，看護師が行っているいくつかの取り組みを真似して，それらを活用することができた。ジュリーは遠方に住んでいたので，言い争いになったときは，家族と彼女の双方がEメールを使って質問し，アドバイスを受けた。Eメールは，次の毎月のレビュー・セッションまでの間，どうすれば良いか分からないときにも用いられた。しかし，家族ミーティングではとても困難な状況が続いた。しばしば白熱した言い争いが起こり，頭を冷やすためにその部屋を離れる者もいた。

　ジュリーは大学での学業を再開できる程度になるまで，家で体重を十分に増やすことができた。いざ大学に戻ると，個人治療を続けているにもかかわらず，ジュリーの体重は再び低下した。ジュリーの両親はフォローアップの面接のためにロンドンに来た。最初の4カ月間は，ジュリーは個人治療に熱心に取り組んでいなかった。彼女は，ワークシートを仕上げてくるといったような治療のためのホームワークを先延ばしにしていた。彼女は，セッションの間中ずっと話し続けた。治療者がどこかで割って入り，本題に向かわせるのは難しかった。

> 治療者は，このような交流は回避の一形態であり，現実の問題に取り組むうえで障害になっているのではないかということをほのめかした。ジョリーは治療者の注意をそらせて，楽しい会話のダンスに加わらせようとしているのではないかという考えが閃いたのだ。治療者への親密さと信頼の大きさは，不毛な回避的交流と対比して，際立ったものであった。そのような回避的な交流は，彼女がこれまで仲間や世間に対して行ってきたものであった。治療者は，彼女の栄養状態が良好なことを確かめる方法などの重要な問題にセッションが焦点付けられるように懸命に努力した。ジョリーの両親は積極的にEメールによる接触を続けた。最終的に治療者は，この回避を止めさせることができ，彼女を食事の問題に向かわせ，その他の役に立たない行動について考えてもらって，それを変えさせることができた。1年後，ジュリーの体重は著明に改善していた。
>
> 　後に，ジュリーと両親はどのようにして共同的に取り組んだかを振り返ることができた。この過程において，ジュリーの母親はカンガルー・タイプの対応をしていたが，それがしばしばサイ・タイプの対応へと移行してしまっていたのは明らかであった。ジュリーの母親が一歩後ろに下がって，衝動的に対応することを少なくすることができたときに，ジュリーの進展が見られはじめたのだ。

　この過程は，ケアの義務から解放された時間を持つことを親に勧めることがどれほど重要なことであるかを示している。それはまた，偏見によっていかに困難さが増大してしまうかということも示している。

ジュリーの説明

> 　正直に言うと，私の人生に影響を与えた人が2人いました。私は自分が拒食症だとは思わなかったし，ほとんど食事をしないことに慣れてしまっていたので，普通の食事が大量の食べ物のように思えたのです。私は普通のことに対して完全に歪んだ考えを持っていました。毎日，自分自身の世話をするのが難しかったのです。髪の毛を洗うのを止め，いつも同じ服を着て，寝込んだままで，放ったらかしにされていたのです。もし，私自身の判断に任されていたとしたら，おそらく水を飲むことも止めていたでしょう。
>
> 　私たちは皆，食べ物が必要です。私は自分勝手に学習したやり方で多くの時間を費やしてしまったため，そのことをずっと忘れていました。私は孤立していき，本当の自分ではないように思えたのです。今のように何でもできるようになるなんて，全く思いもよらなかったことです。以前は，自分の目標を達成

するために99.99％の時間を勉強に費やさなければならないと思っていたけど，今はそうではありません。孤立することは本当に良くないことだと思います。

それは，古代の真っ暗な洞くつのなかにいるようなものです。誰にも入ってきてほしくないし，邪魔されたくないのです。なぜかというと，不健康な状態でいることが幸せなのです。本当は一人ぼっちは嫌だけど，誰にも入ってきてほしくないし，悲惨な状況だけれど邪魔してほしくないのです。私は信じられないほどケチになりました。自分自身や他の誰かのために一銭もお金を使うつもりはありませんでした。

情緒的なサポートや身体的なサポートなど，考えつくあらゆるサポートを求めて，ずっと面倒を見てくれていた人に寄りかかっていたのです。たしかに拒食症になると，正直に言うと，完全なモンスターになることができます。特に母親にはそう見えるでしょうね。

もちろん母親にとっては，娘が自分自身の世話をできず，そうしようともしないのを見ることや，どういう理由でそうなっているのか分からないままできることは何でもしようとするのは，絶望的なことに違いありません。何キロカロリーか正確に分かっているので食べることのできる，小さなカップに入ったセインズベリーのヨーグルトを買うために，母親が1時間半も車を走らせようとしたことを，私は覚えています。

家族は，お互いのサポートを必要としているのではなく，離れて過ごす時間を持つ必要があります。私が大学に戻れるように回復させようとして，（ゴルフ好きの）母親が私のために全てを諦めて，一夏過ごしたことについて考えました。最終的に彼女は「自分の時間も必要だわ。そうしないと，私の頭が変になってしまう」と自分自身に言い聞かせたのです。だから，彼女は友達と過ごす時間を持ちはじめ，週に2〜3回，ゴルフに出かけようとしました。私はそんなことは全くひどいことだと思っていました。というのは，私は何をするにも彼女が必要だったからです。でも，彼女は家に帰ってきたときには，とても元気になっていたのです。だから私は，家族がエネルギーを充電するための時間を持つことは，とても重要なことだと思います。

離れている時間は，一緒にいる時間と同じくらい重要です。それは拒食症の患者をハッとさせて，考えさせることになります。なぜなら，私は母親に何もかもやらせていたし，全く彼女を頼りにしていたからです。一日中母親と一緒に過ごしていたので，彼女が用事で外出すると，家で一人になり，自分の時間をどうやって過ごすかということで，苦労することになるのです。私はそんなことは本当にひどいことだと思いました。でも，今から考えてみると，突然一人で対処しなければならなくなったのですが，おそらくそれは，少しずつ私が良くなる方向に向かう始まりだったのです。

重篤な低体重になると，自分自身を世話することができなくなります。私は

何が起こっているのか分からなかったし，骨や身体，脳にどの程度のダメージが生じているのか分かりませんでした。私は本当に何も理解していなかったのです。私には病識がありませんでした。だから，たとえば，その人がきちんと食べるようにするためには，そこに一緒にいてあげることがとても重要なことだと思います。回復の最初の段階では特に重要なのです。
　拒食症の大人は，太らない方法を上手く見つけます。それは，おそらく家族が知る必要のある領域だと思います。実際に違いを生みだすために必要なのは栄養学のようなものです。明らかに体重が増加しはじめるまでは，きちんと考えることができないので，どうしてそうなったのかを考えることもできないのです。
　私の家族は，契約書にサインすることから始めたけど，それは全く役に立ちませんでした。私は何を食べて何を食べないようにするかとか，どれくらい食べることができるかとか，あれやこれやしたり，運動したりするのにどれくらいの時間を取れるかということを書き出して，何時間もベッドのなかで過ごしていることに気づいたのです。外に出かけて運動する権利を得たとしても，結局は過度の運動をしてしまうことになったのです。私は上手くバランスを取ることができませんでした。散歩の時間が決められたので，私はまるで牢獄にいるように感じはじめて，戦いを始めたのです。私は母親と言い争いをしていたし，それは母親にとってとてもつらいことだったでしょう。なぜなら，彼女のしたかったことは，私を本当に愛し，支援することだったのですから。
　その時，私は仲介役となる人がいるほうがいいと思いました。治療者や精神科医と一緒にミーティングするのです。私たち家族が援助を求めて集まるときは，そこには母親と父親と私がいて，もちろん大喧嘩になりました。母親は出たり入ったりするし，父親はイライラするし。でも，たとえ泣いたとしても，議論の終わりには皆が笑顔になるのです。なぜなら，私たちには実行すべき行動計画のようなものがあって，次の数週間ですべきことがあったからです。
　母親は次第に，「いいわ。もう，私はあなたに責任を持って自分の食事を作ってほしいのよ」と言うようになりました。母親が私に「自分の食事を自分で作ってほしい」と言ったときが，本当に大きなステップだったのです。というのは，自分で決めなければならなかったからです。彼女は，私とできあがった料理を見て，「違うわ」と言いました。私は説明してくれるのを見ながら，そんなこと1年経ってもできっこない，と思いました。でも，私は母親の決めたことを受け入れました。
　母親が拒食症の患者の世話をしていない人たちと負担を共有できるようになったのは，そうすることが役に立つことに気づいたからだと思います。彼女は最終的には，不名誉感のために逃げ隠れするのはやめよう，と思ったのです。最初，彼女は，弁護士を目指して勉強していたけど，突然自分自身の世話すらろ

くにできなくなった人が家のなかにいるということに，不名誉感を抱いていました。それは恐ろしいことだったと思います。本当に，それは母親がどうにかできる範囲を超えていたのです。そのことで，彼女は，自分は母親として全く失格だ，というような気持ちになったのです。

母親の友達の一人と会って，お互いの顔を見ました。それはものすごく恐ろしいことでした。彼女の表情から動揺が伺えました。彼女は「あなたの娘さんは癌を患っているように見えるわ」とだけ言いました。この病気について多くのことを知ったとき，不名誉を恐れて自分自身を孤立させてしまったために，このような状態が続くことになったのだということに，彼女は気づいたのです。だから彼女は，なかには偏見を持っている人もいるかもしれないけど，逃げ隠れせず，オープンにして，正直にやっていこうと決めたのです。

ジュリーをケアする際に両親が用いた方法についての彼女の感想は，いくつかの重要な点を明らかにしている。この家族には，過保護と怒りの爆発の間を揺れ動く，高い感情表出の特徴が認められた。食事摂取についての責任をどの程度背負わせるかを判断することと，親の休息の必要性とのバランスを維持することは，難しいことなのだろう。同様に，経歴を発展させることと健康を維持することのちょうど良いバランスを見つけることも，難しい問題である。

家族と共同することの影響

ワークショップを行った後の予備的な調査の結果は，多くの摂食障害の患者が，再びきちんと治療を受けるようになったというものであった。このような介入が摂食障害の全般的な予後にどのような影響を及ぼすかについては，まだはっきりしたことは言えない。しかしながら，質的研究で得られた患者からのフィードバックの結果は，病気に対するより良い反応という短期的な利益とより親密で安心感のある愛着とコミュニケーション様式の改善という長期的な利益の両方の可能性があることを示唆している。

子育てのスキル

　次のセクションでは，入院治療中に，親がワークショップに参加したことのある患者の発言をいくつか紹介する。患者は，ワークショップから 2～3 週後に，電話によって，ワークショップの後で親の態度と行動に何らかの変化があったかどうかを尋ねられた。

病気を認める

　このような介入によって，親はさまざまな行動を病気の症状だと認識できるようになり，それらに対処するために共同的な取り組みを始めることができた。

> 彼ら（治療者）は 1 冊の本を親に与えました。その本は，これまでに起こっていることと，食べ物を目にしたり食べなければならないときに私の心のなかで何が起こっているかということ，そして，その後に生じる感情といったもの全てを理解するのに，大いに役立ったと思います。親は病気のことをよく理解できたと思います。以前なら，私の調子が悪くなっても誰もそれに気づかなかったのですが，今は，ちょっとした問題が起こっただけでも，親は「あっ，病気がぶり返している」といって，病気が再燃しないように，その時点でそれに対処しようとしています。たとえそれが失望するようなものであったとしても，物事をはっきりと認識できたことがそのグループの良い点だったと思います。たいていの親や家族は，それが摂食障害の一部だということが分からず，拒食症の人のトリックに一杯食わされてしまうでしょう。だから，私は彼らが親にそのことを教えるのは良いことだと思います。

病気を理解し対処する能力を獲得する

　親は病気について多くのことを理解し，基本的なマネジメント・スキルを身に着けた。

> 大事なのは自信だと思います。彼ら（両親）は，自分たちが何をしているのかがよく分かっていて，以前よりも多くのことを理解することができていると感じて

いるのだと思います。それは大切なことだと思います。というのは，以前は，どうすべきか分からず，パニックになっていたのですから。彼らは全てに幻滅して自分自身を疑いました。なぜなら，自分たちはダメな親だと思っていたのですから。だから，自信というものが最も重要なものだったと思います。

彼女（母親）は以前よりも厳しいけれど，より多くの知識を得て，何をすべきか分かっているのだと思っています。摂食障害が私にとって心地よいものになってくると，彼女は傍に来て，私がそのうち上手くやっていけなくなるだろうと言います。彼女は多くの情報を得ていろいろなことが分かるのです。以前であれば，さっぱり分からないので，そのままにしておいたでしょう。

病気の心理的な側面に気づく

親がこの病気の情緒的・心理的側面をよりよく理解し，認識できるようになったので，彼らから共感と情緒的サポートをえることが可能になったと報告した患者もいた。

- 彼ら（両親）は私の気持ちを分かっているようです。前は食べ物のことだけだったのですが。そして，それが答えです。彼らは私がしていることの苦しみを理解しているのだと思います。前は分かっていなかったけれど。
- 単なる食事の問題ではなく，摂食障害の背後に他の問題が何かあるかもしれないという視点。
- 食べ物を見たときや食べないといけないときに，私の心のなかで起こっていることとその後に生じる感情など，全てのことを理解してくれたことが本当に良かったのです。私は，彼らがそれらを以前よりも良く理解できるようになったのだと思います。
- 私の心の動きとこの病気について，そしてこの病気によっていかに物事が支配されているかということを十分に理解することが大切なようです。これらをよく理解し，より多くの知識を得ることが，私がこの病気を克服する手助けとなる最初のステップだと思います。

不名誉感を和らげる

親がこのグループに参加して摂食障害が重篤な病気だということを理解することによって，不名誉な感覚や非難されているような感覚が和らいだと感じた

患者もいた。

- それは秘密ではありません。もうこれ以上秘密にしておくべきではないのです。
- その結果,それは私が望んでしていることではないということを,彼女(母親)がだいたい理解できるようになったのだと思います。それは彼女の問題だったと思います。彼女は私が本当にこのようなことを望んでしていると思っていたのです。この病気のせいで父親やきょうだいが傷つくのを見て,私のことを憎んでいたのです。
- 彼女はつねに摂食障害や拒食,過食といった言葉を使うのを避けていました。それが私をイライラさせたのです。私は「病気を否定するのはやめて」と思っていたのですから。だってそうでしょう？ 病気だということは明らかなのですから。私は本当に病気だったし,彼女はそれに関わっていたのです。彼女が私の病気について学ぶためにそのグループに参加したのは,その頃だったと思います。ちょうど,私が彼女にケアしてもらっていることを実感できたのもその頃です。

症状に対する家族の感情反応を上手く処理する

親は,この介入によって,この病気に対する感情反応を和らげることの重要性を学んだ。

- 彼ら(両親)は,もし自分たちが過度に感情を見せすぎると,より多くの感情反応を私に生じさせることになるということを学びました。
- それは本当に役に立ちました。というのは,彼女(母親)が私に腹を立てると,私も余計に腹が立って,そのことで調子が悪くなるのですから。それは本当に恐ろしい雰囲気になります。でも,彼女が穏やかな態度を保っているときは,私も穏やかな気持ちでいられるし,そうすると何とか乗り越えられるっていうか。分かってくれるかしら？

限界設定を行う

放任主義の養育スタイルを持つ親は,限界設定を行うことを学んだ。

そのことが彼ら(両親)に自信を与えたのだと思います。以前は,あまりに怖が

りすぎていて，私に強い態度を取ることができなかったと思うけど，他の誰かがそうしても問題ないと言ったので，彼らは私に強い態度を取ることができるということを学んだのだと思います。そのことが彼らが学んだ一番大きなことだと思います。私に対して厳しい態度をとっても問題ないし，時にはそうすることが必要だと思います。

患者の利益

変わることについて心の準備ができていない患者では，親が多くのスキルを身に付けていくことに対して腹を立てる者もいたが，おおむね，肯定的な影響がもたらされることに気づく者もいた。

一般的な意見

このような方法の長期的な利益に気づいた患者もいた。

- 彼女（母親）がそのような接し方と支援をしていなかったとしたら，私も良くなっていなかったでしょうし，これほど早く良くなることはなかっただろうと思います。きっと今よりももっと悪い状態になっていたでしょう。
- それがどれほどイライラさせるものだったか，お話しすることができませんが，正直に言うと，長い目で見れば，たぶんそれで良かったのだろうと思います。というのは，そのようなサポートを得たことで，彼ら（両親）は病気を否認するのではなく，実際的なケアができるようになったのですから。

コミュニケーション・スキル

コミュニケーション・スキルの向上，特に傾聴していることを示す能力の向上に気づいた患者もいた。

- 皆がお互いの話に耳を傾けていることに気づきました。誰かが何かを話すだけで相手の話を聞こうとしないというようなことはありません。彼ら（両親）が子どもの意

見に耳を傾けて，それを受け入れることを，以前よりも意識してできるようになったのだと思います。
- 彼らは，私の説明を，以前よりもよく聞くことができるし，進んで耳を傾けているように思います。以前は「そんなことは聞きたくない，聞きたくないのよ」と言うだけでした。
- その後は，彼女（母親）ととても話しやすくなりました。彼女はただ話を聞こうとしていました。彼女は理解しようとするのを止めて，実際に起こっていることや私の言っていることに素直に耳を傾けたのです。

　また，多くの患者は，コミュニケーションが改善したときに，家族はより自由に自分自身を表現することができたのだと述べた。

- ボーイフレンドや母親が傷つけるようなことを言ったとしたら，私は，自分が傷ついたと言うことができるし，ある程度は，彼らも同じように私に言うことができます。慌てふためいて出て行くのではなくて，たぶん10回のうちの5回は，そのように言うことができます。本当に不思議なことです。なぜなら，今まで私たちは，そのようなことはできなかったのですから。
- 今では母親に何も隠し事をしていません。私が嫌だと思ったときは，母親にそのことを話すようにしています。でも，以前は黙って，隠していたのです。

愛着

　他の患者は，愛着の点で改善が見られることに気づいた。

- 何をしているか理解できていない親がいる家に戻るのではなく，自分たちがしていることをある程度分かっている親とスタッフに囲まれていると思うと，安心できます。彼らは話しやすくて近づきやすいのです。なぜなら，彼らはこの病気の難しさと心のなかの葛藤を理解してくれているように思えるのです。彼らは，どうすれば役に立てるの，とか，何が起こっているの，どうすれば楽になれるの，といって，話しかけてくれます。
- それはただ単に，以前は，私たちが話をしなかったからです。私が若い頃は少し関係がこじれていたのです。だから，私たちが今，本当に良い関係でいられることは素晴らしいことです。以前はそうではなかったのですから。

介入の否定的な／葛藤的な側面

治療チームの一員としての親

　ケースによっては，まだ変わるための心の準備ができていないために，親がこれまで以上に能力を発揮して，過保護なカンガルー・タイプのケアから，ガイドするようなアプローチへと変化することを不快に思う人がいる。

- 言い訳をするようだけど，彼ら（両親）にも心当たりがあるでしょう。彼らは私に病気をごまかすように仕向けていただけなのです。というのは，彼らは私と言い争いをしたくなかったし，もし言い争いになると，私がもっとストレスを受けるだろうと思っていたからです。
- 家に帰ると快適でリラックスできると思っていますし，家ではゆっくりとくつろぎたいものですよね。でも，ここはプレッシャーだらけで，皆に集団で責められているように感じてしまう。親とかがね。皆が私の見方をしてくれたらいいのだけれど。

抵抗の増大

　時にはこの介入の否定的な面が認められることがあった。それは，親が抵抗を強めるような行動を取ったために引き起こされたものだった。

> 私は，そのときは病気に強く支配されていたので，彼ら（両親）が戻ってきてこの病気を治そうとしても，結果的には，ほとんど病気を悪くするだけだったように思います。私はそんなことをされるのが本当に嫌でした。

　親が新しいテクニックとスキルを用いると見下されたと感じる者もいた。

> 彼らがいろいろな言い回しを思いついたのだと思います。それは，どこか他のところから手に入れたようなもので，たとえばもし私が「それは難しいと思うわ」と言うと，お母さんは「難しいと思っても大丈夫」と言うので，私は「どこでそんな言葉を教えてもらったのか，知っているわよ」と思うのです。私の言っている

ことが分かりますか？　そんなやり方は，私には少しわざとらしく思えるのです。私は紙切れのような物ではなくて，人間なのです。彼らが私を練習台にしているように感じるのです。見下されているようにしか思えないのです。

行動についての誤った原因帰属

　多くの患者が，家族がこの病気についてより深く理解することの肯定的な側面を認めたが，家族とのがっかりするような体験について述べる者もいた。そのような家族は，良くない行動だが必ずしも摂食障害の症状ではない行動についても，自分たちが学んだ知識を使って説明していたのである。

> 時々そのことでイライラします。というのは，彼があまりにも原因を見つけようとしすぎるからです。悩んで当然のことで悩んでいるときでも，それを摂食障害のせいにしようとしたのです。でも，彼にとっては，そんなことは序の口で，とにかく彼は喜んでそうしようとしているのです。

結論

　自分の行動を変えようとする心の準備ができていない場合，このような介入に消極的な患者もいるが，より進んだ変化のステージにいる多くの患者は，その良さに気づくことができる。このような介入によって，この病気についての理解を深めることができ，その結果，信頼に足るケア・スタイルが取れるようになる。そして，このようなやり方は，あまりにも自由放任主義的で限界設定ができない人や権威主義的すぎて話し合いで取り決めることができない人の役に立つものである。この介入は，コミュニケーションを改善して愛着を強化するという点において，幅広く役立ちうるものである。

第17章
専門家の見方
The professional perspective

ジル・トッド＋ウェンディ・ウィテカー＋パム・マクドナルド
Gill Todd, Wendy Whitaker and Pam Macdonald

　最後に，さまざまなスキルに基づいたトレーニング・プロジェクトにおいて活躍してきた3人の専門家からの寄稿によって，共同的ケアに関する本書を終えることにする。ジル・トッドは精神科の看護師であるが，入院施設における家族のためのプログラムを開発してきており，現在は，スキル・ワークショップを専門家や家族に提供している。そして，慢性疾患のマネジメントのための動機付け面接のトレーニングも提供している。ウェンディ・ウィテカーは，上級ソーシャル・ワーカーであり，入院治療から外来治療への移行に備える家族のための集中的なデイケア介入を行っている。パム・マクドナルドは援助者（患者の家族）であり，現在は，摂食障害患者の家族向けのスキル・トレーニング用 DVD に加えて電話でのコーチングの開発をテーマに，博士課程で研究している。彼女はまた，動機付け面接の原理を用いて，家族に対して電話でのコーチングを提供している。

ジル・トッド

　家族は，懸念を表出したり，自分自身の行動について内省する機会を持てたことにとても感謝してくれます。彼らは，中立的な状況で，つまり愛する子どもから離れて，自分たちの経験を理解して共有してくれる他の家族と一緒に，臨床家からの情報を求める機会をありがたく思うのです。家族は，家で，強烈

な情緒を伴う状況から一歩距離を取ることができるようになり，薄氷を踏むような思いをせずに，自分たちの損失や悲しみ，恐れ，希望と愛する子どもへの期待を表出することができるようになります。

　家族は，柔軟になることや自分自身の行動を少しずつ変えていくことを学ぶ能力を示すようになります。彼らはグループのなかで感情を共有することによって，他の家族に対してとても寛大な態度を取り，価値判断を差し控えた態度で，自分の感情を口にすることができる能力をすぐに身に付けるように見えます。家族が関わる学習と変化のレベルは，驚くべきものであり，ワークショップはあらゆる人にとって動機付けを高める体験となりうるのです。

　家族は，看守や看護師ではなくて，親であることを再学習します。そして，彼らは私たちが教える言葉はとてもわざとらしいと言いながらも，変化が必要なのだということに気づくのです。長い間，少しずつ練習を繰り返すことが，自分たちの応答を，より自発的で誠実なものにするのに役立ちます。

　最後に，家族が，その人自体は好きだけれど，摂食障害という病気は好きではないということを示すことは，その人に，自分には価値があり批判されているのではないと感じさせてくれます。そしてそれは，患者の人格を傷つけることなく，また，不快な気分を感じさせることで悪循環を強化することなく，家族が個人的な境界を強化することを可能にします。家族は愛する人に期待したいのであり，私たちは専門家として，彼らと共にあらゆる利益のために取り組むことができるのです。

ウェンディ・ウィテカー

　スキル・トレーニングのワークショップは，摂食障害患者の家族と共に取り組むことについての私の知識を向上させてくれました。というのは，共同的なプロセスが新たな思考とアイデアを生み出したからです。家族は，スキルに基づいたモデルが両方の親の援助者としての役割を重視する方法と，彼らが奮闘しつつ何とか切り抜けてきた方法，その両方の良さを理解します。専門家として，私はこのような共同作業が，創造的なものであり，家族と個別に行うより建設的であることが分かりました。スキルに基づいたトレーニングのためのワークショップは，家族と専門家の共同作業であり，私たちの経験やアイデ

ア，努力，成果を統合したものです。

　このように家族の経験と知識を重視しながら取り組むことは，専門家のそれをはるかに超える患者への献身と愛情を注ぐ家族に本当に寄り添うことを可能にします。その結果，スキルを伝えることが可能になるだけでなく，家族が自分たちの作業の難しさと自分たちが個別に奮闘してきた方法を理解するための安全な場所を生み出すことになるのです。しばしば家庭生活に関する難しい問題がグループのメンバーから話され，共同的に解決されます。このように，一人の人の困難な状況からも，グループ全体が得るものがあるのです。

　摂食障害の影響を受けながら生活している家族と共に取り組むことは，悲しみと困難の多い体験にもなりうるものです。しかし，スキルに基づいたワークショップを活用することで，家族の回復する力（レジリエンス）は，しばしば頻繁に起こる笑いによってはっきりと示されます。そのような笑いは，通常は自分自身に向けられています。

　スキルに基づいたワークショップとマニュアルは，家族だけでなく専門家に対しても，摂食障害患者の治療において最も効果的な方法を学ぶための着実なプロセスを提供します。それはまた，家族のためのスキル・ワークショップを組織するための構造を提供するものでもあります。

パム・マクドナルド

　援助者（患者の家族）から専門家への橋を渡ることは，本当に教え導くような旅路であり，むしろ，摂食障害それ自体の世界に入っていくようなものです。険悪で，孤独で，失望するような，とても恐ろしい体験として始まったことが，次第に啓発的で自己内省的な旅路となりました。それは，私の身近な人だけでなく，私自身にとっても大変勉強になるものでした。

　家族の一員として，私はサイやクラゲ，ダチョウ，カンガルーといったタイプだったのです。私はまた，そのような反応を克服しようとして必死に頑張ってきました。とても上手くいったこともありますが，全く上手くいかないこともあったのです。「失敗は宝」という格言は，間違いなくずっと役に立ってきました。現在一緒に取り組んでいる家族の多くが示したのと同様の決断や努力，関心を用いることで，私は回復に向けた大海原で娘に寄り添い続けられるよう

に奮闘する，大変望ましい位置にいることに気づいています。

　この旅路を通して，私は，摂食障害を維持し，それに順応してしまうことを促進するいくつかの特徴について理解し，考えるようになりました。今や膨大な文献のなかを渡り歩く専門家として，私は，あまりにも根を下ろしすぎているために将来の世代において大混乱をもたらす可能性のある，共有する家族の特徴や生得的な気質について検討しています。

　したがって，摂食障害の厳しい見通しの真っただなかにいる家族のために，サポートや教育，共同的なケアを提供することは絶対に重要なことだというのが私の個人的な信念です。私はこの数年間，幾人かの卓越した援助者と一緒に仕事をして，直接彼らの素晴らしい特徴と性質を目の当たりにしてきました。私は同じことが彼らの娘や息子についても言えると確信しています。スキルに基づいたトレーニングと心理教育を通して，人生のより適応的な分野に同じ長所を向けるために，家族が彼らの子どもと一緒に取り組むのを私たちが支援できるなら，それはとても素晴らしいことでしょう。

　現在では，「変化（change）」という概念について，素晴らしい美辞が存在します。われらのアメリカのいとこ（our American Cousins）は，期待と楽観主義の頂まで昇りつめましたが，私たちが「摂食障害との戦いにおいて，家族と専門家は共同してやっていけるのだろうか？」という問いかけを自分自身にするときには，願望を持ってそれに答えるのも悪くないでしょう。私は個人的には，「そう，できるのよ！（Yes We Can!）」という言葉を繰り返すことで応じる以外，その代わりになるようなものはないと信じています。

付録資料1
家族のためのツールキット
摂食障害に対するケアの役割
Toolkit for Carers : the caring role in eating disorders

はじめに

　摂食障害の症状は，家族に対して社会経済的，情緒的に深刻な影響を及ぼしかねない。症状は現れ方も激しさもさまざまであり，恐ろしいものや，侵襲的なもの，反社会的なもの，不安にさせるもの，腹立たしいもの，葛藤を伴うものがある（なお，各ワークシートには，摂食障害を表す言葉として「エディ（Edi）」を用いている。これは，判で押したような臨床状態を示すものであり，親はそのような子どものパーソナリティを目の当たりにして戸惑う）。

　まともなところが一切見受けられず，社会生活というものが消え失せ，今後の予定は保留され，食にまつわるやりとりだけが家族をつなぎとめているといっても過言ではない。その結果，相手の出方によっては家族の間に敵対関係が生じても何らおかしくない。しかし残念ながら，家族が症状を「軽減させ」ようとすることは，かえって問題を起きやすくしたり膠着する方向に働いてしまう（Treasure et al., 2008）。その結果，本人の疎外感は強まり，ますます摂食障害の行動へと走ることもある。愛する家族をケアするのに必要なスキルや手立てがないということで，問題行動に対応できるだけの援助とスキルの必要性を認めている人は多い（Haigh & Treasure, 2003）。

　エディ（摂食障害）のせいで，何を，いつ，どのように食べるかについて，苦しい思いをしているだろうか（図A.1）。台所やトイレにいるときと，そのときの自分の行動に苦しめられているだろうか。買い物に行ったとき，そこで買う物や買い方についてエディに振り回されている人もいるだろう。食事の時間を決めるときと，その決め方はどうだろうか。

　やはり，エディの行動のネガティブな結果で頭が一杯だとは思うが，散ら

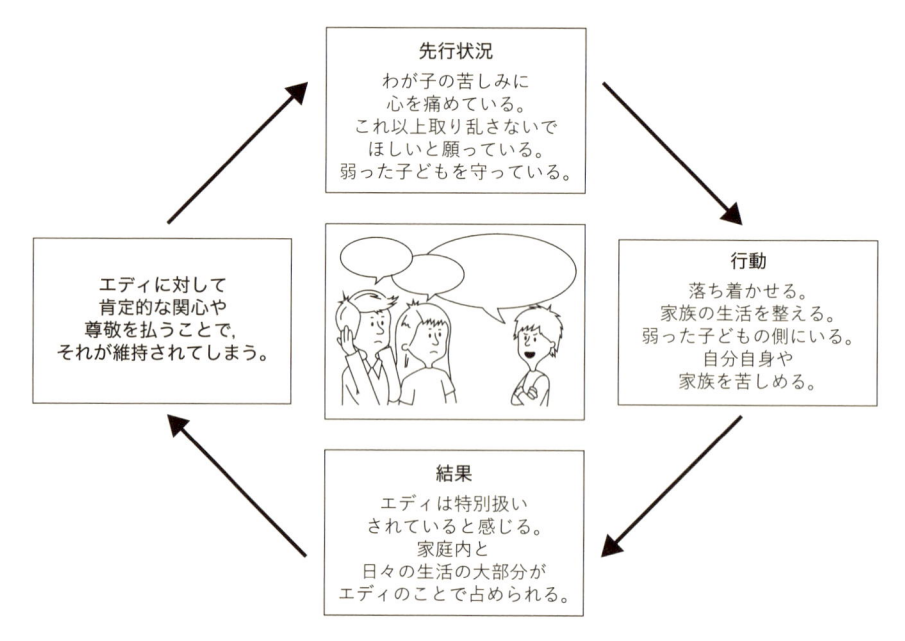

```
                    先行状況
              わが子の苦しみに
              心を痛めている。
              これ以上取り乱さないで
              ほしいと願っている。
              弱った子どもを守っている。

  エディに対して                          行動
  肯定的な関心や                       落ち着かせる。
  尊敬を払うことで,                   家族の生活を整える。
  それが維持されてしまう。           弱った子どもの側にいる。
                                       自分自身や
                                       家族を苦しめる。

                     結果
              エディは特別扱い
              されていると感じる。
              家庭内と
              日々の生活の大部分が
              エディのことで占められる。
```

図A.1 ABCアプローチ —— エディに苦しめられながらも順応してしまう

かったものを片づけ，トイレの問題に取り組み，もっと食べ物を買う（図A.2）。盗みや依存といった反社会的行動から目をそむけているのではないだろうか。これまでずっと大丈夫だと言い聞かせてきたために，強迫観念による習慣的行為や思考から抜け出せずにいるのではないだろうか。

ケアの役割

「両親は解決であって問題ではない」。家族の対応能力に対して，摂食障害が求めてくるものは（実際に）あまりにも大きい。摂食障害の患者にとっては，通常は家族全員が大きな支えであるが，家族は役に立たない行動パターンに捕われがちで，結局，摂食障害の行動がいつまでも続くことになる。

摂食障害の原因は誰にも分からない。家族が原因であるという証拠はなく，小さな遺伝的リスクがあるとも考えられるが，親がどうこうできるものではな

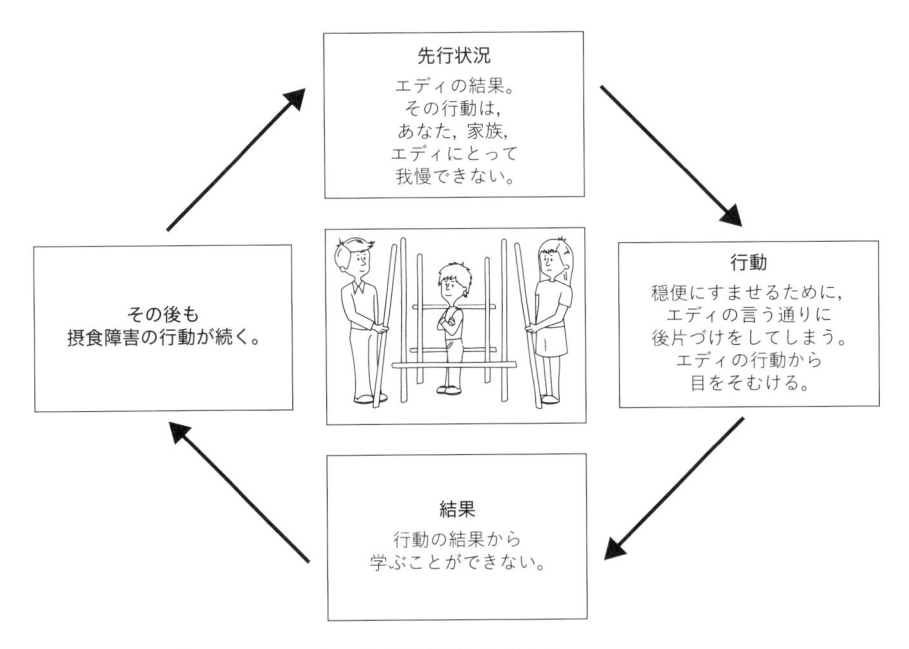

```
         ┌─────────────────┐
         │    先行状況      │
         │  エディの結果。  │
         │  その行動は，    │
         │  あなた，家族，  │
         │  エディにとって  │
         │  我慢できない。  │
         └─────────────────┘
        ↑                    ↘
┌─────────────────┐       ┌─────────────────┐
│                 │       │      行動        │
│   その後も      │       │ 穏便にすませるた │
│ 摂食障害の行動が │       │ めに，エディの言 │
│    続く。        │       │ う通りに後片づけ │
│                 │       │ をしてしまう。   │
│                 │       │ エディの行動から │
│                 │       │ 目をそむける。   │
└─────────────────┘       └─────────────────┘
        ↑                    ↙
         ┌─────────────────┐
         │      結果        │
         │  行動の結果から  │
         │ 学ぶことができない。│
         └─────────────────┘
```

図A.2 ABCアプローチ —— エディの行動を維持させてしまう

い。このため，罪悪感や自責の念を抱いたところでどうしようもなく，そのような感情自体が適切なものではない。しかし，自然的研究（naturalistic study）では，摂食障害の転帰は，維持因子として機能する身近な者たちの感情反応の影響を受けていることを示す証拠が得られている。

　家族一人一人が，摂食障害の行動に応じてそれに対する反応のパターンを変えることが必要になることが多い。私たちが行っている家族介入の目的は，摂食障害の行動に対する反応の影響について，家族と本人の双方に考えさせるテクニックと戦略にスポットライトを当てることと，目標の設定と行動計画の立案を指導するうえで，この情報を利用してそれぞれの立場に特有な感情反応についてじっくりと振り返ることにある。

　以下に示す動物は，摂食障害患者のケアに当たり，その人を支える人々がとりがちな反応の喩えとして表したものである。その反応は往々にして，効果的に支援することを妨げる。それぞれの動物は，ストレスに対処する方法として

のデフォルトであり，この反応は，過保護，理屈っぽい，感情をあけっぴろげにする，当たらず障らずといった自分自身の素の反応の可能性もある。そのような反応を変えるには，自然な反応でも自動的な反応でもないと思える反応を試してみたほうがよい。

　エディに対処して結果を得ているので，自分の反応や行動を変えようとする気が起こらないということもあるだろう。このような場合，自分の役に立っていることを利用して，戦略やスキルを共有することによって，成功を強化することができる。摂食障害の患者に対して柔軟に対応する戦略モデルの役割を担うことができれば，努力して自分の行動を変える自信をつけることに役立つ。

　本書に記載した方法や反応に関する情報については，*Skills-Based Learning for Caring for a Loved One with an Eating Disorder : The New Maudsley Method*（Treasure et al., 2007）（友竹正人ほか＝訳（2008）モーズレイ・モデルによる家族のための摂食障害こころのケア．新水社）のほか，筆者らのウェブサイト www.eatingresearch.com に詳しく記載されている。

カンガルー・タイプ ── 感情が強すぎて，支配しすぎる

　カンガルー・タイプの人は，患者を守るためなら何でもするタイプであり，患者の人生のあらゆる面を引き受けようとする。腫れものにさわるように扱い，気が動転したりストレスを感じたりしないよう，ポケットにわが子をしまいこみ，できる限り何でも要求に応じてしまう。このタイプのケアのマイナス面は，患者が，人生のなかで出会う困難に取り組み，それを克服する方法を学べなくなり，いつまでも幼い子どもの役割に甘んじてしまうことである。

- 自分のなかにあるカンガルー・タイプの反応についてよく考える。
- それが自分にとってどのように都合がよいか？
- そうでない場合，どのような難問にぶつかっているか。都合がよくないことの例を挙げる。
- 自分自身の行動のどの部分について実験してみることができるか？
- カンガルー・タイプの反応に取り組むことがどれほど重要か？
- ここ数週間の間に取ったカンガルー・タイプの行動を1つ挙げて振り返る。そ

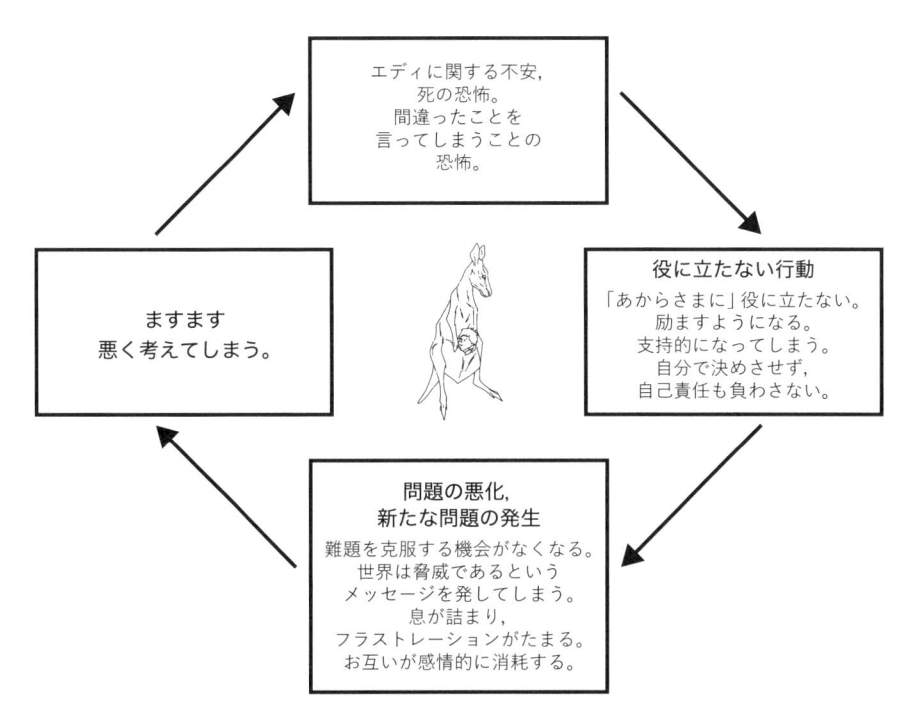

```
         ┌─────────────────────────┐
         │  エディに関する不安，    │
         │  死の恐怖。             │
         │  間違ったことを         │
         │  言ってしまうことの     │
         │  恐怖。                 │
         └─────────────────────────┘
          ↑                      ↓
┌──────────────┐         ┌─────────────────────────┐
│              │         │   役に立たない行動       │
│  ますます    │         │ 「あからさまに」役に立たない。│
│  悪く考えて  │         │  励ますようになる。      │
│  しまう。    │         │  支持的になってしまう。  │
│              │         │  自分で決めさせず，      │
└──────────────┘         │  自己責任も負わさない。  │
          ↑              └─────────────────────────┘
          │                      ↓
         ┌─────────────────────────┐
         │   問題の悪化，           │
         │   新たな問題の発生       │
         │  難題を克服する機会がなくなる。│
         │  世界は脅威であるという  │
         │  メッセージを発してしまう。│
         │  息が詰まり，            │
         │  フラストレーションがたまる。│
         │  お互いが感情的に消耗する。│
         └─────────────────────────┘
```

カンガルー・タイプのケアの悪循環

の行動を少しでも変えるにはどうすればよいか？　その最初のステップは何か？

重要なこと！　変わることは難しい。それを試みた後には必ず，自分自身に「よくできた」と言ってあげること。

サイ・タイプ —— 非常に理屈っぽく，温かみが少なすぎる

　ストレスや疲労，フラストレーションにあおられて，あるいは単にその人自身の気質によって，サイ・タイプのケアでは，議論と対立によって，説得し，納得させようとする。そのマイナス面は，もし患者がそれに従ったとしても，援助なしでできるという自信は育たないということである。さらに，エディの

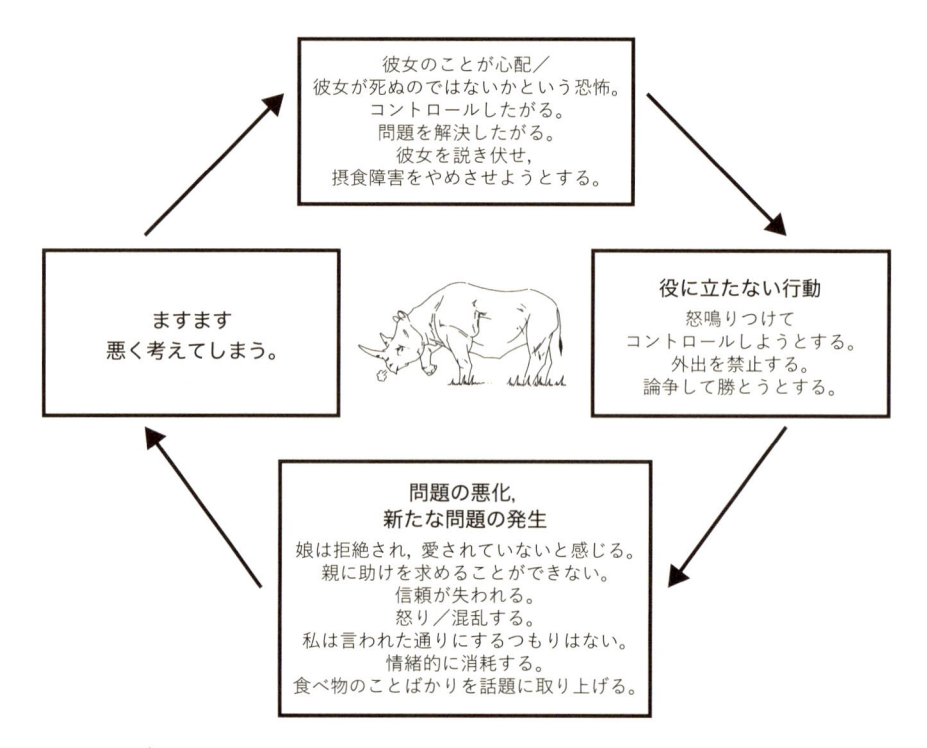

```
                    ┌─────────────────────────┐
                    │   彼女のことが心配／      │
                    │ 彼女が死ぬのではないかと  │
                    │     いう恐怖。           │
                    │  コントロールしたがる。   │
                    │   問題を解決したがる。    │
                    │    彼女を説き伏せ，      │
                    │ 摂食障害をやめさせようとする。│
                    └─────────────────────────┘
                      ↑                   ↓
        ┌──────────────┐              ┌──────────────────┐
        │   ますます    │              │  役に立たない行動   │
        │ 悪く考えてしまう。│              │ 怒鳴りつけて      │
        │              │              │ コントロールしようとする。│
        └──────────────┘              │ 外出を禁止する。   │
                      ↑              │ 論争して勝とうとする。│
                      │              └──────────────────┘
                      │                   ↓
              ┌──────────────────────────┐
              │      問題の悪化，         │
              │    新たな問題の発生       │
              │ 娘は拒絶され，愛されていないと感じる。│
              │  親に助けを求めることができない。   │
              │    信頼が失われる。        │
              │    怒り／混乱する。       │
              │ 私は言われた通りにするつもりはない。│
              │    情緒的に消耗する。      │
              │ 食べ物のことばかりを話題に取り上げる。│
              └──────────────────────────┘
```

サイ・タイプのケアの悪循環

理屈に議論で返すことは，単に患者を頑なにさせるだけだろう。

- 自分のなかにあるサイ・タイプの反応についてよく考える。
- どのような困難に出くわすか？
- どのようにすれば，これらの障害物を避けることができるか？
- 変わることのポジティブな影響とネガティブな影響はどのようなものか？
- いかなる行動の変化も，あなたの大切な人に責任を背負わせることになるだろう。このようなことが起こったときに，あなたはどのように自分自身を擁護することができるか？
- 自分自身の不安やストレス，怒りを和らげるためにできることを何か思いつくか？

- 自分自身のために目標を設定しているか？
- このことでどのような気分になるか？

重要なこと！　できれば，どうすれば自分の時間を少しでも持てるかを考えてみるべきである。自分自身の身体的・精神的な健康が重要であることを忘れないようにする必要がある。自分自身をケアする手本を見せることは，患者が変わることを学ぶ手助けとなるだろう。

ダチョウ・タイプ ── 感情をほとんど見せず，管理しなさすぎる

　ダチョウ・タイプの人は，難しい行動に立ち向かわず，エディの行動に正面から取り組む際のストレスに対処するのが難しいと思っている。それゆえ，問題について話したり，考えたりすることを避ける。そうすることのマイナス面は，患者がこのような対応を，ケアをしてくれないとか，愛されていないと解釈してしまう可能性があることである。そうなると自己評価をさらに下げてしまうことになる。

- 自分のなかのダチョウ・タイプの反応についてよく考えてみる。次の悪循環の図を見て，どう思うか？
- 行動を変えるには勇気が必要である。ダチョウ・タイプの反応を減らすために，小さなことでもよいので，どのようなことができるか？
- 新たな反応の仕方を試してみる際に，誰があなたのサポートをしてくれるか？
- その人に，どんなことをしたり，言ったりしてほしいか？　そのリストを作ることが役に立つ場合が多い。
- 他の人を関与させることについてどう思うか？
- このような変化を起こすことについてどのように感じるか？

重要なこと！　変わることは難しく，心地良いものではないかもしれない。必要であれば，協力的な家族や友人のサポートを得ることは，やってみる価値のあることだろう。自己評価とどのようにすれば自信がつくかを考えることが，患者が変化へ向けてリスクを負わないようにする助けになるかもしれない。あ

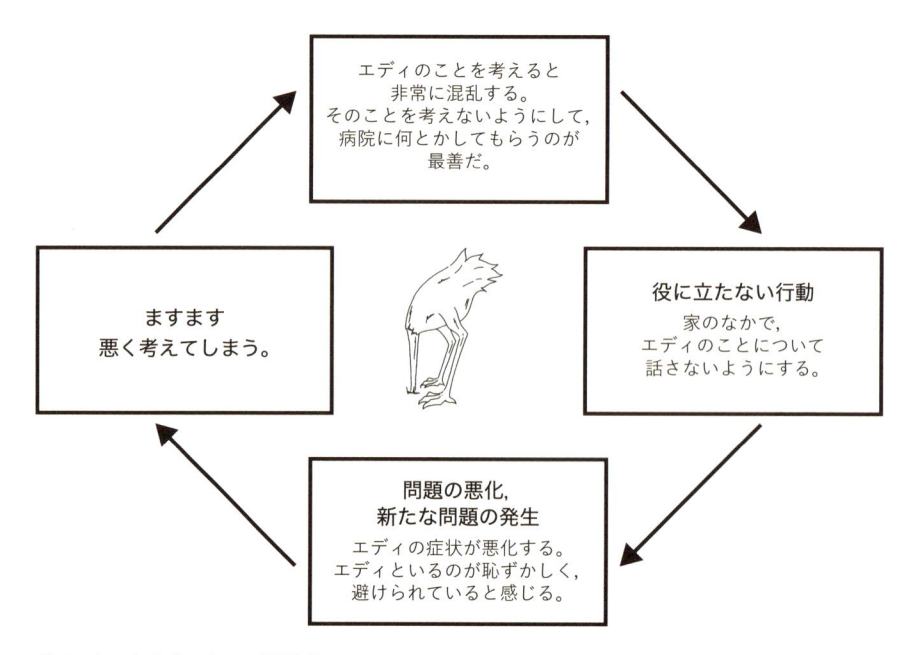

```
        ┌─────────────────────┐
        │ エディのことを考えると │
        │    非常に混乱する。    │
        │ そのことを考えないようにして, │
        │  病院に何とかしてもらうのが  │
        │         最善だ。         │
        └─────────────────────┘
       ↑                           ↘
┌──────────────┐            ┌──────────────┐
│   ますます   │            │ 役に立たない行動 │
│ 悪く考えてしまう。│            │   家のなかで,   │
└──────────────┘            │ エディのことについて │
                            │  話さないようにする。 │
       ↑                    └──────────────┘
                                    ↙
        ┌─────────────────────┐
        │     問題の悪化,      │
        │   新たな問題の発生    │
        │  エディの症状が悪化する。 │
        │  エディといるのが恥ずかしく, │
        │   避けられていると感じる。  │
        └─────────────────────┘
```

ダチョウ・タイプのケアの悪循環

なたがこの資料を読んで，これらの質問について考えているという事実がすでに大きな進歩である。素晴らしいことだ。

クラゲ・タイプ ── 感情的になりすぎ，管理しなさすぎる

　強烈な感情反応に巻き込まれてしまう家族もいる。彼らは，この病気についての間違った見方や強い自己非難の感情，親としてのスキルに関する完全主義的な傾向を持っているかもしれない。そういったことのマイナス面は，このような哀しく無分別なアプローチは，涙や怒り，不眠を生じさせ，不安が強まり，皆の気分を害してしまうということである。

- 自分のなかのクラゲ・タイプの反応について考える。そのような反応によってどのような気分になるか？

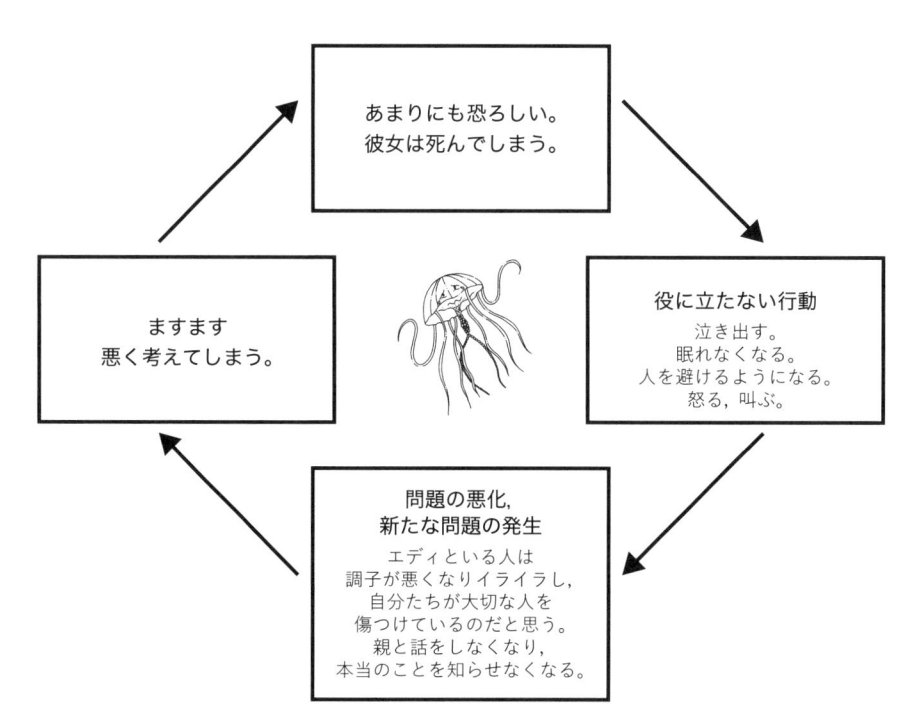

```
        ┌─────────────────┐
        │ あまりにも恐ろしい。│
        │ 彼女は死んでしまう。│
        └─────────────────┘
       ↑                    ↘
┌──────────┐          ┌──────────────┐
│ ますます   │          │ 役に立たない行動 │
│悪く考えてしまう。│      │ 泣き出す。     │
│           │          │ 眠れなくなる。  │
│           │          │ 人を避けるようになる。│
└──────────┘          │ 怒る，叫ぶ。    │
       ↑              └──────────────┘
        ┌──────────────┐    ↙
        │ 問題の悪化，    │
        │ 新たな問題の発生 │
        │ エディといる人は │
        │ 調子が悪くなりイライラし，│
        │ 自分たちが大切な人を│
        │ 傷つけているのだと思う。│
        │ 親と話をしなくなり，│
        │ 本当のことを知らせなくなる。│
        └──────────────┘
```

クラゲ・タイプのケアの悪循環

- そのような反応によって自分自身がどのような影響を受けるか？　他の人への影響はどのようなものか？
- 自分自身のクラゲ・タイプの反応に取り組むことがどれほど重要なことか？
- 同じ問題を抱える友人にアドバイスするとしたら，どのようなアドバイスをするか？
- 変化を起こすために，どのような信念について取り組む必要があるか？
- 少しは自信を感じさせてくれるようなものが，何かあるだろうか？
- 自信をつけるのを手助けしてもらうために，自分には何が必要で，他の人から何をしてもらう必要があるか？
- このワークシートを読んでいるという事実は，あなたが新しい考えに対して開かれていることを示している．素晴らしいことだ．異なった反応の仕方を試し

てみるために，特に何ができるか？

重要なこと！　前述の重要なポイントの全てが適用される。穏やかで共感的な態度の見本を示すことは，患者が変化に向けた最初のステップとして，自分自身のセルフ・ケアについて考えることを手助けする。最初のステップを考えるのは素晴らしいことだ。

私たちのねらい

イルカ・タイプ ── 十分なケアと管理

　摂食障害の患者を支援する最適な方法は，優しくそっと背中を押してあげることである。あなたの娘や息子が海に浮かんでいるところを想像してほしい。エディは，彼女ら／彼らの救命胴衣なのだ。彼女／彼は，ストレスの多い，危険な世界で生きている間は，その救命胴衣による安全を放棄するのを嫌がるものだ。あなたは，イルカのように，彼女／彼を安全な方向に押し進めてあげる必要がある。時には，前方で泳ぎながら進む方向を示し，時には，励ましながら傍で一緒に泳いだり，静かに後方で泳ぐようにするのだ。

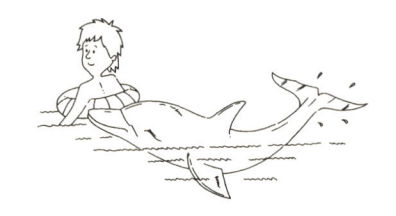

セントバーナード・タイプ ── 十分な思いやりと一貫性

　ケアにおける最適な反応は，穏やかさと温かさ，共感的な態度である。喪失に関係した痛みを受け入れ処理することや，変わるための準備を促すために，いたわりや優しさ，愛情を持って接することも含まれる。セント・バーナードは，一貫した態度で，あらゆる状況において忠実であり，信頼で

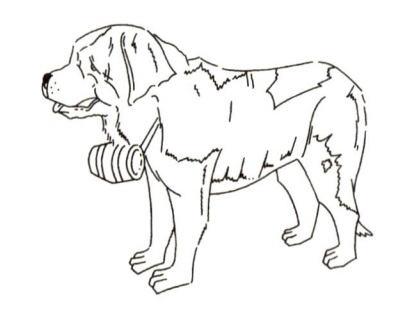

き，頼りになる。セント・バーナードは，最も危険な状況においてさえ，穏やかで，冷静である。道に迷った人の安心と安全のために献身的に振る舞う。穏やかで，温かく，養育的な態度でそうするのだ。

つねに正しいことばかりできる人はいない。難しい状況では，「あらゆる失敗は宝（every mistake is a treasure）」という格言を思い出すことが重要である。明日はまた新しい一日が訪れるのだ。摂食障害に苦しんでいる大切な人のケアに関するさらなる情報とサポートを得るために，以下の資源を活用していただきたい。

- *Skills-Based Learning for Caring for a Loved One with an Eating Disorder : The New Maudsley Method.*（Treasure et al., 2007）（友竹正人ほか＝訳（2008）モーズレイ・モデルによる家族のための摂食障害こころのケア．新水社）
- 私たちのウェブサイト：www.eatingresearch.com
- beat（www.b-eat.co.uk）は，主要な英国の全国規模の慈善団体であり，摂食障害の患者のために，情報や支援，サポートを提供している。

文献

Haigh, R. & Treasure, J. (2003). Investigating the needs of carers in the area of eating disorders: Development of the Carers' Needs Assessment Measure (CaNAM). *European Eating Disorders Review* 11: 125-141.

Treasure, J., Smith, G.D. & Crane, A.M. (2007). *Skills-based Learning for Caring for a Loved One with an Eating Disorder. The New Maudsley Method.* London: Routledge.（友竹正人・中里道子・吉岡美佐緒＝訳（2008）モーズレイ・モデルによる家族のための摂食障害こころのケア．新水社）

Treasure, J., Sepúlveda, A., MacDonald, P., Whitaker, P., Lopez, C., Zabala, M. et all (2008). Interpersonal maintaining factors in eating disorder: Skill sharing interventions for carers. *International Journal of Child and Adolescent Health* 1 (4): 331-338.

付録資料2
摂食障害症状インパクトスケール
Eating Disorders Symptom Impact Scale : EDSIS

名前：＿＿＿＿＿＿＿＿＿＿＿＿＿＿＿　　日付：＿＿＿＿＿＿＿＿＿＿＿＿＿＿＿

　以下に，摂食障害を持つ家族や友人をケアする人に一般的に当てはまる文章が書かれています。それぞれの文章を読んで，過去1カ月間においてどれくらいの頻度でそれが自分に当てはまったかを回答してください。正しい答えや間違った答えはありません。また，1つの文章にあまり長く時間をかけすぎないようにするのがベストです。あなたの頭に最初に浮かんだものがベストの答えになります。

項目	決してなかった	めったになかった	時々あった	よくあった	ほとんど常にあった
過去1カ月間において，どれくらいの頻度で，以下のことについて考えましたか。					
1 どうして友達／親戚が家に来なくなったのか	0	1	2	3	4
2 友達をなくす					
3 夜や週末，休日に外出できないと感じる	0	1	2	3	4
4 友達や親戚に会う計画をキャンセルしたり，断ったりする	0	1	2	3	4
5 事態が相当悪くなる前に，そのことに気づいておくべきだったと感じる	0	1	2	3	4
6 彼女／彼をがっかりさせてしまったと感じる	0	1	2	3	4
7 すべきことが何かあったのだろうと感じる	0	1	2	3	4

項目	決してなかった	めったになかった	時々あった	よくあった	ほとんど常にあった
8 自分には厳しさが足りなかったと考える	0	1	2	3	4
9 どこで間違ったのだろうかと考える	0	1	2	3	4
10 身体的に攻撃する,また/あるいは,言葉で攻撃する	0	1	2	3	4
11 コントロールする/思い通りに操作する	0	1	2	3	4
12 嘘をつく/盗む	0	1	2	3	4
13 癇癪を起こす	0	1	2	3	4

摂食障害を持つ人が家であなたと一緒に住んでいる場合,過去1カ月間,どれくらいの頻度で以下のようなことが起こりましたか(過去1カ月間,摂食障害を持つ人と一緒に住んでいなかった場合は,一番最近,彼女/彼が家で住んでいた頃のことについて答えてください)。

項目	決してなかった	めったになかった	時々あった	よくあった	ほとんど常にあった
14 食事を用意するのが困難であった(家族のために別々に食事を作る,適切な材料を使わない)	0	1	2	3	4
15 食事の時間をどうするかについて他の家族と話し合った	0	1	2	3	4
16 食事中に議論したり,緊張した雰囲気があった	0	1	2	3	4
17 戸棚から食べ物が消えていた	0	1	2	3	4
18 食べ物を買うのに長時間かかった	0	1	2	3	4
19 配水管が詰まり困った	0	1	2	3	4
20 トイレに悪臭がして不衛生だった	0	1	2	3	4
21 彼女/彼が寒いというので暖房をつけなければならなかった	0	1	2	3	4
22 大丈夫かどうかを確かめるために,彼女/彼のことをチェックした	0	1	2	3	4
23 この病気がいかに彼女/彼の身体に影響を及ぼしているかということに気づいた,あるいは,そのことについて考えた(たとえば,彼女/彼が倒れたり,気を失ったり,階段を上るのに苦労しているのを見た)	0	1	2	3	4
24 この病気がいかに彼女/彼の精神に影響を与えているかということに気づいた,あるいは,そのことについて考えた	0	1	2	3	4

出典:Sepúlveda et al. (2008) BioMed Central の厚意による。

付録資料3
摂食障害
アコモデーション・イネイブリング・スケール
Accommodation and Enabling Scale for Eating Disorders : AESED

名前：＿＿＿＿＿＿＿＿＿＿＿＿＿＿＿　　日付：＿＿＿＿＿＿＿＿＿＿＿＿＿＿＿

　以下の項目では，摂食障害を持つ家族や友人と一緒に住んでいる人に一般的に当てはまる文章が書かれています。それぞれの文章を読んで，**過去1カ月間**において，どれくらいの頻度で，それがあなたのご家族に当てはまったかを回答してください。正しい答えや間違った答えはありません。あなたの頭に最初に浮かんだものがベストの答えになります。

過去1カ月間において，どれくらいの頻度で以下の項目のようなことを考えましたか。 0＝決してなかった　1＝めったになかった　2＝時々あった 3＝よくあった　　4＝毎日あった					
1 どのような食べ物を買うか？	0	1	2	3	4
2 他の家族が何をしているか，そして，どれくらいの時間キッチンにいるか？	0	1	2	3	4
3 料理をすることと使用する食材について？	0	1	2	3	4
4 他の家族が何を食べるか？	0	1	2	3	4
あなたの家族は，他の家族に対して以下のようなことを繰り返しますか。					
5 彼女／彼が太るかどうかについて，安心させるような言葉を求めてくる	0	1	2	3	4
6 特定の食べ物を食べることが安全で受け入れられることかどうかを尋ねてくる	0	1	2	3	4

7 特定の服を着ているときに，彼女／彼が太って見えるかどうかについて，安心させるような言葉を求めてくる	0	1	2	3	4
8 食材と量，代用食材について尋ねてくる	0	1	2	3	4
9 否定的な考えと感情について話す	0	1	2	3	4
10 自傷行為について話す	0	1	2	3	4

家族は，以下のことについて順応しなければなりませんか。

11 どのような食器を使うか	0	1	2	3	4
12 どのように食器を洗うか	0	1	2	3	4
13 いつ食事をするか	0	1	2	3	4
14 どこで食事をするか	0	1	2	3	4
15 どのようにしてキッチンを清潔にするか	0	1	2	3	4
16 どのようにして食べ物を貯蔵するか	0	1	2	3	4
17 摂食障害を持つ家族の運動の日課	0	1	2	3	4
18 家族が，摂食障害を持つ人の体型や体重をチェックすること	0	1	2	3	4
19 家をどのようにしてきれいにし，整頓するか	0	1	2	3	4

以下のようなことが起こった場合，丸く収めようとしたり，他の家族にそのことを我慢させようとすることで，あなたの家族の摂食障害が家庭生活に及ぼす影響を見て見ぬふりをしていませんか。

20 食べ物がなくなる	0	1	2	3	4
21 お金を持っていかれる	0	1	2	3	4
22 キッチンが散らかっている	0	1	2	3	4
23 風呂場が散らかっている	0	1	2	3	4
24 概して，摂食障害を持つ家族が，その他の家族の生活と活動をどの程度支配していると思いますか？					

全くそうでない　　　　　　　おおよそ半分　　　　　　完全にそうである
0　　1　　2　　3　　4　　5　　6　　7　　8　　9　　10

以下のことを念頭に置いて，この質問票への回答を続けてください。

決してそのようなことがないなら0に丸をしてください。月に1～3回そのようなことをしたなら1に丸をしてください。週に1～2回であれば2に丸をしてください。週に3～6回であれば3に丸をしてください。毎日であれば4に丸をしてください。過去1カ月間についてお答えください。

0＝決してない	1＝月に1～3回	2＝週に1～2回	3＝週に3～6回	4＝毎日
25 摂食障害を持つ家族の強迫行為と関連した行動に，どれくらいの頻度で関わりましたか？	0	1	2	3	4
26 摂食障害を持つ家族が不安になるようなことを回避するのを手助けしたことが，どれくらいの頻度でありましたか？	0	1	2	3	4

回答を続けてください。

当てはまらない場合は0に丸をしてください。軽度であれば1に丸をしてください。中程度であれば2に丸をしてください。重度であれば3に丸をしてください。最重度であれば4に丸をしてください。過去1カ月間についてお答えください。

0＝なし	1＝軽度	2＝中程度	3＝重度	4＝最重度
27 あなたの家族の病気のために，何かをすることや出かけること，誰かと一緒にいることを避けたことがありましたか？	0	1	2	3	4
28 あなたの家族の症状のために，他の家族の日課を変えたことがありましたか？	0	1	2	3	4
29 あなたの家族の欲求のために，仕事のスケジュールを変えたことがありましたか？	0	1	2	3	4
30 あなたの家族の欲求のために，余暇活動を変えたことがありましたか？	0	1	2	3	4
31 あなたの家族が前述したようなやり方で振る舞うのを手助けすることが，あなたにストレスをもたらしたことがありましたか？	0	1	2	3	4
32 あなたが援助しなかったとき，あなたの家族はストレスを感じたり不安になったりしましたか？	0	1	2	3	4
33 あなたが援助しなかったとき，あなたの家族は怒ったり暴力的になったりしましたか？	0	1	2	3	4

出典：Sepúlveda et al. (2009) BioMed Central の厚意による。

文献

Sepúlveda, A.R., Whitney, J., Hankins, M. & Treasure, J. (2008). Development and validation of an Eating Disorders Symptom Impact Scale (EDSIS) for carers of people with eating disorders. *Health and Quality Life Outcomes* 6: 28.

Sepúlveda, A.R., Kyriacou, O. & Treasure, J. (2009). Development and validation of the Accommodation and Enabling Scale for Eating Disorders. *BMC Health Services Research* 9.

訳者あとがき

　この本は，*The Clinician's Guide to Collaborative Caring in Eating Disorders : The New Maudsley Method* (edited by Janet Treasure, Ulrike Schmidt and Pam Macdonald, Routledge, 2010) の全訳です。この本は，家族（carer，援助者）との共同的ケアの理論と実際について，基本的には摂食障害に苦しんでいる患者さんの治療にあたる臨床家のために書かれていますが，私たちはこの本を多くの保健医療関係者（医師，看護師，保健師，心理士，養護教諭など）や患者さんのご家族，友人の方々にも読んでいただきたいと思っています。

　私たちはかつて，ちょうど同じ時期にモーズレイ摂食障害ユニット（モーズレイ病院，ベスレム王立病院，ガイズ病院）に留学し，摂食障害の臨床について共に学びました。モーズレイ摂食障害ユニットでは，トレジャー教授とシュミット教授らを中心としたスタッフが，患者・家族向けの有益なテキストや情報提供のための多彩な資料を作成しており，それらは実際に治療で効果的に用いられていました。私たちも，それらのテキスト，資料から摂食障害の治療について多くのことを学びましたが，そのなかのいくつかは正式に出版されており，内容も非常に充実しているため特に興味を持ち，日本の保健医療関係者の方々にも紹介したいと思うようになりました。このような経緯で，私たちは留学中からいくつかのテキストの翻訳を始め，これまで，モーズレイ摂食障害ユニットで実際に使われており，臨床試験で有効性が実証されている過食症のセルフヘルプ・マニュアル *Getting Better Bit (e) by Bit (e) : A Survival Kit for Sufferers of Bulimia Nervosa and Binge Eating Disorders*（友竹正人・中里道子・吉岡美佐緒＝訳（2007）過食症サバイバル・キット――ひと口ずつ，少しずつよくなろう．金剛出版）と摂食障害の患者さんをケアする家族のためのテキストである *Skills-Based Learning for Caring for a Loved One with an Eating Disorder : The New Maudsley Method*

(友竹正人・中里道子・吉岡美佐緒＝訳（2008）モーズレイ・モデルによる家族のための摂食障害こころのケア．新水社）を訳しました。この2つの訳本は，幸い，我が国でも多くの方々に読まれ，臨床現場でも活用されていることを耳にし，たいへん嬉しく思っています．今回の訳本はそれらに続く第3弾です．

この本の第1部では，専門家と家族が共同してケアに当たるための方法論が解説されています．第2部では，患者さんの変化に結び付くような家族の関わりについて，動機付け面接の理論と変化についての超理論モデルなどが解説されています．第3部では，さまざまな介入法の実際が詳細に書かれており，内省能力を高めるために作文課題を効果的に用いる方法や，摂食障害患者をケアする家族のためのワークショップの内容，入院から外来へ移行する際の集中的な3日間の家族向け治療プログラム，家族のサポート・スキルを向上させるための取り組みなどが詳しく解説されています．なかでも，家族を対象にしたワークショップは，専門家と家族が共同的にケアを進めるうえで重要な部分になります．私たちが留学していた当時，このワークショップはガイズ病院とベスレム王立病院で実施されていましたが，トレジャー教授や本書を分担執筆しているスタッフが中心となり，心理教育やロールプレイを含めたスキル・トレーニングが熱心に行われていたことを思い出します．参加者は，母親だけでなく父親，きょうだいも含めさまざまであり，ロンドン市内だけでなくイングランド各地からはるばる参加する家族もいました．また実際に重篤な摂食障害から回復した当事者（元患者）もこのワークショップに参加し，家族との関わりの体験談を話すようなコーナーもあるため，非常に説得力がありました．第4部では，妊娠，出産，育児などと摂食障害との関係や病気の経過や治療に及ぼす親の影響について解説されており，第5部では，まとめとして，家族の介入を患者さんがどう感じているかということが，実際のコメントを引用しながら，詳しく述べられています．この本を読むことによって，読者は，第一級の摂食障害専門ユニットでの共同的ケアの取り組みの実際について知ることができるでしょう．

英国では，NICEガイドラインというエビデンスに基づいて作成された臨床ガイドラインが存在し，摂食障害の医療もそれに基づいて行われています．そのガイドラインに従い，モーズレイ摂食障害ユニットでは，認知行動療法的アプローチを治療の主軸に据えていますが，治療に対するモチベーションが低い患者さんには動機付け面接の原理を応用したさまざまな介入が工夫され，実施

されています。過食症の治療では外来レベルでの認知行動療法が有効な場合が多いのですが，拒食症の治療でははっきりと有効性が実証されている治療法はまだ存在せず，ケースごとに現場で工夫しながらさまざまな介入が行われています。摂食障害専門病棟での集中的な入院治療によって，拒食症の患者さんの体重の回復が得られることは明らかですが，再燃防止のために心理的な問題を含めた食習慣以外の部分を治療していくのには，やはり相当な時間がかかり，困難な道のりが待っています。私たちが留学していた当時は，難治例には，対象関係論と認知行動療法を統合した治療法である認知分析療法（Cognitive Analytic Therapy）による治療も行われていましたが，最近では，拒食症患者の認知の柔軟性を高めるために認知矯正療法（Cognitive Remediation Therapy）などの治療法も導入されているようです。また，モーズレイ摂食障害ユニットでは，本書で解説されているような家族介入が積極的に行われていますが，密度の濃い専門的な治療を行うには豊富な人材が必要であり，各領域の専門家がチームを組んで共同的に治療に取り組まなければなりません。モーズレイ摂食障害ユニットでその専門チームを統括していたのが，入院部門ではトレジャー教授，外来部門ではシュミット教授でした。現在も両教授を中心にハイレベルな臨床実践，研究活動が行われており，世界の摂食障害医療をリードしながら，さまざまな有益な情報を発信しています。

　英国の医療事情と日本の医療事情の違いから，本書の内容をそのまま日本の医療現場や保健医療現場で実践するのは難しいことですが，そのエッセンスを理解し，日々の臨床に活かしていくことは可能です。この本が日本の多くの保健医療関係の方々に読まれ，摂食障害で苦しむ患者さんの支援に役立つことを願っています。

　最後になりましたが，私たちに本書の訳出を勧めていただいたトレジャー教授とシュミット教授，ならびに出版に際して御尽力いただきました金剛出版の藤井裕二氏に感謝いたします。また，第12章と第13章の翻訳にご協力いただきました吉岡美佐緒先生，そして翻訳作業を有形無形にサポートしてくれた家族や友人，同僚に感謝いたします。

2014年3月

訳者

索引
Index

【A-Z】

ABCアプローチ 152, 261, 263, 342, 343
AESED (The Accommodation and Enabling Scale for Eating Disorders) 171, 322, 355
Al-Anon 062, 063
AMC 166
beat (beating eating disorders) ..... xii, 022, 027, 033, 034, 038, 061, 267, 351
CRAFT (Community Reinforcement and Family Training) 062, 063
DARN-C 222, 259
　変わりたいという願望 222
　能力 222
　必要性 222
　約束 222
　理由 222
EDSIS (Eating Disorders Symptom Impact Scale) 322, 353
Eメール・サポート 30, 267, 270, 278
LESS交流スタイル 128, 129
Nar-Anon 063
NICEガイドライン 015-017, 041, 052, 159, 171
OAO (Overcoming Anorexia Online) 265, 267, 268, 279
OARS 221, 222, 259, 260
RCT (randomized controlled trials) 011, 015, 016, 018, 062, 157, 267

【あ】

愛着 048, 049, 098, 140, 169, 178, 193, 202, 329, 334, 336
誤った帰属 199, 200
誤った原因帰属 157, 336
アラノン [▶Al-Anon]
アルコール乱用 062
アレキシサイミア 192
安全確保行動 080, 086, 105, 148, 150, 151, 170, 179
育児 077, 283, 285, 360
意識された意図 199, 213
意思決定 50, 51
維持要因 022, 161, 162, 166, 167, 184, 197, 283, 311
依存 ... 028, 040, 047-049, 053, 058, 068, 115, 123, 139, 148, 162, 169, 193, 198, 244, 291, 342
5つの領域のアセスメントモデル 083
遺伝的要因 288
イルカ・タイプ 071, 258, 350
意味 .... 166 [▶AMC]
インターネット・プログラム 265
栄養 005, 015, 016, 019, 032, 035, 048, 067, 112, 114-116, 121, 128, 148, 160, 161, 172, 211, 271, 288, 289, 292, 293, 298, 302, 303, 305, 325, 326, 328
　── 学的要因 288
エクササイズ 013, 227, 232-238, 240, 243, 244, 250
オープン・クエスチョン .... 119, 120, 129, 221, 257, 258-262 [▶OARS]
思いやりのあるマインド・トレーニング 072

【か】

外在化 097, 146, 166, 186, 212, 220

過食症 .... ix, xi, 006, 012-022, 029, 038, 040, 058, 060, 061, 066, 077, 080, 104, 114, 136, 146, 162, 168, 175, 213, 215, 286, 287, 290, 311-313, 315
家族
　── アセスメント 160, 165, 175
　── に焦点を当てたフォーミュレーション 157, 159, 166
　── の介入 016-019, 021, 041
　── のスキル・トレーニング 055
　── のためのツールキット 049, 321, 341
家族療法 .... xii, 016, 018-021, 036, 180, 225, 227, 251, 304
語り 157, 188, 196, 197, 213
過保護 032, 049, 071, 080, 093-097, 101, 141, 168, 180, 198, 199, 209, 210, 240, 241, 244, 258, 291, 294, 312, 314, 318, 329, 335, 344
カンガルー・タイプ ... 035, 037, 049, 071, 114, 138, 141, 152, 198, 199, 203, 209, 241, 242, 247, 258, 304, 326, 335, 344, 345
感情
　── 処理 050, 051, 135, 157, 187, 196, 213
　── 知能 084
　── 調整 145
　── 的な書き込み 195
　── 的なコーピング 146, 196
　── の表出 235, 242
　── 反応 034, 088-090, 095, 128, 133-135, 138, 142, 146, 154, 163, 170, 178, 191, 201, 202, 217, 218, 292, 299, 314, 332, 343, 348
　── 表出 ... x, 017-019, 064-066, 080, 081, 134, 161, 163, 165, 166, 224, 232, 240, 251, 267, 312, 329
完全主義 013, 079, 089, 168, 179, 210, 242, 290, 294, 297, 299, 301, 310, 348
聴くこと .... 129［▶LESS 交流スタイル］
記述による表現法 221
北風と太陽の寓話 118
機能分析 006, 021, 056, 070, 071, 099, 133, 150, 153, 154, 166, 179, 212, 222
気分障害 018
気分の波 058
ギャンブル・タスク 021, 051
共依存 095, 104
共感すること .... 129［▶LESS 交流スタイル］
共同的なケア 043, 053, 185, 321, 340

強迫行為 064, 137, 170, 223, 357
強迫症状 177, 179, 223
強迫性 079, 167, 168, 179
　── パーソナリティ 013, 161, 290
　── 障害 013, 223, 288, 290, 297
共有すること .... 129［▶LESS 交流スタイル］
拒食症 .... ix, xi, xii, 006, 009, 011-013, 015-022, 028, 029, 038, 040, 048-053, 057-061, 063, 064, 066, 068, 069, 071, 077-086, 089-094, 096, 098-103, 107, 108, 112-116, 118, 121, 124, 127-130, 133, 135-143, 145, 146, 148-151, 153, 154, 159, 160, 162, 164, 165, 167, 169, 172-175, 177-184, 191, 193-204, 206-215, 221, 223, 225-227, 232, 237, 238, 240-245, 247, 250, 251, 254, 265, 266, 268, 271-273, 275, 276, 278, 286, 297, 298, 300, 302, 303, 309, 312-315, 324-328, 330
「── という生意気娘」 097
「── の声」 097, 098
　── を肯定する信念 079
クラゲ・タイプ 071, 138, 140, 247, 258, 348, 349
結果 .... 150, 166, 261-263［▶ABC アプローチ］［▶AMC］
原因 ... 137, 144［▶ABC アプローチ］［▶AMC］
限界設定 242, 262, 263, 332, 336
健康行動変容 ...... ix, 107-109, 111, 112, 165, 247
健康と病気のモデル 134-136
行為能力 043, 044
後天的な影響 288
行動 152, 261, 263, 342, 343
　［▶ABC アプローチ］
　── 変容理論 108
　── を変えること 082
高齢患者 047
コーチング・セッション 254-257, 259, 261, 279
コーチング・プロセス 255
個人の権利 039, 045
個人療法 005, 008, 019, 036
コミュニティ強化と家族訓練［▶CRAFT］
コミュニケーション
　── ・スキル 034, 063, 099, 166, 247, 333
　ポジティブな ── 148, 149, 183

【さ】

罪悪感 028, 029, 036, 070, 073, 085, 086, 133, 137, 142, 165, 169, 196, 200, 201, 203, 216, 224, 300, 301, 303, 304, 343
サイ・タイプ 035, 037, 071, 099, 138, 147, 241, 247, 324, 326, 345, 346
細部に注意が向くこと 168
作文課題 188, 191-195, 213
サポートすること 129
　　［▶LESS交流スタイル］
シェイピング 183
自我親和性 050
自己感 202
自己非難 ... 085, 086, 092, 196, 200, 210, 300, 348
自殺 028, 052, 234
自傷行為 061, 150, 171, 198, 223, 233, 356
自尊心 202, 294, 298, 304
周産期 013, 286, 288
柔軟性のなさ 168
出産 013, 077, 285-287, 293, 305
授乳 287, 289, 305
守秘義務 ...... xii, 029, 032, 039, 040, 042, 043, 045, 215
食事サポート 266
焦点を移す 126
情動知能 135, 218, 219
ジョンソン治療介入 062
自律性 039-041, 045-049, 051, 053, 118, 148, 211, 291, 294-296
信頼関係 036, 042, 092, 256, 269
心理教育 ... 113, 139, 216, 226, 254, 255, 317, 340
衰弱 057
スキル・トレーニング 157, 158, 215, 225, 253-256, 316, 337, 338
スティグマ 029, 058, 059, 068, 073, 074, 087, 136, 143, 208
ストレス関連要因 289
脆弱性 052, 167, 288, 310
世代間伝達 169, 287, 288, 311
摂食障害 .... ix-xii, 003, 005, 009, 011-015, 017, 019, 020, 022, 027, 028, 030-033, 035, 038-041, 043, 045, 049-053, 055-074, 077, 078, 080-082, 087-092, 095, 098, 104, 105, 107, 109, 129, 130, 133, 135-137, 143-145, 147, 152-154, 157, 159-161, 164-173, 175, 176, 178-180, 182, 184-186, 191, 193, 200, 212, 213, 215-224, 227-231, 233-236, 238-242, 244-247, 251, 253-255, 257, 267, 274, 275, 278, 280, 283, 285-293, 295-303, 305, 309-313, 316, 317, 321-323, 325, 329-332, 336-344, 350, 351, 353-357, 359-361
　── アコモデーション・イネイブリング・スケール［▶AESED］
　── 症状インパクトスケール［▶EDSIS］
　母親の ── 288-290, 299, 302, 305
是認 .... 110, 119, 121, 123, 166, 206, 221, 239, 260, 261, 263［▶OARS］
セントバーナード・タイプ 071, 350
専門用語 034, 035
双極性障害 081
喪失感 084-086, 140, 206
ソクラテス的対話法 270

【た】

ダイエット 014, 031, 077, 082, 138
タイムテーブル 225, 226, 230
ダチョウ・タイプ 071, 138, 140, 168, 247, 347, 348
チェンジ・トーク 220, 260, 261
父親と娘の関係 311, 317
注意深い聞き返し .... 221［▶OARS］
中間表現型 310
超理論モデル 111
　変化についての ── .... ix, 055, 107, 109, 118, 216
治療における作文課題 191-214
テキスト分析 195
電話サポート 270, 277
同意 039, 042, 043
動機付け面接 .... ix, x, 019, 055, 063, 069, 099, 105, 107, 108, 117-120, 122, 124, 125, 128-130, 153, 160, 185, 215, 216, 222, 224, 229, 239, 249, 255, 257, 321, 337
統合失調症 018, 043, 065, 066, 134
糖尿病 175, 273, 274

【な】

ナラノン［▶Nar-Anon］
妊娠 ... 014, 175, 283, 285, 286, 289, 292, 293, 305
　── 関連要因 288

認知行動療法 .... x, 017, 019, 072, 081, 111, 130, 188, 266, 270, 273, 276
認知再構成のトレーニング 317
認知的ストレス理論 058
脳 014, 044, 048, 078, 144, 145, 170, 289
脳画像検査 145

【は】

発症リスク 145, 283, 288, 310
母親と娘の関係 309
非感情的な書き込み 195
引き金 .... 150, 166, 167, 261, 262 ［▶ABCアプローチ］［▶AMC］
肥満 014
　　親の── 311
　　──恐怖 078, 289
ファミリー・スカルプティング 228, 243-245, 248
不安 013, 020, 028, 032, 057, 062, 063, 065, 071, 080, 084, 085, 090, 095, 098, 101, 115, 127, 135, 140, 146, 164, 167-169, 172, 195, 196, 203, 223, 226, 232, 233, 235, 240, 244, 262, 267, 271-273, 279, 286, 288-292, 295, 297, 299, 305, 312-314, 341, 346, 348, 357
不安コントロール訓練 266, 279
フィードバック .... xi, xii, 130, 160, 174, 183, 211, 226-229, 240, 241, 245, 248, 249, 251, 256, 264, 277, 316, 323, 329
フォーミュレーション 169, 175, 193, 213, 324
フォローアップ・セッション 250
不名誉感 301, 328, 329, 331
振り返り
　　拡大した── 126
　　単純な── 125, 258
　　控えた── 126
　　両面の── 122, 126, 197
変化のステージ .... ix, 061, 069, 070, 074, 105, 109, 113, 114, 119, 165, 204, 221, 237, 259, 266, 336
　　維持期 109, 113
　　行動期 061, 109, 113
　　考慮期 109, 110, 113, 117, 259
　　準備期 109, 113

前考慮期 109, 110, 113, 114, 116, 117, 119, 259
ホームワーク ... 183, 228, 229, 238, 239, 245, 325

【ま】

マインドフルネス 072
巻き込まれ 065, 202, 313
巻き込み 202
魔術的思考 092
無作為割付試験［▶RCT］
むちゃ食い障害 012, 016, 311
無力感 028, 034, 036, 049, 060, 092, 129, 138, 144, 197
妄想的思考 091
モーズレイ・モデル ..... xii, 008, 019, 091, 167, 344, 351, 360
モデリング 166, 183
問題解決 009, 101, 137, 166, 169, 192, 199, 222, 260, 293, 295, 296, 297, 316

【や】

薬物乱用 062, 104
痩せ 040, 078, 166, 290, 311
養育 035, 036, 078, 095, 100, 166, 175, 178, 179, 213, 289-292, 295, 305, 310, 351
養育スタイル ... 168, 288, 290, 291, 295, 310, 332
要約 .... 221 ［▶OARS］

【ら】

力動的精神療法 019, 020
リフレイミング 126
リフレクティブ・リスニング 069, 098-100, 110, 117, 119, 120, 122, 128, 130, 173, 221, 229, 233, 236, 247, 248, 249, 262
ルール設定 149
ロールプレイ 035, 063, 099, 129, 153, 183, 217, 221, 254, 261, 265, 296

【わ】

ワークショップ ... x, xi, 006, 030, 035, 038, 043, 071-073, 089, 090, 100, 102, 129, 157-159, 185, 187, 193, 197, 215-226, 253-255, 265, 303, 304, 323, 329, 330, 337-339
ワークブック ... 163, 265-268, 271-273, 277-279

◆訳者略歴

中里 道子［なかざと みちこ］

精神科医，医学博士。
千葉大学医学部卒業，同大学医学部附属病院精神神経科勤務を経て，2005～2007 年までロンドン大学精神医学研究所・モーズレイ病院の摂食障害ユニットに留学。現在，千葉大学大学院医学研究院子どものこころの発達研究センターに勤務。

友竹 正人［ともたけ まさひと］

精神科医，医学博士。
徳島大学医学部卒，同大学大学院医学研究科修了。2005～2006 年までロンドン大学精神医学研究所・モーズレイ病院の摂食障害ユニットに留学。現在，徳島大学大学院ヘルスバイオサイエンス研究部メンタルヘルス支援学分野に勤務。

モーズレイ摂食障害支援マニュアル
当事者と家族をささえるコラボレーション・ケア

印　刷	2014 年 5 月 10 日
発　行	2014 年 5 月 20 日
編 者	ジャネット・トレジャー｜ウルリケ・シュミット｜パム・マクドナルド
訳　者	中里道子｜友竹正人
発行者	立石正信
発行所	株式会社 金剛出版（〒112-0005 東京都文京区水道 1-5-16）電話 03-3815-6661　振替 00120-6-34848
装　幀	加藤賢策（LABORATORIES）
本文組版	石倉康次
印刷・製本	シナノ印刷

ISBN978-4-7724-1366-4　C3047　©2014　PRINTED IN JAPAN

過食症サバイバルキット
ひと口ずつ，少しずつよくなろう

［著］ウルリケ・シュミット　ジャネット・トレジャー
［訳］友竹 正人　中里 道子　吉岡 美佐緒

●A5判　●並製　●188頁　●定価 **2,800**円+税
●ISBN978-4-7724-0953-7 C3011

摂食障害患者が，
治療のエッセンスを理解し，回復へと向かうのをサポートする，
またとないガイドブック。

拒食症サバイバルガイド
家族，援助者，そしてあなた自身のために

［著］ジャネット・トレジャー　　［訳］傅田 健三　北川 信樹

●A5判　●上製　●200頁　●定価 **3,000**円+税
●ISBN978-4-7724-0653-6 C3011

摂食障害からサバイバルするために，
本人，家族と専門家が協力して
立ち向かっていくための
至極のガイドブック。

摂食障害治療ハンドブック

［編］デイビッド・M・ガーナー　ポール・E・ガーフィンケル
［監訳］小牧 元

●B5判　●上製　●550頁　●定価 **12,000**円+税
●ISBN978-4-7724-0809-7 C3047

歴史的概念から
治療技法とその進め方やセルフヘルプまで，
摂食障害に関する
すべての項目が網羅された大著。